U0802250

基本公共卫生服务技术与管理

主编　刘海峰

江西科学技术出版社

图书在版编目(CIP)数据

基本公共卫生服务技术与管理/刘海峰主编.--南昌:江西科学技术出版社,2017.8
ISBN 978-7-5390-6052-1
Ⅰ.①基… Ⅱ.①刘… Ⅲ.①公共卫生-卫生服务-中国Ⅳ.①R199.2
中国版本图书馆 CIP 数据核字(2017)第 212537 号

国际互联网(lnternet)地址:
http://www.jxkjcbs.com
选题序号:ZK2017274
图书代码:B17075-101

基本公共卫生服务技术与管理 刘海峰 主编

出版发行	江西科学技术出版社
社址	南昌市蓼洲街 2 号附 1 号 邮编:330009 电话:(0791)86623491 86639342(传真)
印刷	北京中献拓方科技发展有限公司
经销	各地新华书店
开本	787mm×1092mm 1/16
字数	330 千字
印张	14.5
版次	2017 年 8 月第 1 版 2017 年 8 月第 1 次印刷
书号	ISBN 978-7-5390-6052-1
定价	60.00 元

赣版权登字 -03-2017-290

目录

第一章　概述 …… (1)
　第一节　基本概念 …… (1)
　第二节　绩效考核内容 …… (3)

第二章　国家基本公共卫生服务解读 …… (24)
　第一节　城乡居民健康档案管理服务 …… (24)
　第二节　健康教育服务 …… (27)
　第三节　0~6 岁儿童健康管理服务 …… (30)
　第四节　预防接种服务 …… (33)
　第五节　孕产妇健康管理服务 …… (36)
　第六节　老年人健康管理服务 …… (39)
　第七节　高血压患者健康管理服务 …… (40)
　第八节　2 型糖尿病患者健康管理服务 …… (43)
　第九节　重性精神疾病患者管理服务 …… (45)
　第十节　肺结核患者健康管理服务规范 …… (48)
　第十一节　中医药健康管理服务规范 …… (52)
　第十二节　传染病及突发公共卫生事件报告和处理服务 …… (54)
　第十三节　卫生监督协管服务 …… (56)

第三章　卫生服务基本技术 …… (59)
　第一节　体格测量 …… (59)
　第二节　体格检查 …… (63)
　第三节　产科检查 …… (125)
　第四节　产褥期健康检查 …… (145)
　第五节　新生儿体检 …… (152)
　第六节　预防接种服务 …… (157)
　第七节　中国高血压基层管理指南解读 …… (165)
　第八节　中国 2 型糖尿病防治指南解读 …… (174)
　第九节　重性精神疾病 …… (189)

第四章　传染性疾病管理 …… (201)
　第一节　概述 …… (201)

第二节　麻疹 ……………………………………………………………………………… (204)
第三节　水痘 ……………………………………………………………………………… (206)
第四节　风疹 ……………………………………………………………………………… (208)
第五节　流行性腮腺炎 …………………………………………………………………… (209)
第六节　流行性脑脊髓膜炎 ……………………………………………………………… (210)
第七节　手足口病 ………………………………………………………………………… (212)
第八节　流行性感冒 ……………………………………………………………………… (215)
第九节　人感染高致病性禽流感 ………………………………………………………… (216)
第十节　结核病 …………………………………………………………………………… (218)

参考文献 ………………………………………………………………………………… (220)

第一章 概述

第一节 基本概念

一、国家基本公共卫生服务项目定义

国家基本公共卫生服务项目，是促进基本公共卫生服务逐步均等化的重要内容，是深化医药卫生体制改革的重要工作。

国家基本公共卫生服务项目，是政府部门针对当前城乡居民存在的主要健康问题，以儿童、孕产妇、老年人、慢性疾病患者为重点人群，面向全体居民免费提供的最基本的公共卫生服务。

二、国家基本公共卫生服务项目的确定

国家基本公共卫生服务项目是根据国家经济社会发展状况，结合政府财政的最大支持能力，在确定经费补偿标准的基础上，针对居民健康影响大、普遍性强且较严重的主要公共卫生问题，同时结合居民健康需求、实施健康干预措施的可行性及其效果等多种因素，选择和确定优先服务的公共卫生项目。项目的确定主要是依据现有财政支持能力，将有限资源应用于与居民健康关系最密切的问题上。

三、国家基本公共卫生服务项目的主要内容

根据2017年新版《国家基本公共卫生服务项目一览表》，目前，国家基本公共卫生服务项目包括12大类46项。具体如下：

(1)建立居民健康档案：①建立健康档案；②健康档案维护管理。

(2)健康教育：①提供健康教育资料；②设置健康教育宣传栏。③开展公众健康咨询服务；④举办健康知识讲座；⑤开展个体化健康教育。

(3)预防接种：①预防接种管理；②预防接种；③疑似预防接种异常反应处理。

(4)儿童健康管理：①新生儿家庭访视；②新生儿满月健康管理；③婴幼儿健康管理；④学龄前儿童健康管理。

(5)孕产妇健康管理：①孕早期健康管理；②孕中期健康管理；③孕晚期健康管理；④产后访视；⑤产后42天健康检查。

(6)老年人健康管理：①生活方式和健康状况评估；②体格检查；③辅助检查；④健康指导。

(7)慢性病患者健康管理：目前主要针对高血压和2型糖尿病患者的①检查发现；②随访评估和分类干预；③健康体检。

(8)严重精神障碍患者管理：①患者信息管理；②随访评估和分类干预；③健康体检。

(9)结核病患者健康管理：①筛查及推介转诊；②第一次入户随访；③督导服药和随访管理；④结案评估。

(10)中医药健康管理：①老年人中医体质辨识；②儿童中医调养。

(11)传染病和突发公共卫生事件报告和处理：①传染病疫情和突发公共卫生事件风险管理；②传染病和突发公共卫生事件的发现和登记；③传染病和突发公共卫生事件相关信息报告；④传染病和突发公共卫生事件的处理。

(12)卫生计生监督协管：①食品安全信息报告；②饮用水卫生安全巡查；③学校卫生服务；④非法行医和非法采供血信息报告。

四、国家基本公共卫生服务项目服务对象

国家基本公共卫生服务项目的服务对象包括我国全部公民。不分城乡居民、户籍，都可享受国家基本公共卫生服务。

但是，不同服务项目其服务对象是有区别的。其中建立居民健康档案、健康教育、传染病和突发公共卫生事件报告和处理、卫生计生监督协管是针对所有人群。预防接种、儿童健康管理、孕产妇健康管理、老年人健康管理及中医药健康管理主要是针对特定年龄段人群。慢性病患者健康管理、严重精神障碍患者管理、结核病患者健康管理主要针对疾病患者提供的服务。

五、国家基本公共卫生服务项目服务提供机构

基本公共卫生服务既可以由政府直接提供，也可以由政府采取委托授权、合同外包、购买服务等方式提供。

居民获取基本公共卫生服务，一般可到以下两类机构：一是专业公共卫生机构，如疾病预防控制中心等；二是医疗卫生机构，如社区卫生服务中心(站)、村卫生室、乡镇卫生院等基层医疗卫生机构和公立医院等。

此外，其他医疗卫生机构也可按照政府部门部署提供相应服务。

六、国家基本公共卫生服务的均等化

国家基本公共卫生服务均等化是指公民享有服务的权利是相同的，在公民在需要获得相关基本公共卫生服务时，机会是均等的。不分性别、年龄、种族、居住地、职业和收入。

均等化并不表示平均化，并不是指每个公民都必须得到完全相同、没有差异的基本公共卫生服务。根据国家基本公共卫生服务项目的主要内容，主要还是针对重点人群主要服务，如孕产妇、0~6岁儿童、老年人、经济负担较重的慢性病患者等。

七、国家基本公共卫生服务的经费

基本公共卫生服务项目所规定的服务内容由国家为城乡居民免费提供，所需经费由政府承担，居民接受服务项目内的服务不需要再缴纳费用。

基本公共卫生服务项目补助资金根据各地实施基本公共卫生服务常住人口数量、国家规定的人均经费标准等，统筹考虑区域财力状况和绩效评价情况确定，对西部、中部地区分别按照80%、60%的比例，对东部地区按照50%~10%的不同比例予以补助；对中部地区“比照县”湖南湘西、湖北恩施、吉林延边等民族自治州，比照西部地区按照80%的比例补助。重大公共卫生服务项目补助资金根据任务量和补助标准确定对各地的补助金额，或根据项目分类特点，采取因素法进行分配。

2014年，国家基本公共卫生服务经费财政补助标准为人均35元；2015年，基本公共卫生服务经费财政补助标准为人均40元；2016年，基本公共卫生服务经费财政补助标准人均已提高到45元。随着国家对基本公共卫生服务项目的完善、公共卫生服务需要、经济社会的发展和财政承受能力的加强等，财政补助标准还可能继续增加。另外，部分地方政府还将结合当地实际，在国家基本公共卫生服务项目的基础上，增加基本公共卫生服务内容和经费补助标准。

第二节　绩效考核内容

为了规范国家基本公共卫生服务项目绩效考核工作，国家卫生计生委、财政部、国家中医药局在2015年发布了《国家基本公共卫生服务项目绩效考核指导方案》，意在强化地方考核主体责任、客观真实地反应国家基本公共卫生服务项目实施情况，促进基本公共卫生服务工作的良好发展，推动基本公共卫生服务项目全面、规范的实施，提高基本公共卫生服务均等化水平。本节摘取《国家基本公共卫生服务项目绩效考核指导方案》中部分内容，以供参阅。

一、考核原则

1.公平、公正、公开 考核程序、内容、标准、依据及安排应当事先公布，被考核地区和机构抽取要公平合理，考核结果客观真实，并以适当形式公布，自觉接受监督。

2.科学可行、严谨规范 考核方案应当根据当地实际调整完善，考核指标要进行严格论证，应当具有科学性和可操作性。要加强对考核组成员的培训和强化考核过程的质控，规范考核程序，不断提高考核质量。

3.适时调整，突出重点 按照国家卫生计生委、财政部和国家中医药局每年制定的国家基本公共卫生服务项目内容、工作要求和当地实际情况，适时调整，对当年增加的项目内容，要及时纳入本年度项目考核指标。在全面考核的基础上，要加大对重点和难点工作的考核力度。

4.逐级考核、县级为主 各级卫生计生、财政和中医药部门要切实加强对下级考核工作的指导和监管，通过对考核结果的抽查和复核，促进考核工作不断规范。要强化县级考核的主体责任，县级对基层医疗卫生机构考核的结果经复核后可计入国家及地方绩效考核的最终成绩，形成基层机构自查、县级全面考核、市级及以上抽查复核的绩效考核格局。

5.奖罚并重、跟踪整改 要坚持考核结果与补助经费挂钩，考核结果好的奖励，落后的适当扣减补助经费。各级卫生计生、财政部门，以及承担基本公共卫生服务的基层医疗卫生机构和其他医疗卫生机构，要根据考核发现的问题，及时整改，举一反三，持续改进项目工作。

二、考核对象和内容

(一)考核对象

省级、地市级考核的对象包括辖区各级卫生计生、财政和中医药部门，各类专业公共卫生机构及其他相关项目指导机构，承担国家基本公共卫生服务项目的基层医疗卫生机构(城市社区卫生服务机构、乡镇卫生院、村卫生室)和其他相关服务提供机构。

县级考核的对象主要包括辖区各类专业公共卫生机构及其他相关项目指导机构，承担国家基本公共卫生服务项目的基层医疗卫生机构(城市社区卫生服务机构、乡镇卫生院、村卫生室)和其他相关服务提供机构。

(二)考核内容

绩效考核主要针对上一年度国家基本公共卫生服务项目实施情况，包括组织管理、资金管理、项目执行、项目效果四部分。

1.组织管理 考核各级卫生计生、中医药行政部门的项目管理和协调机制建设、信息系统建设和使用、人员培训、项目宣传推广、问题整改、绩效考核组织实施等情况。考核各类专业公共卫生机构及其他相关项目指导机构的职责分工和落实、人员培训情况。考核基层医疗卫生机构及其他相关服务提供机构的职责分工和落实、信息系统建设和使用、人员培训、项目宣传、绩效考核工作落实等情况。

2.资金管理 考核各级财政部门的资金预算安排、资金拨付等情况。考核各级卫生计生行政部门补助资金拨付、工作经费安排等情况。考核基层医疗卫生机构及其他相关服务提供机构的预算执行、财务管理等情况。

3.项目执行 考核基层医疗卫生机构以及其他相关服务提供机构完成工作任务的情况，包括服务数量和服务质量。

4.项目效果 考核基层医疗卫生机构以及其他相关服务提供机构的健康档案动态使用、重点人群健康管理效果、居民知晓率、服务对象满意度、基层医务人员满意度等情况，反映基本公共卫生服务项目取得的成效。鼓励地方开展对项目管理和实施中的创新点、工作亮点的考核，开展对政府购买服务试点的考核，创新和完善服务模式，探索政府购买服务项目的管理方式。

(三)各部分权重

现场考核实行百分制，包括组织管理、资金管理、项目执行和项目效果四部分。省级和市级组织的现场考核中，四部分参考分值分别为15分、15分、45分和25分，县级考核四部分分值分别为10分、10分、55分和25分。各地可根据实际情况，针对重点工作和薄弱环节，适当增加三级考核指标，适当调整各部分和各指标的分值。

三、考核方式

1.分级考核 国家级实施抽查考核，根据项目工作重点、难点和上年度考核情况，从指标体系中选择部分指标进行抽样考核，并对地方考核结果进行复核。

省、市、县级卫生计生、财政和中医药部门根据国家指导方案，结合本地实际，制订辖区内基本公共卫生服务项目绩效考核方案，分级组织考核工作，明确负责绩效考核的机构和具体人员，充分发挥公共卫生专业机构及其他项目指导机构的作用，积极推进第三方考核机制的建立。

承担基本公共卫生服务项目的基层医疗卫生机构应当进一步健全内部绩效考核制度，乡镇卫生院和社区卫生服务中心要加强对村卫生室和社区卫生服务站的考核，形成有效的激励约束机制，促进项目工作任务落实。

2.范围和频次 省级对地市级、地市级对县级的年度考核均应当覆盖100%的辖区。省级考核时，对每个被考核市至少抽查2个县区，对每个被考核县区至少抽查2个基层医疗卫生机构。地市级考核时，对每个被考核县区至少抽查2个基层医疗卫生机构。省级、地市级考核每年至少开展1次，省级考核工作应当在每年5月底前完成，考核结果应当及时报送国家卫生计生委和财政部。

县级对基层医疗卫生机构每年考核的覆盖面应当达到100%，并按照指标体系进行全面考核，在农村地区至少抽查20%的村卫生室。县级考核至少每半年开展1次，考核结果应当及时报送上级卫生计生、财政部门。

3.具体方法　现场考核一般采取听取汇报、查阅资料、现场核查、问卷调查、电话访谈、入户访谈等形式进行。电话调查可委托第三方开展，也可以根据实际情况，由现场考核组同步实施。

四、考核步骤

（一）制定考核方案

各级要制定本地区年度绩效考核方案，明确考核的具体内容、方法、时间和结果应用方式等，制定考核指标和考核标准，并提前公布。原则上，地方考核指标应当不少于国家基本公共卫生服务项目绩效考核指标体系的内容，考核标准不低于国家要求，考核方法要具有可操作性。

（二）确定考核样本

组织抽查考核时，要按照随机抽样原则抽取样本县区、样本机构，以及相关的健康管理档案、服务对象等。

（三）组织考核人员

各级要明确考核人员遴选标准，建立相对稳定的考核队伍，包括从事卫生管理、财务管理、公共卫生、中医药、基层医疗卫生等专业，具有基本公共卫生服务项目相关管理、服务工作经验，责任心强，具有协作精神的人员。根据考核覆盖范围，组成考核组。认真开展考核前培训，使考核人员明确职责和任务，熟悉考核工作要求，统一考核标准。

（四）收集考核材料

现场考核前，应当明确通知被考核地区、机构需准备的相关文件、报告、项目工作进展情况、居民健康档案、资金发文通知、财务管理资料、会计核算资料等材料。提前收集和分析被考核地区的自查考核报告、自查考核数据、相关人口数据和卫生数据等基础资料，了解项目工作基本情况。

（五）实施现场考核

现场考核可参考以下实施步骤。

1.现场抽样　按照考核方案要求，抽取被考核地区和基层医疗卫生机构。

2.现场核查　听取被考核地区卫生计生行政部门的项目进展汇报，按照考核方案要求，查阅和收集有关文件、数据、问题整改情况和其他相关资料，现场核查项目组织管理、资金管理情况，了解被考核地区、机构的项目自查考核情况。

在被考核机构，按照考核方案要求，查阅和收集项目管理、资金管理、项目执行的有关文件、数据和其他相关资料。随机抽取各类健康管理档案，使用相应工具表，核查服务数量和服务质量，核实年度补助资金落实、使用和管理情况。通过问卷调查、访谈等形式，考核基层医务人员培训效果，了解居民知晓率、服务对象满意度等服务效果。应完整、准确地记录所有原始数据和核查情况，对重要数据和资料，通过复印、拍照、收集原件或电子版等方式留存，以备复核。

3.考核评分　采用相应工具表，对各考核指标进行评分。

4.反馈交流　及时与被考核地区、机构进行反馈交流，对于有争议的问题，应由被考核地区、机构提供相应的证明材料。

5.质量控制　现场考核要严格遵循考核方案，遵守工作纪律，实事求是地反映项目开展情况。加强质量控制，制作和使用统一的考核工具表，设立核心专家组，统一解答相关技术问题。各考核组要设立质控员，对考核数据、考核材料的完整性、客观性进行复核。

(六)分析和总结

现场考核结束后，要及时组织专人对考核材料的完整性、准确性、可信性进行整体复核，校正或清理错误的数据，补全不完整的材料。汇总、分析考核数据，形成考核报告。整理保存考核过程资料，总结考核工作的经验、存在的问题，形成年度考核工作总结。

五、考核指标

(一)省级、地市级参考指标

省级、地市级考核的对象包括辖区各级卫生计生、财政和中医药部门，各类专业公共卫生机构及其他相关项目指导机构，承担国家基本公共卫生服务项目的基层医疗卫生机构(城市社区卫生服务机构、乡镇卫生院、村卫生室)和其他相关服务提供机构。

绩效考核主要针对上一年度国家基本公共卫生服务项目实施情况，包括组织管理、资金管理、项目执行、项目效果四部分。

1.组织管理

1)管理体系

(1)制度建设

考核对象：卫生计生行政部门。

指标说明：制订或转发指导本地区国家基本公共卫生服务项目实施的项目管理方案、资金管理制度等文件。各级制订的方案、制度应符合国家卫生计生委、财政部有关要求。

考核数据资料来源：卫生计生行政部门提供有关文件和资料。

(2)分工协作

考核对象：卫生计生行政部门；专业公共卫生机构、其他相关项目指导机构；基层医疗卫生机构、其他相关服务提供机构。

指标说明：卫生计生行政部门考核①与当地政府相关职能部门合作，建立协调工作机制；②是否明确基本公共卫生服务项目管理机构或人员，明确专业公共卫生机构、基层医疗卫生机构的职责分工。专业公共卫生机构、其他相关项目指导机构考核是否按照相关要求和职责分工，开展工作。基层医疗卫生机构、其他相关服务提供机构考核是否按照国家和地方上级卫生计生、财政部门有关项目工作要求和职责分工，落实服务责任区域，建立以全科医生为核心的团队提供服务，并将基本公共卫生服务与日常医疗服务相结合，开展相关服务。

考核数据资料来源：卫生计生行政部门提供与相关部门建立协调机制的文件或会议记录，有关项目管理机构设置、人员分工、职责分工等的文件和资料。专业公共卫生机构、其他相关项目指导机构或人员提供有关工作记录资料。基层医疗卫生机构、其他相关服务提供机构提供基本公共卫生服务责任区域划分要求、人员分工要求和按照服务责任区域开展工作的记录、资料。

2)管理落实

管理落实考核指标包括信息系统建设与应用、人员培训、项目宣传、问题整改,具体如下:

(1)信息系统建设与应用

考核对象:卫生计生行政部门;基层医疗卫生机构、其他相关服务提供机构。

指标说明:卫生计生行政部门考核①各级卫生计生行政部门制订或转发指导或规划以居民健康档案为基础的信息系统建设的文件或方案;②建立以居民健康档案为基础的信息系统,逐步实现:建立区域内统一的信息系统,在区域内数据互联互通;具有统计汇总功能;开展对专业公共卫生机构收集的有关数据的利用;开展与医疗卫生服务相关系统的信息共享。基层医疗卫生机构、其他相关服务提供机构考核以居民健康档案为基础的信息系统建立,实现及时录入和更新居民健康档案信息、健康管理服务信息,并向卫生计生行政部门或项目管理机构上传数据;具有统计汇总功能;乡镇卫生院和村卫生室信息系统互联互通;开展对专业公共卫生机构收集的有关数据的利用;开展与医疗卫生服务相关系统的信息共享。

考核数据资料来源:卫生计生行政部门以健康档案为基础的信息系统建设的文件或方案,信息系统的实际使用情况,有关数据的收集和使用情况。基层医疗卫生机构、其他相关服务提供机构以信息系统的实际使用情况,有关数据的收集和使用情况。

(2)人员培训

考核对象:卫生计生行政部门、专业公共卫生机构、基层医疗卫生机构、其他相关服务提供机构。

指标说明:卫生计生行政部门考核逐级开展基本公共卫生服务有关培训的情况和成效,包括行政管理人员对基本公共卫生服务项目的管理能力。专业公共卫生机构考核相关专业公共卫生机构逐级开展基本公共卫生服务有关培训的情况和成效,包括公共卫生机构中有关人员对基本公共卫生服务基本知识和技能的掌握程度。基层医疗卫生机构、其他相关服务提供机构考核基层医务人员对基本公共卫生服务基本知识和技能的掌握程度。

考核数据资料来源:卫生计生行政部门提供开展基本公共卫生服务培训的有关资料。专业公共卫生机构提供开展基本公共卫生服务培训的有关资料。从专业公共卫生机构中,随机抽取部分从事项目技术指导、督导考核的人员进行现场问卷调查或考核。基层医疗卫生机构、其他相关服务提供机构数据来源采用随机抽取的方法,对部分从事公共卫生服务的医务人员进行现场问卷调查或考核。

(3)项目宣传

考核对象:卫生计生行政部门;基层医疗卫生机构、其他相关服务提供机构。

指标说明:考核卫生计生行政部门是否采用多种方式,通过多种媒体平台宣传基本公共卫生服务项目,提高居民对项目的知晓率。考核基层医疗卫生机构、其他相关服务提供机构是否采用多种方式,宣传基本公共卫生服务项目,提高居民对项目的知晓率。

考核数据资料来源:卫生计生行政部门、基层医疗卫生机构、其他相关服务提供机构开展项目宣传的有关文件、资料和活动的记录。

(4)问题整改

考核对象:卫生计生行政部门。

指标说明:卫生计生行政部门对本地区在国家级考核、其他上级考核,以及本级自查考核中发现问题的整改情况。

考核数据资料来源:卫生计生行政部门上年度项目自查考核报告,问题整改报告,整改落实有关文件和资料。

3)绩效考核

绩效考核主要包括:绩效考核组织管理、绩效考核工作落实、绩效考核工作质量。

(1)绩效考核组织管理

考核对象:卫生计生行政部门。

指标说明:制订或转发指导本地区国家基本公共卫生服务项目绩效考核方案实施的项目管理、资金管理等方面的制度、绩效考核方案、绩效考核指标体系等。地方绩效考核的有关方案、指标等应符合国家卫生计生委、财政部有关要求。

考核数据资料来源:卫生计生行政部门提供的绩效考核方案、考核指标等有关文件、资料。

(2)绩效考核工作落实

考核对象:卫生计生行政部门;基层医疗卫生机构、其他相关服务提供机构。

指标说明:考核各级卫生计生行政部门开展绩效考核工作,是否获得绩效考核结果并及时通报,是否将考核结果与补助资金挂钩。

基层医疗卫生机构、其他相关服务提供机构要求建立机构内部绩效考核制度,开展内部绩效考核,主要是社区卫生服务中心对社区卫生服务站的绩效考核;乡镇卫生院开展对村卫生室的绩效考核。

考核数据资料来源:卫生计生行政部门提供开展绩效考核的考核工具、考核过程资料、考核获得的数据、考核报告、考核结果、结果应用文件和有关补助资金分配凭据。基层医疗卫生机构、其他相关服务提供机构出具开展绩效考核的考核工具、考核结果和有关补助资金分配凭据。

(3)绩效考核工作质量

考核对象:卫生计生行政部门。

指标说明:各级实施本地区绩效考核所获得的考核结果,与上级考核结果的符合情况。

考核数据资料来源:各级卫生计生行政部门对本地区进行自查考核的结果,与上级进行现场考核结果的符合程度。选取部分指标,考核自查结果与现场考核结果的符合情况。

2.资金管理

1)预算安排

(1)补助资金落实

考核对象:财政部门。

指标说明:省、市、县各级按照服务人口数和人均补助标准落实项目资金的情况。

考核数据资料来源:省、市、县级对考核年度项目的预算资金指标文件(或部门预算批复),全县(区)常住居民数。

(2)资金拨付及时性

考核对象:财政部门。

指标说明:预算年度开始后,各级对项目资金及时下达的情况。

考核数据资料来源:各级对考核年度项目的预算资金下达文件或指标文件、到账通知等。

(3)资金到位率

考核对象:财政部门。

指标说明:基层医疗卫生机构、其他相关服务提供机构的项目资金实际到位情况。

考核数据资料来源:县级对考核年度项目的预算资金下达文件或指标文件、到账通知等。

(4)工作经费补助安排

考核对象:财政部门,卫生计生行政部门。

指标说明:省级对基本公共卫生服务项目考核资金的安排和拨付情况;各级基本公共卫生服务项目督导、培训等工作经费补助安排情况。

考核数据资料来源:省级对基本公共卫生服务项目考核的预算资金指标文件、资金下达文件、到账通知等。其他工作经费补助安排的有关文件和凭据。

2)预算执行

(1)预算执行率

考核对象:基层医疗卫生机构、其他相关服务提供机构。

指标说明:基层医疗卫生机构、其他相关服务提供机构的年度项目资金预算的支出进度。

考核数据资料来源:基层医疗卫生机构、其他相关服务提供机构的年度项目资金支出进度报表、会计账簿和凭证。

(2)村卫生室补助到位情况

考核对象:财政部门,卫生计生行政部门;乡镇卫生院。

指标说明:考核财政部门、卫生计生行政部门是否按照年度项目工作要求,和村医完成项目工作的考核结果,落实相应年度补助资金的情况。关注新增补助经费的及时落实。考核乡镇卫生院是否按照年度项目工作要求和村医完成项目工作的考核结果,落实相应年度补助资金的情况。关注新增补助经费的及时落实。

考核数据资料来源:财政部门,卫生计生行政部门提供乡镇卫生院村医分工要求、经费分配有关文件,村卫生室或村医补助发放有关凭证,以及对村医的实际访谈核实信息。乡镇卫生院提供村医分工要求、村医考核结果、乡镇卫生院专项支出明细账,村卫生室或村医补助发放有关凭证,以及对村医的实际访谈核实信息。

3)财务管理

(1)资金使用合规率

考核对象:基层医疗卫生机构、其他相关服务提供机构。

指标说明:基层医疗卫生机构、其他相关服务提供机构按照有关财务制度和项目工作要求,使用项目资金,向目标人群提供免费服务的情况。

考核数据资料来源:各级卫生计生、财政部门制定的资金管理制度。基层医疗卫生机构、其他相关服务提供机构在考核年度项目支出的有关会计凭证,免费提供相关服务的证明。

(2)财务核算

考核对象:基层医疗卫生机构、其他相关服务提供机构。

指标说明:基层医疗卫生机构、其他相关服务提供机构按照财务制度和会计制度要求,对项目资金进行财务管理和会计核算的情况。

考核数据资料来源:基层医疗卫生机构、其他相关服务提供机构在考核年度项目的财务管理资料、会计核算资料。

3.项目执行

本点所列的项目执行考核对象均以基层医疗卫生机构、其他相关服务提供等直接执行机构为主,下述不一一列出。

1)健康档案

(1)电子健康档案建档率

指标说明:辖区常住居民中,已经建立了电子健康档案的居民比例。反映电子健康档案建档工作进展。

考核数据资料来源:辖区常住居民数,电子健康档案建档记录,电子健康档案。

(2)健康档案合格率

指标说明:年度内已建立的居民健康档案中,按照国家规范要求,填写合格的档案份数。反映健康档案的质量。同时,核实健康档案的真实性。

考核数据资料来源:居民健康档案,以及现场入户调查走访收集的信息。

2)健康教育

(1)健康教育印刷资料

指标说明:按照国家基本公共卫生服务规范要求,发放健康教育印刷资料的种类、数量和内容,其中要有一定比例中医药的内容。反映健康教育印刷资料的数量和质量。

考核数据资料来源:开展健康教育活动的记录,发放、提供的有关印刷资料的记录和实物。

(2)健康教育音像资料

指标说明:按照国家基本公共卫生服务规范要求,播放健康教育音像资料的种类、频次和内容,其中要有一定比例中医药的内容。反映健康教育音像资料的数量和质量。

考核数据资料来源:开展健康教育活动的记录,播放的有关音像资料、场地和设备。

(3)健康教育宣传栏设置

指标说明:按照国家基本公共卫生服务规范要求,设置健康教育宣传栏的个数、更换频次和内容,其中要有一定比例中医药的内容。反映健康教育宣传栏设置的数量和质量。

考核数据资料来源:开展健康教育活动的记录,设置健康教育宣传栏的场地、实物和更换记录等有关资料。

(4)健康知识讲座

指标说明:按照国家基本公共卫生服务规范要求,开展健康知识讲座的次数、内容以及参加人数,其中要有一定比例中医药的内容。反映健康教育讲座开展的数量和质量。

考核数据资料来源:开展健康教育场地,举办公众健康知识讲座的场地,健康教育活动记录表、讲座教案或课件等有关资料。

(5)公众健康咨询

指标说明:按照国家基本公共卫生服务规范要求,开展公众健康咨询的次数和内容,其中要有一定比例中医药的内容。反映健康教育咨询开展的数量和质量。

考核数据资料来源:开展健康教育场地,举办公众健康咨询的场地,健康教育活动记录表、现场照片等有关资料。

3)预防接种

(1)建证建卡率

指标说明:按照国家基本公共卫生服务规范要求,及时为辖区内所有 0~6 岁适龄儿童建立预防接种证和预防接种卡(册或预防接种信息个案)等儿童预防接种档案。包括适龄儿童建证率、建卡率。

考核数据资料来源:辖区内适龄儿童预防接种卡(册或预防接种信息个案);通过电话调查、入户或在托幼机构、小学调查辖区适龄儿童建证情况。

(2)国家免疫规划疫苗接种情况

指标说明:按照国家基本公共卫生服务规范要求,提供国家免疫规划疫苗接种服务。包括某疫苗(某剂次)接种率。

考核数据资料来源:辖区内适龄儿童国家免疫规划疫苗接种记录,国家免疫规划疫苗常规接种情况报表。常规免疫接种率监测系统保存的乡级以上单位常规免疫接种率监测报告。

4)0~6 岁儿童健康管理服务

(1)新生儿访视率

指标说明:年度辖区内接受 1 次及以上访视的新生儿人数比例,反映新生儿健康管理服务的数量。同时,核实新生儿访视服务的真实性。

考核数据资料来源:年度辖区内活产数,0~6 岁儿童健康管理记录、健康管理档案,以及现场入户调查走访收集的信息。

(2)儿童健康管理率

指标说明:年度辖区内接受 1 次及以上随访的 0~6 岁儿童人数比例,反映儿童健康管理的数量。

考核数据资料来源:年度辖区内 0~6 岁儿童数,0~6 岁儿童健康管理记录、健康管理档案。

(3)儿童系统管理率

指标说明:年度辖区内 0~6 岁儿童,获得本年度应享受的国家基本公共卫生服务的情况,反映儿童健康管理的质量。同时,核实儿童系统管理服务的真实性。

考核数据资料来源:年度辖区内 0~6 岁儿童数,0~6 岁儿童健康管理记录、健康管理档案,以及现场入户调查走访收集的信息。

5)孕产妇健康管理服务

(1)早孕建册率

指标说明:考核时段辖区内在孕 12 周之前按照国家基本公共卫生服务规范要求建立《孕产妇保健手册》的孕妇人数比例,反映早孕管理的数量。

考核数据资料来源:考核时段辖区内活产数,孕产妇健康管理记录、健康管理档案。

(2)孕产妇健康管理率

指标说明:考核时段辖区内孕产妇,按照国家基本公共卫生服务规范要求,在孕期接受

5次及以上产前随访服务的情况，反映孕产妇系统健康管理的数量和质量。同时，核实孕产妇健康管理的真实性。

考核数据资料来源：考核时段辖区内活产数，孕产妇健康管理记录、健康管理档案，以及现场入户调查走访收集的信息。

(3)产后访视率

指标说明：考核时段辖区内获得符合国家基本公共卫生服务规范要求的产后访视服务的产妇人数比例，反映产后访视管理的数量和质量。同时，核实产后访视服务的真实性。

考核数据资料来源：考核时段辖区内活产数，孕产妇健康管理记录、健康管理档案，以及现场入户调查走访收集的信息。

6)老年人健康管理

(1)老年人健康管理率

指标说明：65岁及以上常住居民，按照国家基本公共卫生服务规范要求，年度内接受健康管理服务的人数比例，反映老年人健康管理的数量。

考核数据资料来源：辖区内人口统计数据，65岁及以上常住居民数，老年人健康管理档案。

(2)老年人健康体检表完整率

指标说明：已管理的65岁及以上常住居民，年度内获得符合国家基本公共卫生服务规范要求的健康体检，并且健康体检表填写完整、无误的情况，反映老年人年度健康体检的质量。同时，核实老年人年度健康体检的真实性。

考核数据资料来源：老年人健康管理档案和健康体检表，以及健康体检有关辅助检查化验单，以及现场入户调查走访收集的信息。

7)高血压患者健康管理

(1)高血压患者健康管理率

指标说明：35岁及以上原发性高血压患者，按照国家基本公共卫生服务规范要求，年度内已获得健康管理的人数比例，反映高血压患者健康管理服务的数量。

考核数据资料来源：辖区内常住成年人口数，患病率，高血压患者健康管理记录、健康管理档案。

(2)高血压患者规范管理率

指标说明：已管理的高血压患者，年度内获得符合国家基本公共卫生服务规范要求的健康服务的情况，反映高血压患者健康管理服务的质量。同时，核实高血压患者管理服务的真实性。

考核数据资料来源：高血压患者健康管理档案、随访表、健康管理记录，以及现场入户调查走访收集的信息。

8)糖尿病患者健康管理

(1)糖尿病患者健康管理率

指标说明：35岁及以上2型糖尿病患者，按照国家基本公共卫生服务规范要求，年度内已获得健康管理的人数比例，反映2型糖尿病患者健康管理服务的数量。

考核数据资料来源：辖区内常住成年人口数，患病率，糖尿病患者健康管理记录、健康管理档案。

(2)糖尿病患者规范管理率

指标说明:已管理的2型糖尿病患者,年度内获得符合国家基本公共卫生服务规范要求的健康服务的情况,反映2型糖尿病患者健康管理服务的质量。同时,核实糖尿病患者管理服务的真实性。

考核数据资料来源:糖尿病患者健康管理档案、随访表、健康管理记录,以及现场入户调查走访收集的信息。

9)重性精神疾病(严重精神障碍)患者管理

(1)重性精神疾病(严重精神障碍)患者管理率

指标说明:所有登记在册的确诊重性精神疾病(严重精神障碍)患者,年度内至少获得一次完整的随访管理记录,反映重性精神疾病(严重精神障碍)患者管理服务数量。　　考核数据资料来源:国家严重精神障碍信息系统,基层重性精神疾病(严重精神障碍)患者管理记录和随访记录、健康管理档案。

(2)重性精神疾病(严重精神障碍)患者规范管理率

指标说明:所有登记在册的确诊重性精神疾病(严重精神障碍)患者,年度内获得符合国家基本公共卫生服务规范要求的管理服务的情况,反映重性精神疾病(严重精神障碍)患者管理的质量。必要时,核实重性精神疾病(严重精神障碍)患者管理服务的真实性。　　考核数据资料来源:国家严重精神障碍信息系统,基层重性精神疾病(严重精神障碍)患者管理记录和随访记录、健康管理档案,以及现场入户调查走访收集的信息。

10)传染病及突发公共卫生事件报告和处置服务

(1)传染病疫情报告率

指标说明:基层医疗卫生机构按照国家有关法律、法规和规范要求,建立健全传染病报告管理制度,年度内上报传染病病例的情况。

考核数据资料来源:基层医疗卫生机构年度门诊日志,传染病报告和处理记录,传染病报告卡,中国疾病预防控制传染病监测信息系统。

(2)传染病疫情报告及时率

指标说明:基层医疗卫生机构按照国家有关法律、法规和规范要求,建立健全传染病报告管理制度,年度内及时上报传染病病例的情况,反映疫情报告及时性。

考核数据资料来源:基层医疗卫生机构年度门诊日志,传染病报告和处理记录,传染病报告卡,中国疾病预防控制传染病监测信息系统。

(3)突发公共卫生事件相关信息报告率

指标说明:基层医疗卫生机构建立健全突发公共卫生事件报告管理制度,年度内及时上报突发公共卫生事件,反映突发公共卫生事件报告的及时性。

考核数据资料来源:基层医疗卫生机构突发公共卫生事件报告管理制度,突发公共卫生事件报告和处理记录等有关资料,突发公共卫生事件相关信息报告卡,中国疾病预防控制突发公共卫生事件报告系统。

11)卫生监督协管服务

(1)卫生监督协管信息报告率

指标说明:基层医疗卫生机构按照国家基本公共卫生服务规范要求和本地区卫生监督协管服务有关工作制度,开展卫生监督协管工作,年度内报告的有关事件或线索的次数。
考核数据资料来源:基层医疗卫生机构卫生监督协管工作有关制度,相关工作记录,卫生监督协管信息登记报告表。

(2)卫生监督协管巡查次数

指标说明:基层医疗卫生机构按照国家基本公共卫生服务规范要求和本地区卫生监督协管服务有关工作制度,年度内开展卫生监督协管实地巡查的次数,反映卫生监督协管工作开展的数量。巡查内容包括:饮用水卫生、学校卫生、非法行医、非法采供血实地巡查。
考核数据资料来源:基层医疗卫生机构卫生监督协管工作有关制度,相关工作记录,卫生监督协管巡查登记表。

12)中医药健康管理服务

(1)老年人中医药健康管理服务率

指标说明:65 岁及以上常住居民,按照国家中医药健康管理服务规范要求,年度内接受中医药健康管理服务的人数比例,反映老年人中医药服务数量。

考核数据资料来源:辖区内人口统计数据,65 岁及以上常住居民数,老年人中医药健康服务记录,老年人中医药健康管理服务记录表,体质判定标准表。

(2)老年人中医药健康管理服务记录表完整率

指标说明:已接受中医药健康管理服务的 65 岁及以上常住居民,年度内获得符合国家中医药健康管理服务规范要求的中医药健康管理服务并填写完整记录表的情况,反映老年人中医药健康管理服务的质量。同时,核实老年人中医药健康管理服务的真实性。

考核数据资料来源:老年人健康管理档案,老年人中医药健康管理服务记录表,体质判定标准表,以及现场入户调查走访收集的信息。

(3)0~36 个月儿童中医药健康管理服务率

指标说明:0~36 个月儿童,按照国家中医药健康管理服务规范要求,年度内辖区内按照月龄接受中医药健康管理服务的人数比例,反映儿童中医药服务数量。同时,核实儿童中医药健康管理服务的真实性。

考核数据资料来源:年度辖区内 0~36 个月儿童数,基层医疗卫生机构、其他相关服务提供机构的 0~36 个月儿童中医药健康服务记录,儿童中医药健康管理服务记录表,以及现场入户调查走访收集的信息。

4.项目效果

本点所列的项目效果考核对象均以基层医疗卫生机构、其他相关服务提供等直接执行机构为主,下述不一一列出。

1)健康档案应用:主要考核健康档案动态使用率

指标说明:对辖区内的已建档人群,按照国家基本公共卫生服务规范要求,及时更新健康档案信息,推动档案使用的情况。重点考核基本公共卫生服务各类重点人群健康档案的管理、维护和更新。

考核数据资料来源:基层医疗卫生机构、其他相关服务提供机构居民健康档案,基层医疗卫生机构诊疗记录。

2)重点人群管理效果

(1)高血压患者血压控制率

指标说明:已管理的高血压患者,最近一次随访的血压控制达标人数的比例,反映健康管理服务对患者病情控制的效果。

考核数据资料来源:基层医疗卫生机构、其他相关服务提供机构的高血压患者健康管理档案、随访记录。有条件的地区,现场随机抽取已管理的高血压患者,测量血压。

(2)糖尿病患者血糖控制率

指标说明:已管理的2型糖尿病患者的血糖控制情况,最近一次随访的血糖控制达标人数的比例,反映健康管理服务对患者病情控制的效果。

考核数据资料来源:基层医疗卫生机构、其他相关服务提供机构的2型糖尿病患者健康管理档案、随访记录。有条件的地区,现场抽取已管理的糖尿病患者,测量血糖。没有条件测量空腹血糖时,采用糖尿病患者随机血糖控制达标值进行判断。

(3)重性精神疾病(严重精神障碍)患者稳定率

指标说明:所有登记在册的确诊重性精神疾病(严重精神障碍)患者,接受社区随访管理并未失访的在管患者,最近一次随访时为病情稳定和基本稳定的患者人数比例,反映健康管理服务对患者病情控制的效果。

考核数据资料来源:国家严重精神障碍信息系统,基层医疗卫生机构、其他相关服务提供机构的重性精神疾病(严重精神障碍)患者健康管理档案、随访记录。

3)知晓率与满意度

(1)居民知晓率

指标说明:了解城乡居民对国家基本公共卫生服务项目有关服务的知晓程度,以及对有关健康知识的知晓程度。

考核数据资料来源:电话抽样调查或入户调查。

(2)居民综合满意度

指标说明:了解城乡居民对基层医疗卫生机构所提供基本公共卫生服务的服务态度、方便性、及时性、服务质量等的综合满意程度。重点调查接受基本公共卫生服务的重点人群。

考核数据资料来源:电话抽样调查或入户调查。

(3)基层医务人员满意度

指标说明:了解从事基本公共卫生服务的医务人员对基本公共卫生服务项目工作的管理情况、工作环境、个人发展、个人待遇等方面的综合满意程度。

考核数据资料来源:随机抽取基层医疗卫生机构、其他相关服务提供机构中,从事基本公共卫生服务的医务人员进行问卷调查。

5.附加指标

附加指标由地方根据实际情况选择,不计入国家绩效考核指标体系分值。考核的数据来源主要以地方根据实际情况提供。考核方向主要从服务对象健康改善情况和项目创新及亮点方面进行评价。考核指标主要包括反映国家基本公共卫生服务项目服务对象健康改善情况，如对高危孕产妇、高危儿童、慢性病患者的健康结局的影响。反映国家基本公共卫生服务项目在管理、实施中的创新点、工作亮点和政府购买服务试点情况。

（二）县级参考

县级考核的对象除各别项目以专业公共卫生机构、乡镇卫生院为主，其他多以服务直接提供机构为考核对象。如辖区各类专业公共卫生机构及其他相关项目指导机构，承担国家基本公共卫生服务项目的基层医疗卫生机构（城市社区卫生服务机构、乡镇卫生院、村卫生室）和其他相关服务提供机构。本点未列出考核对象的均为基层医疗卫生机构、其他相关服务直接提供机构。

同省级、地市级参考，绩效考核也是针对上一年度国家基本公共卫生服务项目实施情况，从组织管理、资金管理、项目执行、项目效果四部分进行考核。

1.组织管理

1）管理体系：县级考核的管理体系主要是考察分工协作方面，具体如下：

考核对象：专业公共卫生机构、其他相关项目指导机构；基层医疗卫生机构、其他相关服务提供机构

指标说明：专业公共卫生机构、其他项目指导机构是否按照相关要求和职责分工，开展工作。考核基层医疗卫生机构、其他相关服务提供机构是否按照国家和地方上级卫生计生、财政部门有关项目工作要求和职责分工，落实服务责任区域，建立以全科医生为核心的团队提供服务，并将基本公共卫生服务与日常医疗服务相结合，开展相关服务。

考核数据资料来源：专业公共卫生机构、其他相关项目指导机构或人员提供有关工作记录资料。基层医疗卫生机构、其他相关服务提供机构提供基本公共卫生服务责任区域划分要求、人员分工要求和按照服务责任区域开展工作的记录、资料。

2）管理落实

（1）信息系统建设与应用

考核对象：基层医疗卫生机构、其他相关服务提供机构。

指标说明：建立以居民健康档案为基础的信息系统，逐步实现：及时录入和更新居民健康档案信息、健康管理服务信息，并向卫生计生行政部门或项目管理机构上传数据；具有统计汇总功能；乡镇卫生院和村卫生室信息系统互联互通；开展对专业公共卫生机构收集的有关数据的利用；开展与医疗卫生服务相关系统的信息共享。

考核数据资料来源：信息系统的实际使用情况，有关数据的收集和使用情况。

（2）人员培训

考核对象：专业公共卫生机构；基层医疗卫生机构、其他相关服务提供机构。

指标说明：考核有关专业公共卫生机构逐级开展基本公共卫生服务有关培训的情况和成效，包括公共卫生机构中有关人员对基本公共卫生服务基本知识和技能的掌握程度。考核基层医务人员对基本公共卫生服务基本知识和技能的掌握程度。

考核数据资料来源：专业公共卫生机构提供开展基本公共卫生服务培训的有关资料。从专业公共卫生机构中，随机抽取部分从事项目技术指导、督导考核的人员进行现场问卷调查或考核。基层医疗卫生机构、其他相关机构随机抽取部分从事公共卫生服务的医务人员进行

现场问卷调查或考核。

(3)项目宣传

指标说明:基层医疗卫生机构、其他相关服务提供机构采用多种方式,宣传基本公共卫生服务项目,提高居民对项目的知晓率。

考核数据资料来源:卫生计生行政部门开展项目宣传的有关文件、资料和活动记录。

3)绩效考核

指标说明:建立机构内部绩效考核制度,开展内部绩效考核,主要是:社区卫生服务中心对社区卫生服务站的绩效考核;乡镇卫生院开展对村卫生室的绩效考核。

考核数据资料来源:基层医疗卫生机构、其他相关服务提供机构开展绩效考核的考核工具、考核结果和有关补助资金分配凭据。

2.资金管理

1)预算执行

(1)预算执行率

指标说明:基层医疗卫生机构、其他相关服务提供机构的年度项目资金预算的支出进度。

考核数据资料来源:基层医疗卫生机构、其他相关服务提供机构的年度项目资金支出进度报表、会计账簿和凭证。

(2)村卫生室补助到位情况

考核对象:乡镇卫生院。

指标说明:乡镇卫生院按照年度项目工作要求和村医完成项目工作的考核结果,落实相应年度补助资金的情况。关注新增补助经费的及时落实。

考核数据资料来源:乡镇卫生院村医分工要求、村医考核结果、乡镇卫生院专项支出明细账,村卫生室或村医补助发放有关凭证,以及对村医的实际访谈核实信息。

2)财务管理

(1)资金使用合规率

指标说明:基层医疗卫生机构、其他相关服务提供机构按照有关财务制度和项目工作要求,使用项目资金,向目标人群提供免费服务的情况。

考核数据资料来源:各级卫生计生、财政部门制定的资金管理制度。基层医疗卫生机构、其他相关服务提供机构在考核年度项目支出的有关会计凭证,免费提供相关服务的证明。

(2)财务核算

指标说明:基层医疗卫生机构、其他相关服务提供机构按照财务制度和会计制度要求,对项目资金进行财务管理和会计核算的情况。

考核数据资料来源:基层医疗卫生机构、其他相关服务提供机构在考核年度项目的财务管理资料、会计核算资料。

3.项目执行

1)健康档案

(1)电子健康档案建档率

指标说明:辖区常住居民中,已经建立了电子健康档案的居民比例。反映电子健康档案建档工作进展。

考核数据资料来源：辖区常住居民数，电子健康档案建档记录，电子健康档案。

(2)健康档案合格率

指标说明：年度内已建立的居民健康档案中，按照国家规范要求，填写合格的档案份数。反映健康档案的质量。同时，核实健康档案的真实性。

考核数据资料来源：居民健康档案，以及现场入户调查走访收集的信息。

2)健康教育

(1)健康教育印刷资料

指标说明：按照国家基本公共卫生服务规范要求，发放健康教育印刷资料的种类、数量和内容，其中要有一定比例中医药的内容。反映健康教育印刷资料的数量和质量。

考核数据资料来源：开展健康教育活动的记录，发放、提供的有关印刷资料的记录和实物。

(2)健康教育音像资料

指标说明：按照国家基本公共卫生服务规范要求，播放健康教育音像资料的种类、频次和内容，其中要有一定比例中医药的内容。反映健康教育音像资料的数量和质量。

考核数据资料来源：开展健康教育活动的记录，播放的有关音像资料、场地和设备。

(3)健康教育宣传栏设置

指标说明：按照国家基本公共卫生服务规范要求，设置健康教育宣传栏的个数、更换频次和内容，其中要有一定比例中医药的内容。反映健康教育宣传栏设置的数量和质量。

考核数据资料来源：开展健康教育活动的记录，设置健康教育宣传栏的场地、实物和更换记录等有关资料。

(4)健康知识讲座

指标说明：按照国家基本公共卫生服务规范要求，开展健康知识讲座的次数、内容以及参加人数，其中要有一定比例中医药的内容。反映健康教育讲座开展的数量和质量。

考核数据资料来源：开展健康教育场地，举办公众健康知识讲座的场地，健康教育活动记录表、讲座教案或课件等有关资料。

(5)公众健康咨询

指标说明：按照国家基本公共卫生服务规范要求，开展公众健康咨询的次数和内容，其中要有一定比例中医药的内容。反映健康教育咨询开展的数量和质量。

考核数据资料来源：开展健康教育场地，举办公众健康咨询的场地，健康教育活动记录表、现场照片等有关资料。

3)预防接种

(1)建证建卡率

指标说明：按照国家基本公共卫生服务规范要求，及时为辖区内所有0~6岁适龄儿童建立预防接种证和预防接种卡(册或预防接种信息个案)等儿童预防接种档案。包括适龄儿童建证率、建卡率。

考核数据资料来源：辖区内适龄儿童预防接种卡(册或预防接种信息个案)；通过电话调查、入户或在托幼机构、小学调查辖区适龄儿童建证情况。

(2)国家免疫规划疫苗接种情况

指标说明:按照国家基本公共卫生服务规范要求,提供国家免疫规划疫苗接种服务。包括某疫苗(某剂次)接种率。

考核数据资料来源:辖区内适龄儿童国家免疫规划疫苗接种记录,国家免疫规划疫苗常规接种情况报表。常规免疫接种率监测系统保存的乡级以上单位常规免疫接种率监测报告。

4)0~6 岁儿童健康管理服务

(1)新生儿访视率

指标说明:年度辖区内接受 1 次及以上访视的新生儿人数比例,反映新生儿健康管理服务的数量。

同时,核实新生儿访视服务的真实性。

考核数据资料来源:年度辖区内活产数,0~6 岁儿童健康管理记录、健康管理档案,以及现场入户调查走访收集的信息。

(2)儿童健康管理率

指标说明:年度辖区内接受 1 次及以上随访的 0~6 岁儿童人数比例,反映儿童健康管理的数量。

考核数据资料来源:年度辖区内 0~6 岁儿童数,0~6 岁儿童健康管理记录、健康管理档案。

(3)儿童系统管理率

指标说明:年度辖区内 0~6 岁儿童,获得本年度应享受的国家基本公共卫生服务的情况,反映儿童健康管理的质量。同时,核实儿童系统管理服务的真实性。

考核数据资料来源:年度辖区内 0~6 岁儿童数,0~6 岁儿童健康管理记录、健康管理档案,以及现场入户调查走访收集的信息。

5)孕产妇健康管理服务

(1)早孕建册率

指标说明: 考核时段辖区内在孕 12 周之前按照国家基本公共卫生服务规范要求建立《孕产妇保健手册》的孕妇人数比例,反映早孕管理的数量。

考核数据资料来源:考核时段辖区内活产数,孕产妇健康管理记录、健康管理档案。

(2)孕产妇健康管理率

指标说明:考核时段辖区内孕产妇,按照国家基本公共卫生服务规范要求,在孕期接受 5 次及以上产前随访服务的情况,反映孕产妇系统健康管理的数量和质量。同时,核实孕产妇健康管理的真实性。

考核数据资料来源:考核时段辖区内活产数,孕产妇健康管理记录、健康管理档案,以及现场入户调查走访收集的信息。

(3)产后访视率

指标说明:考核时段辖区内获得符合国家基本公共卫生服务规范要求的产后访视服务的产妇人数比例,反映产后访视管理的数量和质量。同时,核实产后访视服务的真实性。

考核数据资料来源:考核时段辖区内活产数,孕产妇健康管理记录、健康管理档案,以及现场入户调查走访收集的信息。

6)老年人健康管理

(1)老年人健康管理率

指标说明:65 岁及以上常住居民,按照国家基本公共卫生服务规范要求,年度内接受健康管理服务的人数比例,反映老年人健康管理的数量。

考核数据资料来源:辖区内人口统计数据,65 岁及以上常住居民数,老年人健康管理档案。

(2)老年人健康体检表完整率

指标说明:已管理的 65 岁及以上常住居民,年度内获得符合国家基本公共卫生服务规范要求的健康体检,并且健康体检表填写完整、无误的情况,反映老年人年度健康体检的质量。同时,核实老年人年度健康体检的真实性。

考核数据资料来源:老年人健康管理档案和健康体检表,以及健康体检有关辅助检查化验单,以及现场入户调查走访收集的信息。

7)高血压患者健康管理

(1)高血压患者健康管理率

指标说明:35 岁及以上原发性高血压患者,按照国家基本公共卫生服务规范要求,年度内已获得健康管理的人数比例,反映高血压患者健康管理服务的数量。

考核数据资料来源:辖区内常住成年人口数,患病率,高血压患者健康管理记录、健康管理档案。

(2)高血压患者规范管理率

指标说明:已管理的高血压患者,年度内获得符合国家基本公共卫生服务规范要求的健康服务的情况,反映高血压患者健康管理服务的质量。同时,核实高血压患者管理服务的真实性。

考核数据资料来源:高血压患者健康管理档案、随访表、健康管理记录,以及现场入户调查走访收集的信息。

8)糖尿病患者健康管理

(1)糖尿病患者健康管理率

指标说明:35 岁及以上 2 型糖尿病患者,按照国家基本公共卫生服务规范要求,年度内已获得健康管理的人数比例,反映 2 型糖尿病患者健康管理服务的数量。

考核数据资料来源:辖区内常住成年人口数,患病率,糖尿病患者健康管理记录、健康管理档案。

(2)糖尿病患者规范管理率

指标说明:已管理的 2 型糖尿病患者,年度内获得符合国家基本公共卫生服务规范要求的健康服务的情况,反映 2 型糖尿病患者健康管理服务的质量。同时,核实糖尿病患者管理服务的真实性。

考核数据资料来源:糖尿病患者健康管理档案、随访表、健康管理记录,以及现场入户调查走访收集的信息。

9)重性精神疾病(严重精神障碍)患者管理

(1)重性精神疾病(严重精神障碍)患者管理率

指标说明:所有登记在册的确诊重性精神疾病(严重精神障碍)患者,年度内至少获得一次完整的随访管理记录,反映重性精神疾病(严重精神障碍)患者管理服务数量。　　　考核数据资料来源:国家严重精神障碍信息系统,基层重性精神疾病(严重精神障碍)患者管理记录和随访记录、健康管理档案。

(2)重性精神疾病(严重精神障碍)患者规范管理率

指标说明:所有登记在册的确诊重性精神疾病(严重精神障碍)患者,年度内获得符合国家基本公共卫生服务规范要求的管理服务的情况,反映重性精神疾病(严重精神障碍)患者管理的质量。必要时,核实重性精神疾病(严重精神障碍)患者管理服务的真实性。

考核数据资料来源:国家严重精神障碍信息系统,基层重性精神疾病(严重精神障碍)患者管理记录和随访记录、健康管理档案,以及现场入户调查走访收集的信息。

10)传染病及突发公共卫生事件报告和处置服务

(1)传染病疫情报告率

指标说明:基层医疗卫生机构按照国家有关法律、法规和规范要求,建立健全传染病报告管理制度,年度内上报传染病病例的情况。

考核数据资料来源:基层医疗卫生机构年度门诊日志,传染病报告和处理记录,传染病报告卡,中国疾病预防控制传染病监测信息系统。

(2)传染病疫情报告及时率

指标说明:基层医疗卫生机构按照国家有关法律、法规和规范要求,建立健全传染病报告管理制度,年度内及时上报传染病病例的情况,反映疫情报告及时性。

考核数据资料来源:基层医疗卫生机构年度门诊日志,传染病报告和处理记录,传染病报告卡,中国疾病预防控制传染病监测信息系统。

(3)突发公共卫生事件相关信息报告率

指标说明:基层医疗卫生机构建立健全突发公共卫生事件报告管理制度,年度内及时上报突发公共卫生事件,反映突发公共卫生事件报告的及时性。

考核数据资料来源:基层医疗卫生机构突发公共卫生事件报告管理制度,突发公共卫生事件报告和处理记录等有关资料,突发公共卫生事件相关信息报告卡,中国疾病预防控制突发公共卫生事件报告系统。

11)卫生监督协管服务

(1)卫生监督协管信息报告率

指标说明: 基层医疗卫生机构按照国家基本公共卫生服务规范要求和本地区卫生监督协管服务有关工作制度,开展卫生监督协管工作,年度内报告的有关事件或线索的次数。

考核数据资料来源:基层医疗卫生机构卫生监督协管工作有关制度,相关工作记录,卫生监督协管信息登记报告表。

(2)卫生监督协管巡查次数

指标说明:基层医疗卫生机构按照国家基本公共卫生服务规范要求和本地区卫生监督协管服务有关工作制度,年度内开展卫生监督协管实地巡查的次数,反映卫生监督协管工作开展的数量。巡查内容包括:饮用水卫生、学校卫生、非法行医、非法采供血实地巡查。

考核数据资料来源：基层医疗卫生机构卫生监督协管工作有关制度，相关工作记录，卫生监督协管巡查登记表。

12)中医药健康管理服务

(1)老年人中医药健康管理服务率

指标说明：65岁及以上常住居民，按照国家中医药健康管理服务规范要求，年度内接受中医药健康管理服务的人数比例，反映老年人中医药服务数量。

考核数据资料来源：辖区内人口统计数据，65岁及以上常住居民数，老年人中医药健康服务记录，老年人中医药健康管理服务记录表，体质判定标准表。

(2)老年人中医药健康管理服务记录表完整率

指标说明：已接受中医药健康管理服务的65岁及以上常住居民，年度内获得符合国家中医药健康管理服务规范要求的中医药健康管理服务并填写完整记录表的情况，反映老年人中医药健康管理服务的质量。同时，核实老年人中医药健康管理服务的真实性。

考核数据资料来源：老年人健康管理档案，老年人中医药健康管理服务记录表，体质判定标准表，以及现场入户调查走访收集的信息。

(3)0~36个月儿童中医药健康管理服务率

指标说明：0~36个月儿童，按照国家中医药健康管理服务规范要求，年度内辖区内按照月龄接受中医药健康管理服务的人数比例，反映儿童中医药服务数量。同时，核实儿童中医药健康管理服务的真实性。

考核数据资料来源：年度辖区内0~36个月儿童数，基层医疗卫生机构、其他相关服务提供机构的0~36个月儿童中医药健康服务记录，儿童中医药健康管理服务记录表，以及现场入户调查走访收集的信息。

4.项目效果

1)健康档案应用：主要考核健康档案动态使用率

指标说明：对辖区内的已建档人群，按照国家基本公共卫生服务规范要求，及时更新健康档案信息，推动档案使用的情况。重点考核基本公共卫生服务各类重点人群健康档案的管理、维护和更新。

考核数据资料来源：基层医疗卫生机构、其他相关服务提供机构居民健康档案，基层医疗卫生机构诊疗记录。

2)重点人群管理效果

(1)高血压患者血压控制率

指标说明：已管理的高血压患者，最近一次随访的血压控制达标人数的比例，反映健康管理服务对患者病情控制的效果。

考核数据资料来源：基层医疗卫生机构、其他相关服务提供机构的高血压患者健康管理档案、随访记录。有条件的地区，现场随机抽取已管理的高血压患者，测量血压。

(2)糖尿病患者血糖控制率

指标说明：已管理的2型糖尿病患者的血糖控制情况，最近一次随访的血糖控制达标人数的比例，反映健康管理服务对患者病情控制的效果。

考核数据资料来源：基层医疗卫生机构、其他相关服务提供机构的2型糖尿病患者健康管理档案、随访记录。有条件的地区，现场抽取已管理的糖尿病患者，测量血糖。没有条件测量空腹血糖时，采用糖尿病患者随机血糖控制达标值进行判断。

(3)重性精神疾病(严重精神障碍)患者稳定率

指标说明：所有登记在册的确诊重性精神疾病(严重精神障碍)患者，接受社区随访管理并未失访的在管患者，最近一次随访时为病情稳定和基本稳定的患者人数比例，反映健康管理服务对患者病情控制的效果。

考核数据资料来源：国家严重精神障碍信息系统，基层医疗卫生机构、其他相关服务提供机构的重性精神疾病(严重精神障碍)患者健康管理档案、随访记录。

3)知晓率与满意度

(1)居民知晓率

指标说明：了解城乡居民对国家基本公共卫生服务项目有关服务的知晓程度，以及对有关健康知识的知晓程度。

考核数据资料来源：电话抽样调查或入户调查。

(2)居民综合满意度

指标说明：了解城乡居民对基层医疗卫生机构所提供基本公共卫生服务的服务态度、方便性、及时性、服务质量等的综合满意程度。重点调查接受基本公共卫生服务的重点人群。

考核数据资料来源：电话抽样调查或入户调查。

(3)基层医务人员满意度

指标说明：了解从事基本公共卫生服务的医务人员对基本公共卫生服务项目工作的管理情况、工作环境、个人发展、个人待遇等方面的综合满意程度。

考核数据资料来源：随机抽取基层医疗卫生机构、其他相关服务提供机构中，从事基本公共卫生服务的医务人员进行问卷调查。

5.附加指标

由地方根据实际情况选择，不计入国家绩效考核指标体系分值。主要根据地方实际提交材料，考核项目执行中的创新及亮点。

第二章　国家基本公共卫生服务解读

第一节　城乡居民健康档案管理服务

居民健康档案始于上世纪90年代，社区卫生服务机构为方便对居民的健康管理，在服务过程中建立家庭或居民健康档案。通过建立健康档案，社区卫生服务机构一方面可以了解服务对象及其家庭的健康状况，有针对性地提供服务，同时也是加强自身宣传的一种手段。2000年卫生部印发了《城市社区卫生服务机构基本服务内容》，把居民健康信息管理纳入服务范围，建立健康档案成为各地区社区卫生服务机构普遍开展的一项工作。2009年，中央深化医药卫生体制改革的意见和国务院近期重点实施方案，将建立统一规范的居民健康档案作为一项重要实施内容提出，并将建立居民健康档案工作纳入国家基本公共卫生服务项目，由政府财政提供一定的资金保障，为加快建立健康档案工作提供了良好的机遇。

居民健康档案是一个总体的概念，包含了居民个人健康的基本信息、主要健康问题、疾病管理及卫生服务记录等，不同的个体根据其具体的健康问题和卫生服务需求填写各类表格。居民健康档案的建立是针对全人群的公共卫生服务，并非只是对儿童、孕产妇、老年人等重点人群，但0~6岁儿童、孕产妇、老年人、慢性病和重性精神疾病患者是我们需要重点管理的人群。

一、服务对象

辖区内常住居民(指居住半年以上的户籍及非户籍居民)，以0~6岁儿童、孕产妇、老年人、慢性病患者、严重精神障碍患者和肺结核患者等人群为重点。

二、服务内容

(一)重点服务内容

居民健康档案内容包括个人基本信息、健康体检、重点人群健康管理记录和其他医疗卫生服务记录。

其中，重点人群包括0~6岁儿童、孕产妇、老年人、慢性病、严重精神障碍和肺结核等的健康记录。是否存在其他接诊、转诊、会诊记录等。

(二)居民健康档案的建立

1.居民健康档案的建立方式健康档案包括纸质和电子健康档案，纸质健康档案应逐步过渡到电子健康档案。

(1)居民自愿到乡镇卫生院、村卫生室、社区卫生服务中心(站)建立居民健康档案。

(2)乡镇卫生院、村卫生室、社区卫生服务中心(站)组织医务人员入户服务(调查)，建立以家庭为单位的健康档案。

2.居民健康档案的建立单位　主要由乡镇卫生院、村卫生室、社区卫生服务中心(站)、妇幼保健机构完成。

(三)居民健康档案的使用

居民健康档案记录的应是居民建档以后的所有健康问题。不应成为死档,责任医务人员或档案管理人员应及时更新、补充相应记录内容,统一汇总、及时归档。

1.就诊 当居民因健康问题就诊时,医务人员应审阅居民的健康档案,结合目前健康状况做出相应的诊断和治疗措施,并由接诊医生根据情况,及时更新、补充相应记录内容。所有服务记录均应存放在该居民的档案中。

2.健康服务 入户开展医疗卫生服务时,应事先查阅服务对象的健康档案。

(四)健康档案的终止和保存

因死亡、迁出、失访等,记录日期后可终止档案管理,并按病历规定的保存年限、方式负责保存。

三、服务流程

1.确定建档对象流程图(见图 2–1)

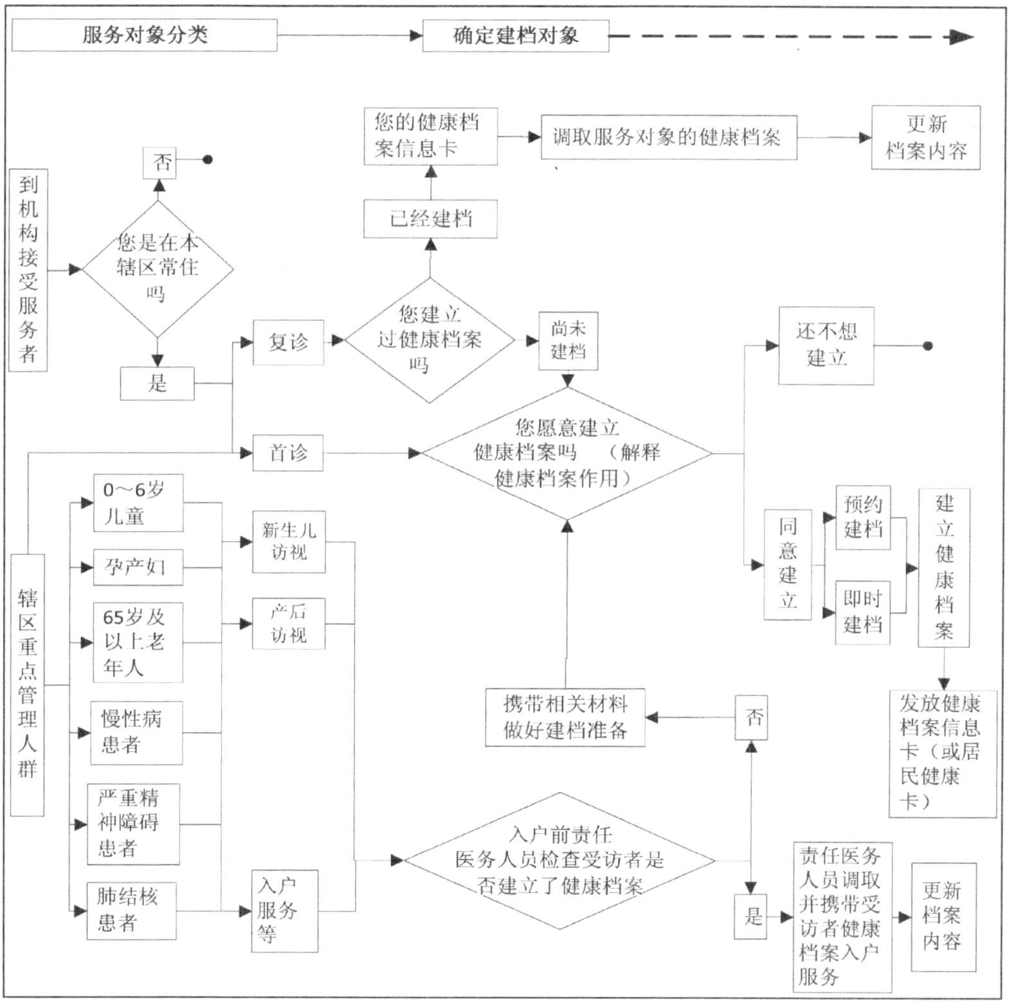

图 2–1 确定建档对象流程图

2.居民健康档案管理流程图(见图 2-2)

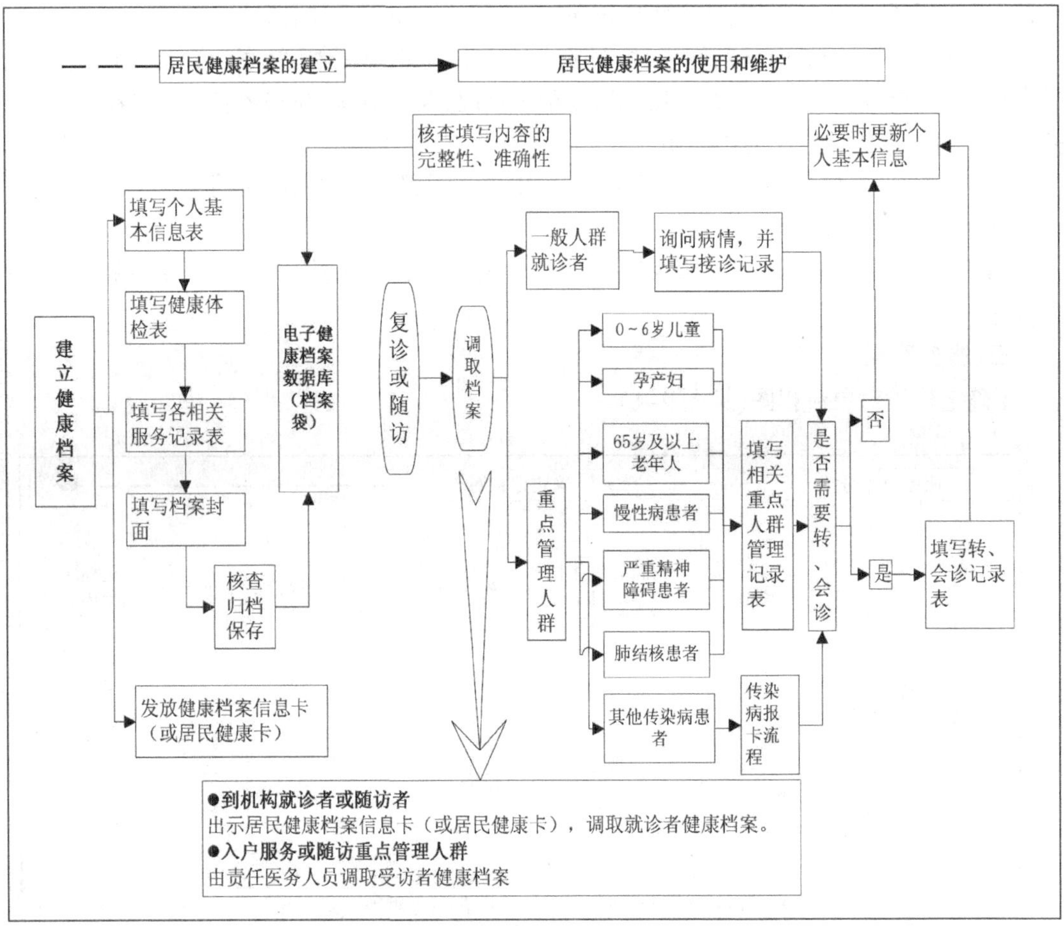

图 2-2 居民健康档案管理流程图

四、服务要求

1.乡镇卫生院、村卫生室、社区卫生服务中心(站)负责首次建立居民健康档案、更新信息、保存档案;其他医疗卫生机构负责将相关医疗卫生服务信息及时汇总、更新至健康档案;各级卫生计生行政部门负责健康档案的监督与管理。

2.健康档案的建立要遵循自愿与引导相结合的原则,在使用过程中要注意保护服务对象的个人隐私,建立电子健康档案的地区,要注意保护信息系统的数据安全。

3.乡镇卫生院、村卫生室、社区卫生服务中心(站)应通过多种信息采集方式建立居民健康档案,及时更新健康档案信息。已建立电子健康档案的地区应保证居民接受医疗卫生服务的信息能汇总到电子健康档案中,保持资料的连续性。

4.统一为居民健康档案进行编码,采用 17 位编码制,以国家统一的行政区划编码为基础,以村(居)委会为单位,编制居民健康档案唯一编码。同时将建档居民的身份证号作为身份识别码,为在信息平台上实现资源共享奠定基础。

5.按照国家有关专项服务规范要求记录相关内容，记录内容应齐全完整、真实准确、书写规范、基础内容无缺失。各类检查报告单据和转、会诊的相关记录应粘贴留存归档，如果服务对象需要可提供副本。已建立电子版化验和检查报告单据的机构，化验及检查的报告单据交居民留存。

6.健康档案管理要具有必需的档案保管设施设备，按照防盗、防晒、防高温、防火、防潮、防尘、防鼠和防虫等要求妥善保管健康档案，指定专(兼)职人员负责健康档案管理工作，保证健康档案完整、安全。电子健康档案应有专(兼)职人员维护。

7.积极应用中医药方法为居民提供健康服务，记录相关信息纳入健康档案管理。

8.电子健康档案在建立完善、信息系统开发、信息传输全过程中应遵循国家统一的相关数据标准与规范。电子健康档案信息系统应与新农合、城镇基本医疗保险等医疗保障系统相衔接，逐步实现健康管理数据与医疗信息以及各医疗卫生机构间数据互联互通，实现居民跨机构、跨地域就医行为的信息共享。

9.对于同一个居民患有多种疾病的，其随访服务记录表可以通过电子健康档案实现信息整合，避免重复询问和录入。

五、绩效考核指标

1.健康档案建档率=建档人数/辖区内常住居民数×100%。

注：建档指完成健康档案封面和个人基本信息表，其中0~6岁儿童不需要填写个人基本信息表，其基本信息填写在“新生儿家庭访视记录表”上。

2.电子健康档案建档率=建立电子健康档案人数/辖区内常住居民数×100%。

3.健康档案使用率=档案中有动态记录的档案份数/档案总份数×100%。

注：有动态记录的档案是指1年内与患者的医疗记录相关联和(或)有符合对应服务规范要求的相关服务记录的健康档案。

六、相关表格

1.居民健康档案表单目录(略)

2.居民健康档案封面(略)

3.个人基本信息表(略)

4.健康体检表(略)

5.接诊记录表(略)

6.会诊记录表(略)

7.双向转诊单(略)

8.居民健康档案信息卡(略)

9.填表基本要求(略)

第二节　健康教育服务

健康教育是有目的、有计划、有组织、有系统、有评价的活动，其核心是教育人们树立健康意识，养成良好的行为和生活习惯，以降低或消除影响健康的危险因素。健康教育的对象不仅包括患者及家属，还包括健康人。国家基本公共卫生服务项目对象包括辖区内全部常住居民，意在通过信息传播和行为干预，帮助个体和群体掌握卫生保健知识、树立健康观念，自愿采纳有利于健康行为和生活方式的教育活动。

一、服务对象

辖区内常住居民。

二、服务内容

（一）重点服务内容

1.宣传普及《中国公民健康素养—基本知识与技能（2015年版）》配合有关部门开展公民健康素养促进行动。

2.开展以辖区内重点健康问题为主的健康教育，对象包括青少年、妇女、老年人、残疾人、0~6岁儿童家长等人群。

3.开展健康生活方式、危险因素干预的健康教育，包括合理膳食、控制体重、适当运动、心理平衡、改善睡眠、限盐、控烟、限酒、科学就医、合理用药、戒毒等。

4.开展重点疾病、传染病的健康教育，重点疾病如心脑血管、呼吸系统、内分泌系统、肿瘤、精神疾病等重点慢性非传染性疾病；重点传染性疾病病如结核病、肝炎、艾滋病等。

5.开展食品卫生、职业卫生、放射卫生、环境卫生、饮水卫生、学校卫生和计划生育等公共卫生问题的健康教育。

6.开展突发公共卫生事件应急处置、防灾减灾、家庭急救等健康教育。

7.宣传普及医疗卫生法律法规及相关政策。

（二）服务形式

1.提供健康教育资料

（1）发放印刷资料：包括健康教育折页、健康教育处方和健康手册等。放置在乡镇卫生院、村卫生室、社区卫生服务中心（站）的候诊区、诊室、咨询台等处。

（2）播放音像资料：音像资料为视听传播资料，如VCD、DVD等各种影音视频资料。机构正常应诊的时间内，在乡镇卫生院、社区卫生服务中心门诊候诊区、观察室、健教室等场所或宣传活动现场播放。

2.设置健康教育宣传栏 宣传栏一般设置在机构的户外、健康教育室、候诊室、输液室或收费大厅的明显位置，宣传栏中心位置距地面1.5~1.6米高。

3.开展公众健康咨询活动 利用各种健康主题日或针对辖区重点健康问题，开展健康咨询活动并发放宣传资料。

4.举办健康知识讲座 定期举办健康知识讲座，引导居民学习、掌握健康知识及必要的健康技能，促进辖区内居民的身心健康。

5.开展个体化健康教育 乡镇卫生院、村卫生室和社区卫生服务中心（站）的医务人员在提供门诊医疗、上门访视等医疗卫生服务时，要开展有针对性的个体化健康知识和健康技能的教育。

三、服务流程（见图 2–3）

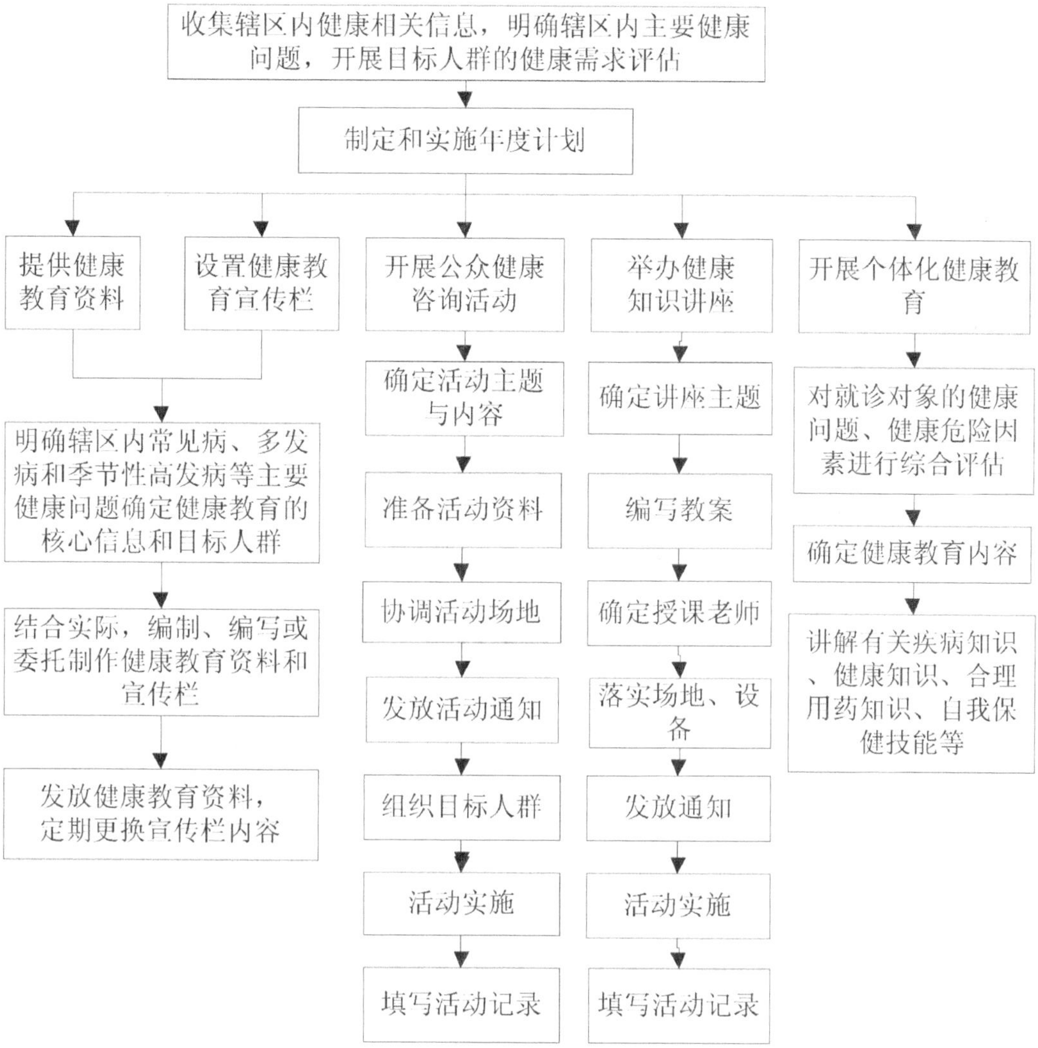

图 2–3　健康教育服务图

四、服务要求

1.发放宣传资料 每个机构每年提供不少于 12 种内容的印刷资料，并及时更新补充，保障使用。

2.播放音像资料 每个机构每年播放音像资料不少于 6 种。

3.设置健康教育宣传栏 乡镇卫生院和社区卫生服务中心宣传栏不少于 2 个，村卫生室和社区卫生服务站宣传栏不少于 1 个，每个宣传栏的面积不少于 2 平方米。宣传栏中心位置距地面 1.5~1.6 米高。每个机构每 2 个月最少更换 1 次健康教育宣传栏内容。

4.健康咨询活动 每个乡镇卫生院、社区卫生服务中心每年至少开展 9 次公众健康咨询活动。

5.定期举办健康知识讲座 每个乡镇卫生院和社区卫生服务中心每月至少举办 1 次健康知识讲座,村卫生室和社区卫生服务站每两个月至少举办 1 次健康知识讲座。

6.乡镇卫生院、社区卫生服务中心健康教育工作人员每年应接受的健康教育专业培训不少于 8 个学时。

五、绩效考核指标

1.发放健康教育印刷资料的种类和数量。

2.播放健康教育音像资料的种类、次数和时间。

3.健康教育宣传栏设置和内容更新情况。

4.举办健康教育讲座和健康教育咨询活动的次数和参加人数。

六、相关表格

每次开展宣传活动后,都应填写《健康教育活动记录表》(略),表格不能有空项。

1.活动内容 记录每次活动宣传的主要内容,群众参与活动的情况以及提出的意见和建议。

2.活动总结评价 评价参与活动的群众是否了解和掌握本次宣传的内容,对活动开展形式、宣传内容是否满意。评价应在每次活动结束时现场即时进行。

第三节 0~6 岁儿童健康管理服务

随着社会的发展,人民生活水平不断提高,儿童保健服务日益受到家长的重视。儿童期的健康可决定人一生的健康,儿童保健服务与管理水平又是衡量一个国家、社会全面发展的重要指标。因此,儿童的生存状况与健康水平历来受到社会各界的广泛关注,儿童保健也一直是预防保健的先行者。国家基本公共卫生是对辖区内居住的 0~6 岁儿童进行免费的健康体检及管理。

一、服务对象

辖区内所有 0~6 岁儿童。

二、服务内容

(一)新生儿家庭访视

1.时间 新生儿出院后 1 周内。

2.方式 医务人员到新生儿家中进行,同时进行产后访视。

3.内容

(1)观察家居环境,询问和观察喂养、睡眠、大小便、黄疸、脐部情况、口腔发育等情况。

(2)了解新生儿出生时的情况、预防接种情况;对开展了新生儿疾病筛查的地区应了解新生儿疾病筛查情况等。

(3)为新生儿测量体温、记录出生时体重、身长,进行体格检查。

(4)查体结束后建立《母子健康手册》。

(5)喂养指导、发育指导、防病指导、预防伤害指导、口腔保健指导等。

(6)特殊情况处理:①未接种卡介苗和第 1 剂乙肝疫苗,提醒家长尽快补种;②未接受新生儿疾病筛查,告知家长到具备筛查条件的医疗保健机构补筛;③有脐带、口腔感染及尿布皮炎等要及时处理，必要时转上级医疗保健机构。

4.预约 完成《新生儿家庭访视记录表》并预约下次随访日期。根据儿童情况确定下次随访日期，并告知家长。对低出生体重、早产、双多胎或有出生缺陷等具有高危因素的新生儿根据实际情况增加家庭访视次数。

(二)新生儿满月健康管理

1.时间 新生儿出生后 28~30 天。

2.方式 在基层医疗卫生机构进行。

3.内容

(1)询问和观察喂养、睡眠、大小便、黄疸、脐部情况、口腔发育等情况。

(2)进行体重、身长、头围测量、体格检查。

(3)了解新生儿服用维生素 D 的情况。

(4)喂养指导、发育指导、防病指导、预防伤害指导、口腔保健指导、户外活动指导等。

4.预约 预约下次随访日期。

(三)婴幼儿健康管理

1.时间 分别在新生儿出生第 3、6、8、12、18、24、30、36 月龄时进行，共 8 次。有条件的地区，建议结合儿童预防接种时间增加随访次数。

2.方式 满月后的随访服务均应在乡镇卫生院、社区卫生服务中心进行，偏远地区可在村卫生室、社区卫生服务站进行。

3.内容

(1)询问上次随访到本次随访之间的婴幼儿喂养、患病等情况。

(2)进行体格检查，做生长发育和心理行为发育评估。体格检查包括：身长、体重、前囟大小。

(3)在婴幼儿 6~8、18、30 月龄时分别进行 1 次血常规(或血红蛋白)检测。在 6、12、24、36 月龄时使用行为测听法分别进行 1 次听力筛查。

(4)进行科学喂养(合理膳食)、生长发育、疾病预防、预防意外伤害、口腔保健等健康指导。

(5)询问服用维生素 D 情况，并填写具体的维生素 D 名称、每日剂量，按维生素 D 实际补充量(IU/天)填写，未补充则填写“0”。

(6)告知家长在每次进行预防接种前均要检查有无禁忌症，若无，体检结束后方可接受预防接种。

4.预约 根据儿童情况确定下次随访日期，并告知家长。

(四)学龄前儿童健康管理

1.时间 3、4、5、6 岁时每年提供一次健康管理服务。

2.方式 散居儿童的健康管理服务应在乡镇卫生院、社区卫生服务中心进行，集体儿童可在托幼机构进行。

3.内容

(1)询问上次随访到本次随访之间的膳食、患病等情况。

(2)进行体格检查和心理行为发育评估。

(3)每年进行一次血常规(或血红蛋白)检测，在 3 岁时使用听性行为观察法进行 1 次听力筛查。4、5、6 岁时用国际视力表或对数视力表检查视力。

(4)进行合理膳食、生长发育、疾病预防、预防伤害、口腔保健等健康指导。

(5)告知家长或监护人在每次进行预防接种前均要检查有无禁忌症,若无,体检结束后方可接受预防接种。

4.预约 根据儿童情况确定下次随访日期,并告知家长或监护人。

(五)健康问题处理

(1)有营养不良、贫血、单纯性肥胖等情况的儿童应当分析其原因,给出指导或转诊的建议。

(2)对心理行为发育偏异、口腔发育异常(唇腭裂、诞生牙)、龋齿、视力低常或听力异常儿童等情况应及时转诊并追踪随访转诊后结果。

三、服务流程(见图 2–4)

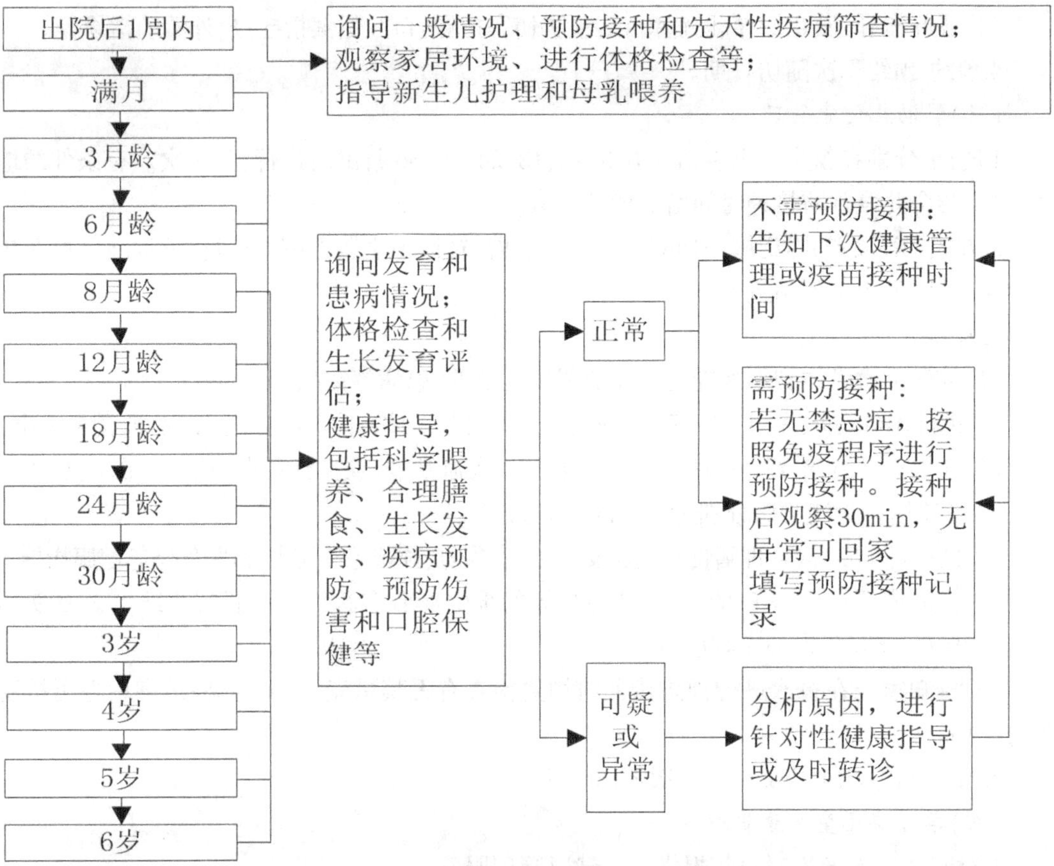

图 2–4 0~6 岁儿童健康管理服务流程图

四、服务要求

1.开展儿童健康管理的乡镇卫生院、村卫生室和社区卫生服务中心(站)应当具备所需的基本设备和条件。

2.按照国家儿童保健有关规范的要求进行儿童健康管理,从事儿童健康管理工作的人员(含乡村医生)应取得相应的执业资格,并接受过儿童保健专业技术培训。

3.乡镇卫生院、村卫生室和社区卫生服务中心(站)应通过妇幼卫生网络、预防接种系统以及日常医疗卫生服务等多种途径掌握辖区中的适龄儿童数,并加强与托幼机构的联系,取得配合,做好儿童的健康管理。

4.加强宣传,向儿童监护人告知服务内容,使更多的儿童家长愿意接受服务。

5.儿童健康管理服务在时间上应与预防接种时间相结合。鼓励在儿童每次接受免疫规划范围内的预防接种时,对其进行体重、身长(高)测量,并提供健康指导服务。

6.每次服务后及时记录相关信息,纳入儿童健康档案。

7.积极应用中医药方法,为儿童提供生长发育与疾病预防等健康指导。

五、绩效考核指标

1. 新生儿访视率=年度辖区内按照规范要求接受 1 次及以上访视的新生儿人数/年度辖区内活产数×100%。

2.儿童健康管理率=年度辖区内接受 1 次及以上随访的 0~6 岁儿童数/年度辖区内 0~6 岁儿童数×100%。

六、相关表格

1.新生儿家庭访视记录表(略)

2.1~8 月龄儿童健康检查记录表(略)

3.12~30 月龄儿童健康检查记录表(略)

4.3~6 岁儿童健康检查记录表(略)

第四节 预防接种服务

预防接种是针对传染病的综合性预防的重要措施之一，通过将人工制备的疫苗类制剂(抗原)或免疫血清类制剂(抗体)以适宜的途径接种到机体,使个体和群体产生对某种传染病的自动免疫或被动免疫,保护个体和人群不受病原因子的感染和避免发病,是传染病免疫预防的有效手段。

根据《疫苗流通和预防接种管理条例》,疫苗分为两类。第一类疫苗是指政府免费向公民提供的疫苗。基本公共卫生项目《预防接种卡》上所列出的疫苗均为第一类疫苗。第二类疫苗是指由公民自费并且自愿受种的其他疫苗。

一、服务对象

辖区内 0~6 岁儿童和其他重点人群。

二、服务内容

(一)重点服务内容

1.儿童预防接种证(卡)管理 为辖区内居住满 3 个月的 0~6 岁儿童建立预防接种证和预防接种卡,预防接种卡应存放在儿童的健康档案中。每半年对辖区内儿童的预防接种卡(簿)进行 1 次核查和整理,查缺补漏,并及时进行补种。

2.根据国家免疫规划疫苗免疫程序,对适龄儿童进行常规接种 在部分省份对重点人群接种出血热疫苗。在重点地区对高危人群实施炭疽疫苗、钩体疫苗应急接种。根据传染病控制需要,开展乙肝、麻疹、脊灰等疫苗强化免疫或补充免疫、群体性接种工作和应急接种工作。

3.处理、报告和登记疑似预防接种异常反应 如发现疑似预防接种异常反应,接种人员应按照《预防接种工作规范》的要求进行报告和处理。

(二)工作方式

1.采取预约、通知单、电话、手机短信、网络、广播通知等适宜方式,通知儿童监护人,告知接种疫苗的种类、时间、地点和相关要求。

2.在边远山区、海岛、牧区等交通不便的地区,可采取入户巡回的方式进行预防接种。

(三)注意事项

1.有疫苗异常反应史者 包括局部感染、无菌性脓肿;晕针、癔病;皮疹、血管神经性水肿、过敏性休克等均应谨慎。

2.常见儿童预防接种禁忌证

(1)发热,体温(腋下)在37.5摄氏度以上者。

(2)严重皮肤病患者。

(3)免疫缺陷或免疫功能低下者。

(4)有过敏史、癫痫、抽风史者。

(5)有急、慢性器质性疾病者,如心脏病、脑炎、肾炎等。

3.接种过程的注意事项

(1)接种前:①接种前应查验儿童预防接种证(卡、薄)或电子档案;②核对受种者姓名、性别、出生日期及接种记录;③确定本次受种对象、接种疫苗的品种;④询问受种者的健康状况以及是否有接种禁忌等;⑤告知受种者或者其监护人所接种疫苗的品种、作用、禁忌、不良反应以及注意事项。

可采用书面或(和)口头告知的形式,并如实记录告知和询问的情况。

(2)接种时:①再次查验并核对受种者姓名、预防接种证、接种凭证和本次接种的疫苗品种,核对无误后严格按照《预防接种工作规范》规定的接种月(年)龄、接种部位、接种途径、安全注射等要求予以接种;②接种工作人员在接种操作时再次进行"三查七对",无误后予以预防接种。三查:检查受种者健康状况和接种禁忌证,查对预防接种卡(簿)与儿童预防接种证,检查疫苗、注射器外观与批号、效期;七对:核对受种对象姓名、年龄、疫苗品名、规格、剂量、接种部位、接种途径。

(3)接种后:①告知儿童监护人,受种者在接种后应在留观室观察30分钟;②及时在预防接种证、卡(簿)上记录;③与儿童监护人预约下次接种疫苗的种类、时间和地点;④有条件的地区录入计算机并进行网络报告。

4.如发现疑似预防接种异常反应,接种人员应按照《预防接种工作规范》的要求进行报告和处理。同时应及时向所在地的县级卫生行政部门、药品监督管理部门报告,并填写疑似预防接种异常反应报告卡。

5.有传染病史者 如受种者患过某种传染病,可获得较长期的病后免疫,在近期内可不予接种相应的疫苗。

三、服务流程（见图 2–5）

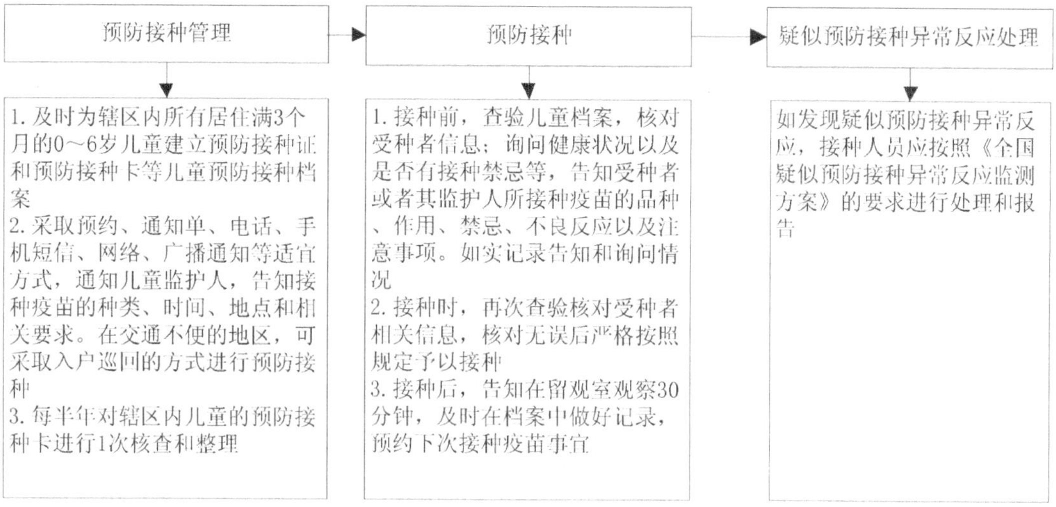

图 2–5　预防接种服务流程图

四、服务要求

1.接种单位必须为区县级卫生计生行政部门指定的预防接种单位，并具备有《疫苗储存和运输管理规范》规定的冷藏设施、设备和冷藏保管制度，按照要求进行疫苗的领发和冷链管理，保证疫苗质量。

(1)乙肝疫苗、卡介苗、百白破疫苗、白破疫苗、乙脑灭活疫苗、A 群流脑疫苗、A+C 群流脑疫苗在 2~8 摄氏度条件下运输和避光储存。

(2)脊髓灰质炎疫苗、麻疹疫苗、乙脑减毒活疫苗、风疹疫苗在–20~8 摄氏度的条件下运输和避光储存。

(3)其他疫苗的储存和运输温度要求按照药典和疫苗使用说明书的规定执行。

2.应按照《疫苗流通和预防接种管理条例》、《预防接种工作规范》、《全国疑似预防接种异常反应监测方案》等相关规定做好预防接种服务工作，承担预防接种的人员应当具备执业医师、执业助理医师、执业护士或者乡村医生资格，并经过县级或以上卫生计生行政部门组织的预防接种专业培训，考核合格后持证方可上岗。

3.基层医疗卫生机构应积极通过公安、乡镇(街道)、村(居)委会等多种渠道，利用提供其他医疗服务、发放宣传资料、入户排查等方式，向预防接种服务对象或监护人传播相关信息，主动做好辖区内服务对象的发现和管理。

4.根据预防接种需要，合理安排接种门诊开放频率、开放时间和预约服务的时间，提供便利的接种服务。

五、绩效考核指标

1.建证率=年度辖区内已建立预防接种证人数/年度辖区内应建立预防接种证人数×100%。

2.某种疫苗接种率=年度辖区内某种疫苗实际接种人数/年度辖区内某种疫苗应接种人数×100%。

六、相关表格

国家免疫规划疫苗儿童免疫程序表(略)。

第五节　孕产妇健康管理服务

一、服务对象

辖区内常住的孕产妇。

二、服务内容

(一)孕早期健康管理

1.时间 孕13周前。

2.内容

(1)第1次产前检查。

(2)乡镇卫生院、社区卫生服务中心于孕13周前为孕妇建立《母子健康手册》。

(3)进行孕早期生活方式、心理、营养保健等方面的健康教育和指导,同时告知和督促孕妇进行产前筛查和产前诊断。

(4)孕妇健康状况评估,包括:询问既往史、家族史、个人史等,观察体态、精神等。同时进行一般体检、妇科检查和血常规、尿常规、血型、肝功能、肾功能、乙型肝炎等疾病检查。

有条件的地区建议进行血糖、阴道分泌物、梅毒血清学试验、HIV抗体检测等实验室检查。

对具有妊娠危险因素和可能有妊娠禁忌症或严重并发症的孕妇,及时转诊到上级医疗卫生机构,并在2周内随访转诊结果。

(5)填写第1次产前检查服务记录表。

(二)孕中期健康管理

1.时间 孕16~20周一次;孕21~24周一次。

2.内容

(1)进行孕中期生活方式、心理、运动和营养方面的健康教育和指导,同时告知和督促孕妇进行产前筛查和产前诊断。

(2)对孕妇健康和胎儿的生长发育状况进行评估。检查项目包括询问、观察、一般体格检查、产科检查、实验室检查等。

(3)识别需要做产前诊断和需要转诊的高危重点孕妇,对有异常的孕妇,要及时转至上级医疗卫生机构。出现危急征象的孕妇,要立即转上级医疗卫生机构,并在2周内随访转诊结果。

(三)孕晚期健康管理

1.时间 孕28~36周一次、孕37~40周一次。

2.内容

(1)开展孕产妇自我监护方法、促进自然分娩、母乳喂养以及孕期并发症、合并症防治指导。

(2)对孕妇健康和胎儿的生长发育状况进行评估。检查内容包括询问、观察、一般体格检查、产科检查、实验室检查等。

(3)对高危孕妇应根据就诊医疗卫生机构的建议,督促孕妇酌情增加随访次数。对发现有高危情况,建议其及时转诊。

(四)产后访视

1.时间 收到分娩医院转入的产妇分娩信息后于产妇出院后 1 周内,到产妇家中进行产后访视。

2.内容

(1)对产妇进行产褥期保健指导,加强母乳喂养和新生儿护理指导。对母乳喂养困难、产后便秘、痔疮、会阴或腹部伤口等问题进行处理。

(2)了解产妇产后恢复情况,包括产妇一般情况、乳房、子宫、恶露、会阴或腹部伤口恢复等情况,并通知产妇于产后 42 天到医疗保健机构进行检查评估。

(3)对存在产褥感染、产后出血、子宫复旧不佳、妊娠合并症未恢复及产后抑郁等问题的产妇,应及时转至上级医疗卫生机构进一步检查、诊断和治疗。

(4)进行新生儿访视,通过观察、询问和检查了解新生儿的基本情况。

(五)产后 42 天健康检查

1.时间 产后 42 天。

2.内容

(1)对产妇应进行心理保健、性保健与避孕、预防生殖道感染、纯母乳喂养 6 个月、产妇和婴幼营养等方面的指导。

(2)产后健康检查,评估产后恢复情况:包括询问、观察、一般体检和妇科检查,必要时进行辅助检查。

三、服务流程 (见图 2-6)

四、服务要求

1.开展孕产妇健康管理的乡镇卫生院和社区卫生服务中心应当具备服务所需的基本设备和条件。

2.按照国家孕产妇保健有关规范要求,进行孕产妇全程追踪与管理工作,从事孕产妇健康管理服务工作的人员应取得相应的执业资格,并接受过孕产妇保健专业技术培训。

3.加强与村(居)委会、妇联相关部门的联系,掌握辖区内孕产妇人口信息。

4.加强宣传,在基层医疗卫生机构公示免费服务内容,使更多的育龄妇女愿意接受服务,提高早孕建册率。

5.每次服务后及时记录相关信息,纳入孕产妇健康档案。

6.积极运用中医药方法(如饮食起居、情志调摄、食疗药膳、产后康复等),开展孕期、产褥期、哺乳期保健服务。

7.有助产技术服务资质的基层医疗卫生机构在孕中期和孕晚期对孕产妇各进行 2 次随访。没有助产技术服务资质的基层医疗卫生机构督促孕产妇前往有资质的机构进行相关随访。

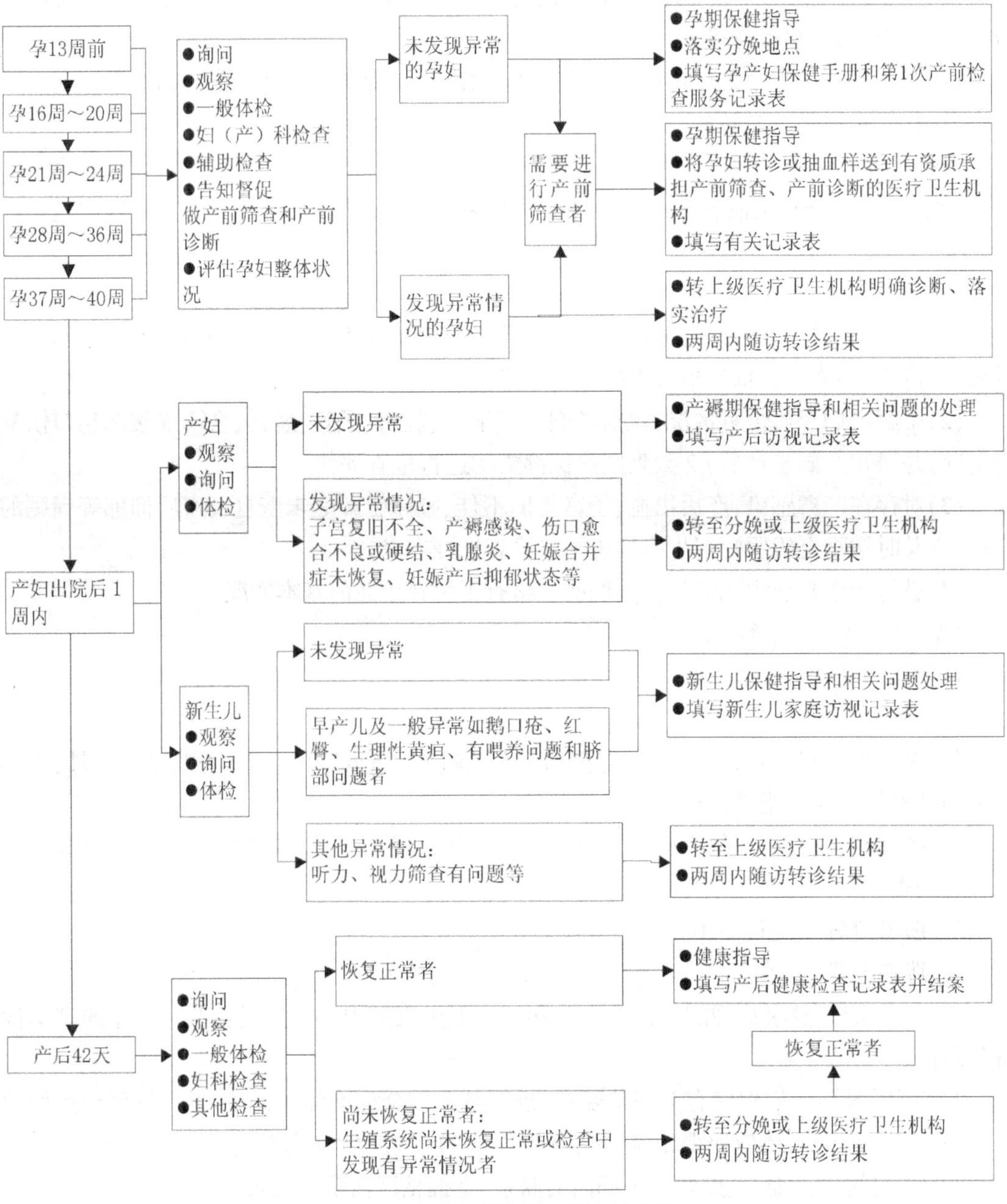

图 2-6 孕产妇健康管理服务流程图

五、绩效考核指标

1.早孕建册率=辖区内孕 13 周之前建册并进行第一次产前检查的产妇人数/该地该时间段内活产数×100%。

2.产后访视率=辖区内产妇出院后 28 天内接受过产后访视的产妇人数/该地该时间内活产数×100%。

六、相关表格

1.第 1 次产前检查服务记录表(略)

2.第 2~5 次产前随访服务记录表(略)

3.产后访视记录表(略)

4.产后 42 天健康检查记录表(略)

第六节 老年人健康管理服务

人到老年,身体各组织器官在形态和功能上都有一定的改变。随着年龄的增长,各种慢性病的发病率逐渐增高。为了及时掌握自己身体的健康状况,达到“有病早治,无病早防”的目的,建议老年人每年至少进行 1 次健康体检。

一、服务对象

辖区内 65 岁及以上常住居民。

二、服务内容

1.体检 每年为老年人提供 1 次免费的健康体检。

(1)体格检查:体温、脉搏、呼吸、血压、身高、体重、腰围、皮肤、浅表淋巴结、肺部、心脏、腹部等常规检查,并对口腔、视力、听力和运动功能等进行粗测判断。

(2)辅助检查:血常规、尿常规、肝功能(血清谷草转氨酶、血清谷丙转氨酶和总胆红素)、肾功能(血清肌酐和血尿素)、空腹血糖、血脂(总胆固醇、甘油三酯、低密度脂蛋白胆固醇、高密度脂蛋白胆固醇)、心电图和腹部 B 超(肝胆胰脾)检查。

2.健康指导 了解其基本健康状况、体育锻炼、饮食、吸烟、饮酒、慢性疾病常见症状、既往所患疾病、治疗及目前用药和生活自理能力等情况,并加以评估。

同时进行健康生活方式以及疫苗接种、骨质疏松预防、防跌倒措施、意外伤害预防和自救、认知和情感等健康指导。

3.特殊情况

(1)已确诊的原发性高血压和 2 型糖尿病等患者同时开展相应的慢性病患者健康管理。

(2)有其他疾病的(非高血压或糖尿病),应及时治疗或转诊。

(3)对发现有异常的老年人建议定期复查或向上级医疗机构转诊。

4.预约 告知或预约下一次健康管理服务的时间。

三、服务流程 (见图 2-7)

四、服务要求

1.开展老年人健康管理服务的乡镇卫生院和社区卫生服务中心应当具备服务内容所需的基本设备和条件。

2.加强与村(居)委会、派出所等相关部门的联系,掌握辖区内老年人口信息变化。加强宣传,告知服务内容,使更多的老年人愿意接受服务。

3.每次健康检查后及时将相关信息记入健康档案。具体内容详见《居民健康档案管理服务规范》健康体检表。对于已纳入相应慢病健康管理的老年人,本次健康管理服务可作为一次随访服务。

4.积极应用中医药方法为老年人提供养生保健、疾病防治等健康指导。

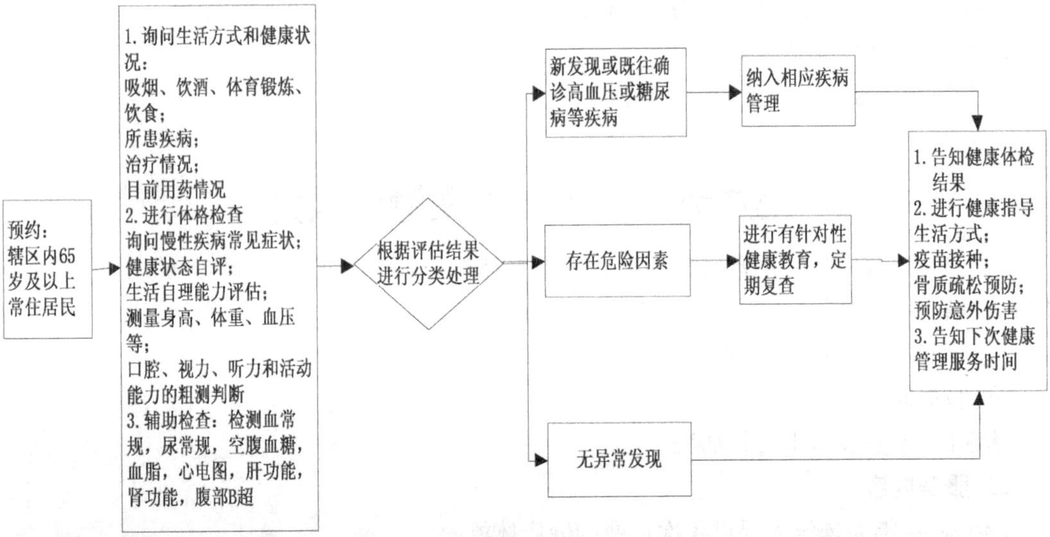

图 2-7 老年人健康管理服务流程图

五、绩效考核指标

老年人健康管理率=年内接受健康管理人数/年内辖区内 65 岁及以上常住居民数×100%。

注：接受健康管理是指建立了健康档案、接受了健康体检、健康指导、健康体检表填写完整。

六、相关表格

老年人生活自理能力评估表(略)。

第七节 高血压患者健康管理服务

高血压是导致心脏病、脑血管病、肾脏病发生和死亡的最主要的危险因素，是全球人类最常见的慢性病，不仅致残、致死率高，而且严重消耗医疗和社会资源，给家庭和国家造成沉重负担。高血压是可以预防和控制的疾病，降低高血压患者的血压水平，可明显减少脑卒中及心脏病事件，显著改善患者的生存质量，有效降低疾病负担，但大多数患者需要长期治疗。因此，高血压防治的首要任务是提高人群高血压的知晓率、治疗率和控制率。

一、服务对象

辖区内 35 岁及以上常住居民中原发性高血压患者。

二、服务内容

(一)筛查

1.每年免费测量一次血压(非同日三次测量)。

2.对第一次发现血压高于正常值者(收缩压≥140 毫米汞柱和(或)舒张压≥90 毫米汞柱)，若非同日 3 次血压测量高于正常，可初步诊断为高血压，建议转诊到有条件的上级医院确诊并取得治疗方案，并在 2 周内随访转诊结果。

3.排除继发性高血压后，将确诊的原发性高血压患者纳入管理，填写高血压患者随访服务记录表，按随访内容给予指导。每年要提供至少4次面对面的随访。对可疑继发性高血压患者，及时转诊。

4.如有以下六项指标中的任一项高危因素，建议每半年至少测量1次血压，并接受医务人员的生活方式指导：①血压高值（收缩压130~139毫米汞柱和/或舒张压85~89毫米汞柱）；②超重或肥胖，和（或）腹型肥胖：超重：28千克/平方米>BMI≥24千克/平方米；肥胖：BMI≥28千克/平方米 腰围：男≥90厘米（2.7尺），女≥85厘米（2.6尺）为腹型肥胖；③高血压家族史（一、二级亲属）；④长期膳食高盐；⑤长期过量饮酒（每日饮白酒≥100毫升）；⑥年龄≥55岁。

（二）随访评估

1.危急情况评估 出现以下情况之一，或有其他疾病不能处理时，需在处理后紧急转诊：①出现收缩压≥180毫米汞柱和（或）舒张压≥110毫米汞柱；②意识改变、剧烈头痛或头晕、恶心呕吐、视力模糊、眼痛、心悸、胸闷、喘憋不能平卧；③妊娠期或哺乳期同时血压高于正常。

对于紧急转诊者，乡镇卫生院、村卫生室、社区卫生服务中心（站）应在2周内主动随访转诊情况。

2.测量体重、心率，计算体质指数（BMI）。

3.了解患者服药情况，并询问、指导生活方式，包括心脑血管疾病、糖尿病、吸烟、饮酒、运动、摄盐情况等。

（三）分类干预

1.血压控制满意、无药物不良反应、无新发并发症或原有并发症无加重者，预约下次随访时间。

血压控制满意指：①血压降至140/90毫米汞柱以下；②≥65岁老年高血压患者的血压降至150/90毫米汞柱以下，如果能耐受，可进一步降至140/90毫米汞柱以下；③糖尿病或慢性肾脏病患者的血压目标适当降低至140/90毫米汞柱以下。

2.血压控制不满意，或出现药物不良反应者：①第一次出现血压控制不满意，或出现药物不良反应者，结合服药依从性，考虑增加现用药物剂量、更换或增加不同类的降压药物；②连续两次出现血压控制不满意，存在药物不良反应难于控制，出现新发并发症或原有并发症加重者，建议转诊到上级医院。

（四）健康体检

对原发性高血压患者，每年进行1次较全面的健康检查，可与随访相结合。内容包括体温、脉搏、呼吸、血压、身高、体重、腰围、皮肤、浅表淋巴结、心脏、肺部、腹部等常规体格检查，并对口腔、视力、听力和运动功能等进行判断。具体内容参照《居民健康档案管理服务规范》健康体检表。

三、服务流程

1.高血压筛查流程图（见图2-8）

2.高血压患者随访流程图（见图2-9）

四、服务要求

1.高血压患者的健康管理由医生负责，应与门诊服务相结合，对未能按照管理要求接受

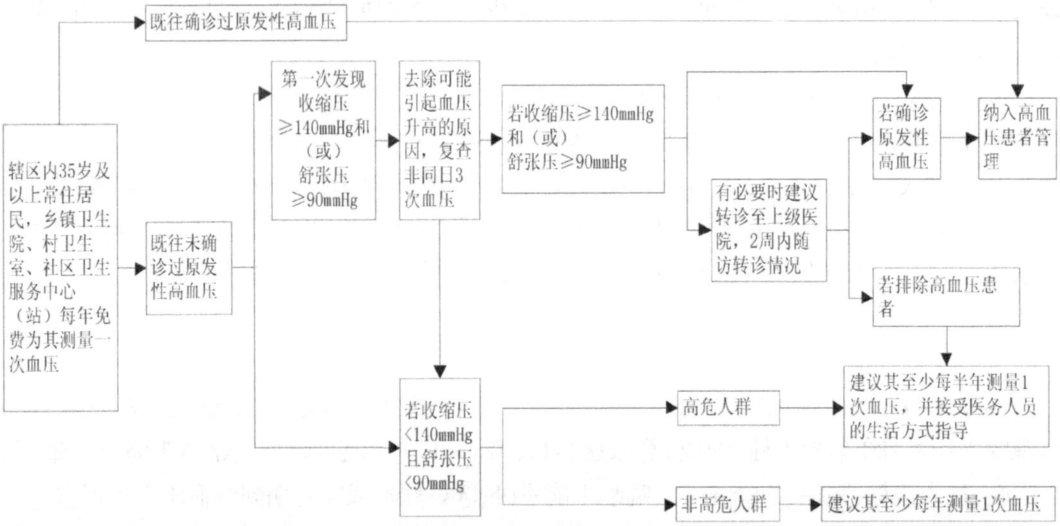

图 2–8 高血压筛查流程图

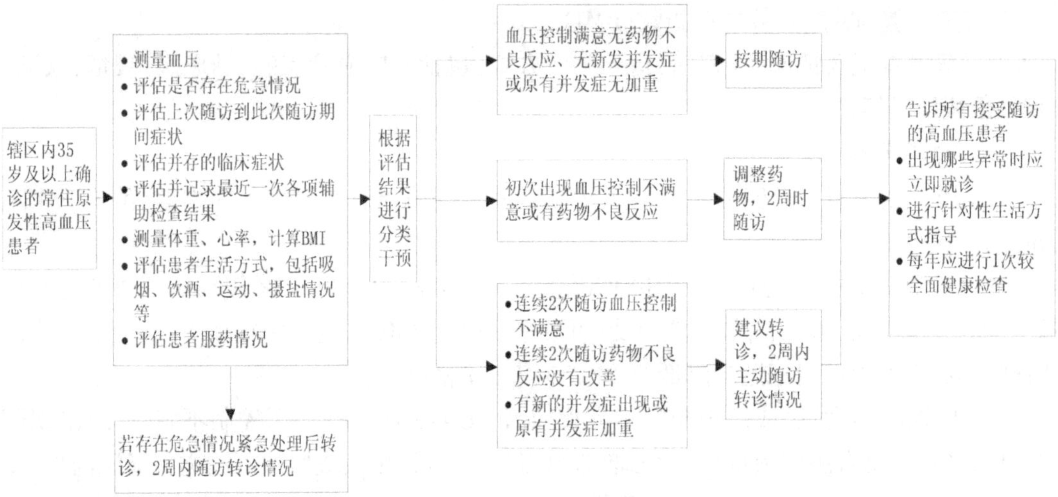

图 2–9 高血压患者随访流程图

随访的患者，乡镇卫生院、村卫生室、社区卫生服务中心（站）医务人员应主动与患者联系，保证管理的连续性。

2.随访包括预约患者到门诊就诊、电话追踪和家庭访视等方式。

3.乡镇卫生院、村卫生室、社区卫生服务中心（站）可通过本地区社区卫生诊断和门诊服务等途径筛查和发现高血压患者。有条件的地区，对人员进行规范培训后，可参考《中国高血压防治指南》对高血压患者进行健康管理。

4.发挥中医药在改善临床症状、提高生活质量、防治并发症中的特色和作用，积极应用中医药方法开展高血压患者健康管理服务。

5.加强宣传，告知服务内容，使更多的患者和居民愿意接受服务。

6.每次提供服务后及时将相关信息记入患者的健康档案。

五、绩效考核指标

1.高血压患者规范管理率=按照规范要求进行高血压患者健康管理的人数/年内已管理的高血压患者人数×100%。

2. 管理人群血压控制率=年内最近一次随访血压达标人数/年内已管理的高血压患者人数×100%。

注：最近一次随访血压指的是按照规范要求最近一次随访的血压，若失访则判断为未达标，血压控制是指收缩压<140 毫米汞柱和舒张压<90 毫米汞柱(65 岁及以上患者收缩压<150 毫米汞柱和舒张压<90 毫米汞柱)，即收缩压和舒张压同时达标。

六、相关表格

高血压患者随访服务记录表(略)。

第八节 2 型糖尿病患者健康管理服务

糖尿病是由胰岛素分泌及(或)作用缺陷引起的以血糖升高为特征的代谢病，典型病例可出现多尿、多饮、多食、消瘦等表现，即“三多一少”症状。是目前全球最常见的非传染性疾病之一，2011 年全球糖尿病患者数为 3.66 亿，预计 2030 年将达到 5.52 亿。最新流行病学调查显示，20 岁以上人群中男性和女性糖尿病的患病率分别达 10.6%和 8.8%，总体患病率已达 9.7%。同期糖尿病前期的患病率高达 15.5%。据此，全国成人糖尿病患者已达 9240 万，糖尿病前期人数达 14800 万以上，居世界首位。其中，与非糖尿病患者相比，糖尿病患者心血管疾病风险增加 2~4 倍，高达 50%的糖尿病患者合并心血管疾病。心血管疾病不仅是糖尿病患者的主要致死原因，其治疗成本也占糖尿病患者医疗费用的 85%以上。

糖尿病除本身的直接危害外，还可促发和加重心脑血管疾病，引发糖尿病肾病、视网膜病变、糖尿病足等并发症，严重者可致残或致死。对糖尿病患者进行随访管理能有效降低糖尿病并发症的发生，提高患者生活质量。

一、服务对象

辖区内 35 岁及以上常住居民中 2 型糖尿病患者。

二、服务内容

(一)筛查

建议 35 岁及以上人群每年进行 1 次空腹血糖和餐后 2 小时血糖检查，对发现的 2 型糖尿病高危人群进行有针对性的健康教育，将检查结果放入该居民的健康档案中。

(二)随访评估

1.危急情况评估 出现以下情况之一，或有其他疾病不能处理时，需在处理后紧急转诊：①出现血糖≥16.7 毫摩尔每升或血糖≤3.9 毫摩尔每升；②收缩压≥180 毫米汞柱和/或舒张压≥110 毫米汞柱；③意识或行为改变、呼气有烂苹果样丙酮味、心悸、出汗、食欲减退、恶心、呕吐、多饮、多尿、腹痛、有深大呼吸、皮肤潮红；④持续性心动过速(心率超过 100 次/分钟)；⑤体温超过 39 摄氏度或有其他的突发异常情况，如视力突然骤降；⑥妊娠期及哺乳期血糖高于正常值。

对于紧急转诊者，乡镇卫生院、村卫生室、社区卫生服务中心(站)应在 2 周内主动随访转诊情况。

2.测量体重、心率,计算体质指数(BMI)。

3.了解患者服药情况,并询问、指导生活方式,包括心脑血管疾病、糖尿病、吸烟、饮酒、运动、摄盐情况等。

(三)分类干预

1.血糖控制满意(空腹血糖值<7.0 毫摩尔每升)、无药物不良反应、无新发并发症或原有并发症无加重者,预约下次随访时间。

2.血压控制不满意(空腹血糖值≥7.0 毫摩尔每升),或出现药物不良反应者:①第一次出现空腹血糖控制不满意,或出现药物不良反应者,结合服药依从性,考虑增加现用药物剂量、更换或增加不同类的降糖药物;②连续两次出现空腹血糖控制不满意,存在药物不良反应难于控制,出现新发并发症或原有并发症加重者,建议转诊到上级医院。

(四)健康体检

对确诊的 2 型糖尿病患者,每年进行 1 次较全面的健康体检,体检可与随访相结合。内容包括体温、脉搏、呼吸、血压、空腹血糖、身高、体重、腰围、皮肤、浅表淋巴结、心脏、肺部、腹部等常规体格检查,并对口腔、视力、听力和运动功能等进行判断。具体内容参照《居民健康档案管理服务规范》健康体检表。

三、服务流程 (见图 2-10)

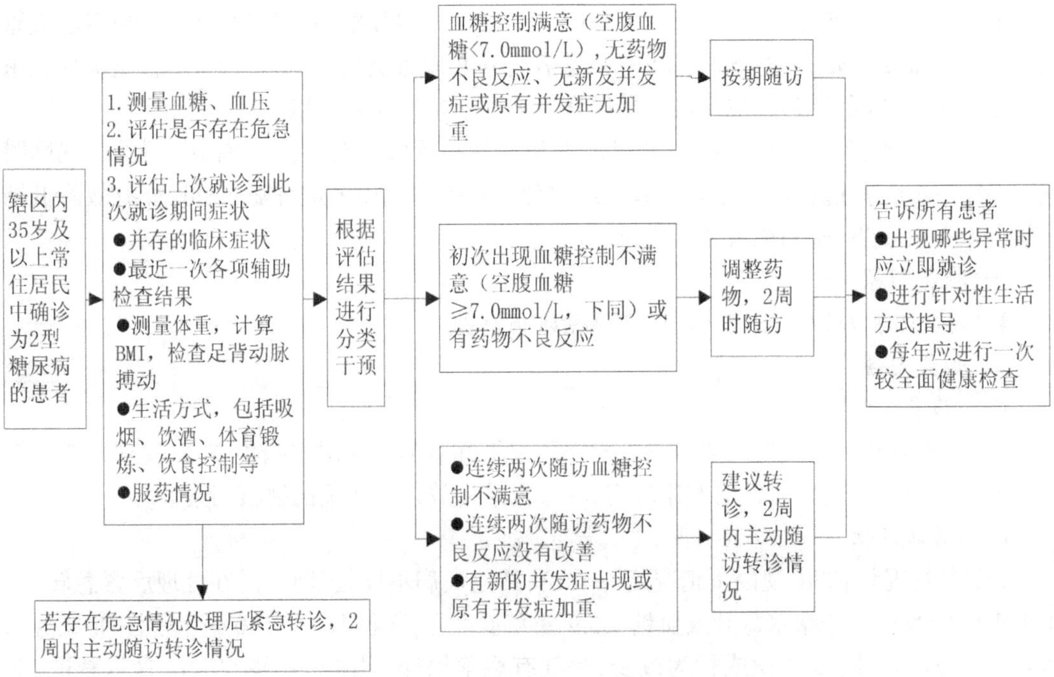

图 2-10 2 型糖尿病患者健康管理服务流程图

四、服务要求

1.2 型糖尿病患者的健康管理由医生负责,应与门诊服务相结合,对未能按照健康管理要求接受随访的患者，乡镇卫生院、村卫生室、社区卫生服务中心(站)应主动与患者联系，保证管理的连续性。

2.随访包括预约患者到门诊就诊、电话追踪和家庭访视等方式。

3.乡镇卫生院、村卫生室、社区卫生服务中心(站)要通过本地区社区卫生诊断和门诊服务等途径筛查和发现 2 型糖尿病患者，掌握辖区内居民 2 型糖尿病的患病情况。

4.发挥中医药在改善临床症状、提高生活质量、防治并发症中的特色和作用，积极应用中医药方法开展 2 型糖尿病患者健康管理服务。

5.加强宣传，告知服务内容，使更多的患者愿意接受服务。

6.每次提供服务后及时将相关信息记入患者的健康档案。

五、绩效考核指标

1.2 型糖尿病患者规范管理率=按照规范要求进行 2 型糖尿病患者健康管理的人数/年内已管理的 2 型糖尿病患者人数×100%。

2.管理人群血糖控制率=年内最近一次随访空腹血糖达标人数/年内已管理的 2 型糖尿病患者人数×100%。

注：最近一次随访血糖指的是按照规范要求最近一次随访的血糖，若失访则判断为未达标，空腹血糖达标是指空腹血糖<7 毫摩尔每升。

六、相关表格

2 型糖尿病患者随访服务记录表(略)。

第九节 重性精神疾病患者管理服务

重性精神疾病指的是在各种各样因素影响下造成的心理功能失调现象，属于严重精神障碍疾病。通常情况下，重性精神疾病患者在临床上会表现出行为混乱、严重思维障碍、妄想以及幻觉等精神病性症状，患者的社会生活能力会在很大程度上受到损伤。精神发育迟滞、癫痫性精神病、双相情感障碍、偏执性精神病、分裂情感性障碍以及精神分裂症均属于重性精神疾病类型。

因患者发病时会丧失对疾病的自知力或者对行为的控制力，近年，因为重性精神疾病引发的社会伤害事件频发，对人民群众的生命安全构成了严重威胁，并且对社会安定造成严重影响，所以加强对重性精神疾病患者的管理是十分必要的。

一、服务对象

辖区内常住居民中诊断明确、在家居住的严重精神障碍患者。重性精神疾病患者主要包括精神分裂症、分裂情感性障碍、偏执性精神病、双相情感障碍、癫痫所致精神障碍、精神发育迟滞伴发精神障碍。

对那些症状明显但尚未得到明确诊断的患者，劝其家属将患者带到有相关诊断资质的医院明确诊断，然后进行管理。

二、服务内容

(一)患者信息管理

无论是处于间歇期还是发病期的重性精神疾病患者均需收集其个人相关信息，填写《个人基本信息表》、《重性精神疾病患者个人信息补充表》、《重性精神疾病患者随访服务记录表》。对处于间歇期的患者还需填写《健康体检表》,对处于发病期的患者待其行为可以控制后补填《健康体检表》。

在将重性精神疾病患者纳入管理时，需由家属提供或直接转自原承担治疗任务的专业医疗卫生机构的疾病诊疗相关信息,同时为患者进行一次全面评估,为其建立一般居民健康档案,并按照要求填写《重性精神疾病患者个人信息补充表》。

(二)随访及评估

1.随访 每季度至少随访 1 次,每次随访应对患者进行危险性评估;对患者的随访管理不能仅仅依靠基层医务人员,还应与患者居住地的村(居)委会、公安、民政等部门保持密切的联系,通过他们随时关注患者情况,以便随访。随访内容包括:

(1)每次随访根据患者病情的控制情况,对患者及其家属进行有针对性的健康教育和生活技能训练等方面的康复指导,对家属提供心理支持和帮助。

(2)检查患者的精神状况,包括感觉、知觉、思维、情感和意志行为、自知力等。

(3)询问患者的躯体疾病、社会功能情况、服药情况以及各项实验室检查结果等。

2.危险性评估 危险性评估分为 6 级。

(1)0 级:无符合以下 1–5 级中的任何行为。

(2)1 级:口头威胁,喊叫,但没有打砸行为。

(3)2 级:打砸行为,局限在家里,针对财物,能被劝说制止。

(4)3 级:明显打砸行为,不分场合,针对财物,不能接受劝说而停止。

(5)4 级:持续的打砸行为,不分场合,针对财物或人,不能接受劝说而停止(包括自伤、自杀)。

(6)5 级:持械针对人的任何暴力行为,或者纵火、爆炸等行为,无论在家里还是公共场合。

(三)分类干预

根据患者的危险性评估分级、社会功能状况、精神症状评估、自知力判断,以及患者是否存在药物不良反应或躯体疾病情况对患者进行分类干预。

1.病情稳定 继续执行上级医院制定的治疗方案,3 个月时随访。

病情稳定指:危险性为 0 级,且精神症状基本消失,自知力基本恢复,社会功能处于一般或良好,无严重药物不良反应,躯体疾病稳定,无其他异常。

2.病情基本稳定 指危险性为 1~2 级,或精神症状、自知力、社会功能状况至少有一方面较差。

(1)病情判断:主要判断疾病控制不当的原因:①病情波动;②药物疗效不佳;③有药物不良反应;④躯体症状恶化。

(2)调整治疗:在规定剂量范围内调整现用药物剂量、查找其他原因并对症治疗。

(3)治疗跟踪:2 周时随访,若处理后病情趋于稳定者,可维持目前治疗方案,3 个月时随访;未达到稳定者,应请精神专科医师进行技术指导,1 个月时随访。

3.病情不稳定 指危险性为 3~5 级或精神症状明显、自知力缺乏、有严重药物不良反应或严重躯体疾病。

(1)转诊处理:对症处理后立即转诊到上级医院,必要时报告当地公安部门,2 周内了解其治疗情况。

(2)未能住院或转诊处理:联系精神专科医师进行相应处置,并在居委会人员、民警的共同协助下,2 周内随访。

(四)健康体检

在患者病情许可的情况下,征得监护人与(或)患者本人同意后,每年进行 1 次健康检查,可与随访相结合。内容包括一般体格检查、血压、体重、血常规(含白细胞分类)、转氨酶、血糖、心电图。

三、服务流程 (见图 2-11)

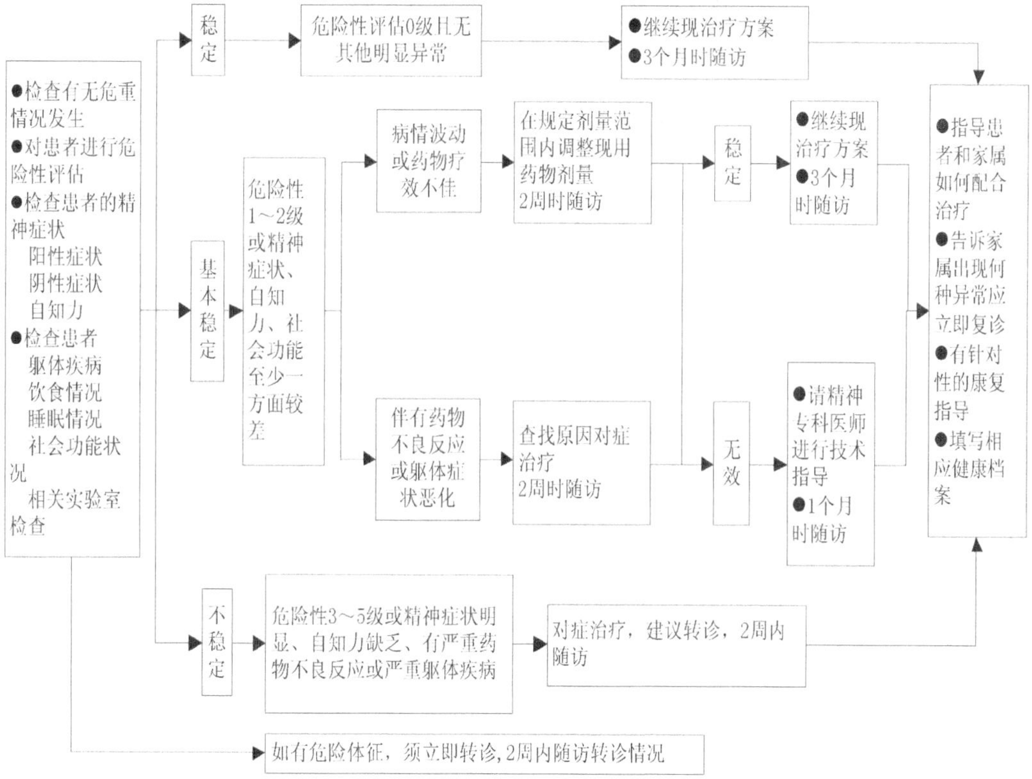

图 2-11　重性精神疾病患者管理服务流程图

四、服务要求

1.配备接受过严重精神障碍管理培训的专(兼)职人员,开展本规范规定的健康管理工作。

2.与相关部门加强联系,及时为辖区内新发现的严重精神障碍患者建立健康档案并根据情况及时更新。

3.随访包括预约患者到门诊就诊、电话追踪和家庭访视等方式。

4.加强宣传,鼓励和帮助患者进行社会功能康复训练,指导患者参与社会活动,接受职业训练。

五、绩效考核指标

严重精神障碍患者规范管理率=年内辖区内按照规范要求进行管理的严重精神障碍患者人数/年内辖区内登记在册的确诊严重精神障碍患者人数×100%。

六、相关表格

1.严重精神障碍患者个人信息补充表(略)

2.严重精神障碍患者随访服务记录表(略)

第十节 肺结核患者健康管理服务规范

结核病是危害全球的、青年人容易发生的一种慢性和缓发的传染性疾病,主要通过吸道传播,自20世纪50年代广泛应用抗生素治疗后,其发病率和死亡率已大大降低,然而,近20年来,结核病死灰复燃,全球流行形势严峻,成为当今世界重要的公共卫生问题。我国是世界上22个结核病高负担国家之一,结核病患者数量居世界第2位,仅次于印度。

结核病潜伏期4~8周,其中80%发生在肺部,其他部位(颈淋巴、脑膜、腹膜、肠、皮肤、骨骼)也可继发感染。在我国,肺结核发病率、死亡率均居传染病首位。肺结核作为呼吸道常见慢性疾病之一,近几年来发病人数居高不下。我国每年死于结核病约25万人。由于许多肺结核患者缺乏结核病预防和治疗常识,往往造成治疗中断或病情复发。因此,对结核病患者进行健康教育管理就显得特别重要。

一、服务对象

辖区内确诊的常住肺结核患者。

二、服务内容

(一)筛查及推介转诊

发现有慢性咳嗽、咳痰≥2周,咯血、血痰,或发热、盗汗、胸痛或不明原因消瘦等肺结核可疑症状者,在鉴别诊断的基础上,填写“双向转诊单”。

推荐肺结核可疑症状者到结核病定点医疗机构进行结核病检查。

1周内进行电话随访,了解是否前去就诊,督促其及时就医。

(二)第一次入户随访

1.随访时间 乡镇卫生院、村卫生室、社区卫生服务中心(站)接到上级专业机构管理肺结核患者的通知单后,要在72小时内访视患者。

2.随访内容

(1)确定督导人员:督导人员优先为医务人员,也可为患者家属。若选择家属,则必须对家属进行培训。同时与患者确定服药地点和服药时间。按照化疗方案,告知督导人员患者的“肺结核患者治疗记录卡”或“耐多药肺结核患者服药卡”的填写方法、取药的时间和地点,提醒患者按时取药和复诊。

(2)评估与指导:患者的居住环境,对患者及家属进行结核病防治知识宣传教育。并告诉患者及家属做好防护工作，防止传染。

（3）危急情况处理：告诉患者及家属若出现病情加重、严重不良反应、并发症等异常情况时，要及时就诊。

（4）特殊处理：若 72 小时内 2 次访视均未见到患者，则将访视结果向上级专业机构报告。

3.健康教育及培训的主要内容：

（1）肺结核治疗疗程：只要配合医生、遵从医嘱，严格坚持规律服药，绝大多数肺结核是可以彻底治愈的。服用抗结核药物 1 个月以后，传染性一般就会消失。一般情况下，初治肺结核患者的治疗疗程为 6 个月，复治肺结核患者为 8 个月，耐多药肺结核患者 24 个月。

（2）不规律服药危害：如果不遵从医嘱，不按时服药，不完成全疗程治疗，就会导致初次治疗失败，严重者会发展为耐多药结核病。治疗疗程明显延长，治愈率也会大大降低，甚至终生不愈。治疗费用也会大幅度增加。如果传染给其他人，被传染者一旦发病也是耐药结核病。

（3）服药方法及药品存放：抗结核药物宜采用空腹顿服的服药方式，一日的药量要在同一时间一次服用。应放在阴凉干燥、孩子接触不到的地方。夏天宜放在冰箱的冷藏室。

（4）服药后不良反应及处理：常见的不良反应有：胃肠道不舒服、恶心、皮肤搔痒、关节痛、手脚麻木等，严重者可能会呕吐、视物不清、皮疹、听力下降等；当出现上述任何情况时，应及时和医生联系，不要自行停药或更改治疗方案。服用利福平后出现尿液变红、红色眼泪现象为正常现象，不必担心。为及时发现并干预不良反应，每月应到定点医疗机构进行血常规、肝肾功能复查。

（5）治疗期间复诊查痰：查痰的目的是让医生及时了解患者的治疗状况、是否有效，是否需要调整治疗方案。初治肺结核患者应在治疗满 2、5、6 月时、复治肺结核患者在治疗满 2、5、8 月时、耐多药肺结核患者注射期每个月、非注射期每两个月均需复查痰涂片和培养。正确的留痰方法是：深呼吸 2–3 次，用力从肺部深处咳出痰液，将咳出的痰液留置在痰盒中，并拧紧痰盒盖。复查的肺结核患者应收集两个痰标本（夜间痰、清晨痰）。夜间痰：送痰前一日，患者晚间咳出的痰液；清晨痰：患者晨起立即用清水漱口后，留存咳出的第 2 口、第 3 口痰液。如果患者在留痰前吃过东西，则应先用清水漱口，再留存咳出的第 2 口、第 3 口痰液；装有义齿的患者在留取痰标本前应先将义齿取出。唾液或口水为不合格标本。

（6）外出期间如何坚持服药：如果患者需要短时间的外出，应告知医生，并带够足量的药品继续按时服药，同时要注意将药品低温、避光保存；如果改变居住地，应及时告知医生，以便能够延续治疗。

（7）生活习惯及注意事项：患者应注意保持良好的卫生习惯。避免将疾病传染他人，最好住在单独的光线充足的房间，经常开窗通风。不能随地吐痰，也不要下咽，应把痰吐在纸中包好后焚烧，或吐在有消毒液的痰盂中；不要对着他人大声说话、咳嗽或打喷嚏；传染期内应尽量少去公共场所，如需外出应佩戴口罩。

吸烟会加重咳嗽、咳痰、咯血等症状，大量咯血可危及生命。另抗结核药物大部分经肝脏代谢，并且对肝脏有不同程度的损害，饮酒会加重对肝脏的损害，降低药物疗效，因此在治疗期间应严格戒烟、禁酒。要注意休息，避免重体力活动，加强营养，多吃奶类、蛋类、瘦肉等高蛋白食物，还应多吃绿叶蔬菜、水果以及杂粮等富含维生素和无机盐的食品，避免吃过于刺激的食物。

(8)密切接触者检查：建议患者的家人、同班、同宿舍同学、同办公室同事或经常接触的好友等密切接触者，及时到定点医疗机构进行结核菌感染和肺结核筛查。

(三)督导服药和随访管理

1.督导服药

(1)医务人员督导：患者服药日，医务人员对患者进行直接面视下督导服药。

(2)家庭成员督导：患者每次服药要在家属的面视下进行。

2.随访评估

(1)随访：对于由医务人员督导的患者，医务人员至少每月记录1次对患者的随访评估结果；对于由家庭成员督导的患者，基层医疗卫生机构要在患者的强化期或注射期内每10天随访1次，继续期或非注射期内每1个月随访1次。

(2)评估 ①评估是否存在危急情况，如有则紧急转诊，2周内主动随访转诊情况；②对无需紧急转诊的，了解患者服药情况(包括服药是否规律，是否有不良反应)，询问上次随访至此次随访期间的症状。询问其他疾病状况、用药史和生活方式。

3.分类干预

(1)对于能够按时服药，无不良反应的患者，则继续督导服药，并预约下一次随访时间。

(2)患者未按定点医疗机构的医嘱服药，要查明原因。若是不良反应引起的，则转诊；若其他原因，则要对患者强化健康教育。若患者漏服药次数超过1周及以上，要及时向上级专业机构进行报告。

(3)对出现药物不良反应、并发症或合并症的患者，要立即转诊，2周内随访。

(4)提醒并督促患者按时到定点医疗机构进行复诊。

(四)结案评估

当患者停止抗结核治疗后，要对其进行结案评估，评估内容包括：

1.记录患者停止治疗的时间及原因。

2.评估其全程服药管理情况进行。

3.收集和上报患者的“肺结核患者治疗记录卡”或“耐多药肺结核患者服药卡”。

4.将患者转诊至结核病定点医疗机构进行治疗转归评估，2周内进行电话随访，了解是否前去就诊及确诊结果。

三、服务流程 (见图2-12，2-13，2-14)

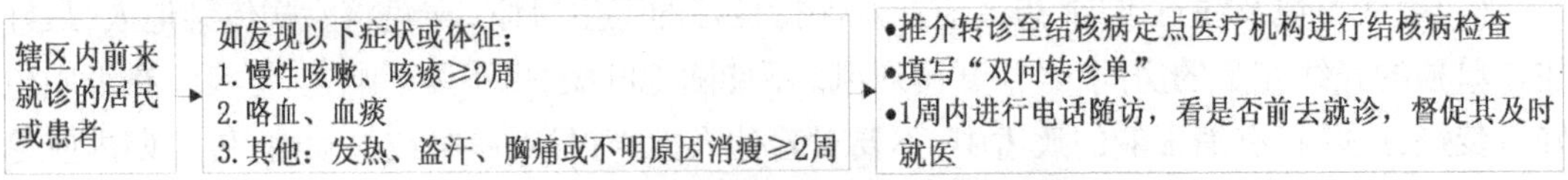

图2-12 肺结核患者筛查与推介转诊流程图

四、服务要求

1.在农村地区，主要由村医开展肺结核患者的健康管理服务。

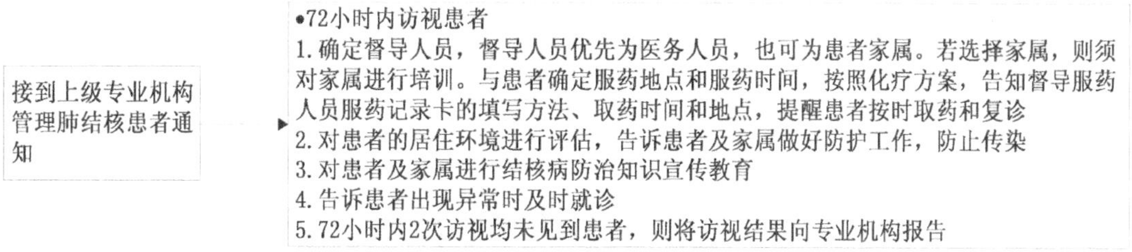

图 2-13　肺结核患者第一次入户随访流程图

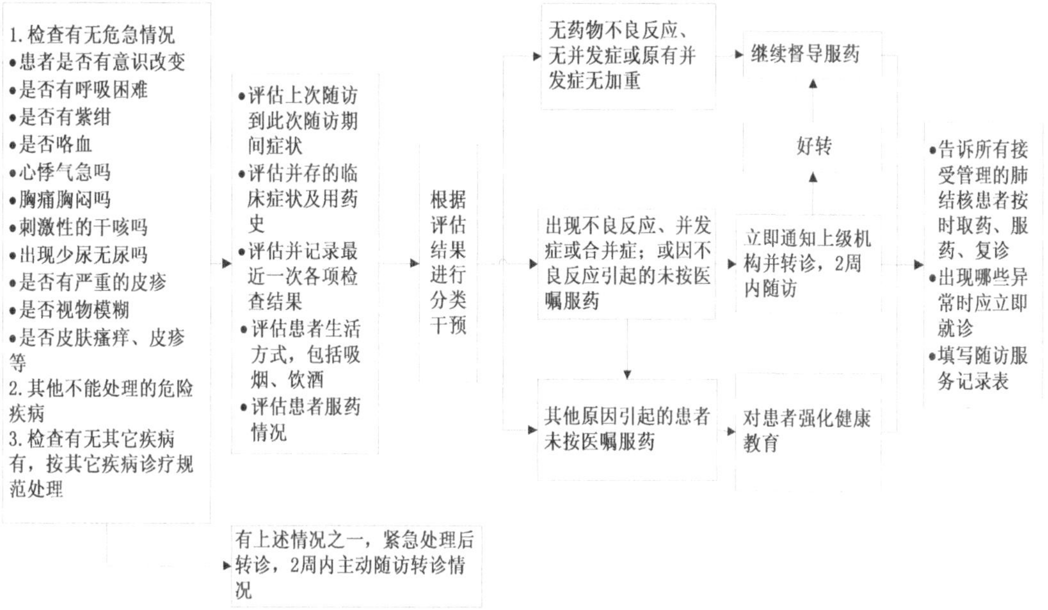

图 2-14　肺结核患者督导服药与随访管理流程图

2.肺结核患者健康管理医务人员需接受上级专业机构的培训和技术指导。

3.患者服药后，督导人员按上级专业机构的要求，在患者服完药后在"肺结核患者治疗记录卡"/"耐多药肺结核患者服药卡"中记录服药情况。患者完成疗程后，要将"肺结核患者治疗记录卡"/"耐多药肺结核患者服药卡"交上级专业机构留存。

4.提供服务后及时将相关信息记入"肺结核患者随访服务记录表"，每月记入 1 次，存入患者的健康档案，并将该信息与上级专业机构共享。

5.管理期间如发现患者从本辖区居住地迁出，要及时向上级专业机构报告。

五、绩效考核指标

1.肺结核患者管理率=已管理的肺结核患者人数/辖区同期内经上级定点医疗机构确诊并通知基层医疗卫生机构管理的肺结核患者人数×100%。

2.肺结核患者规则服药率=按照要求规则服药的肺结核患者人数/同期辖区内已完成治疗的肺结核患者人数×100%。

规则服药：在整个疗程中，患者在规定的服药时间实际服药次数占应服药次数的 90% 以上。

六、相关表格

1.肺结核患者第一次入户随访记录表(略)

2.肺结核患者随访服务记录表(略)

第十一节 中医药健康管理服务规范

为发挥中医药在基本公共卫生服务中的作用,从2013年起,我国将中医药健康管理服务纳入国家基本公共卫生服务项目范围,开展老年人中医体质辨识和儿童中医调养服务。

一、服务对象

辖区内65岁及以上常住居民;辖区内常住的0~36个月常住儿童。

二、服务内容

(一)65岁及以上老年人

每年为65岁及以上老年人提供1次中医药健康管理服务,内容包括中医体质辨识和中医药保健指导。

1.中医体质辨识 按照老年人中医药健康管理服务记录表前33项问题采集信息,根据体质判定标准进行体质辨识,并将辨识结果告知服务对象。

2.中医药保健指导 根据不同体质从情志调摄、饮食调养、起居调摄、运动保健、穴位保健等方面进行相应的中医药保健指导。

(二)0~36个月常住儿童

在儿童6、12、18、24、30、36月龄时,对儿童家长进行儿童中医药健康指导,具体内容包括:

1.向家长提供儿童中医饮食调养、起居活动指导。

2.在儿童6、12月龄给家长传授摩腹和捏脊方法;在18、24月龄传授按揉迎香穴、足三里穴的方法;在30、36月龄传授按揉四神聪穴的方法。

三、服务流程

(一)65岁及以上老年人 (见图2-15)

(二)0~36个月常住儿童 (见图2-16)

四、服务要求

(一)65岁及以上老年人

1.开展老年人中医药健康管理服务可结合老年人健康体检和慢性病患者管理及日常诊疗时间。

2.开展老年人中医药健康管理服务的乡镇卫生院、村卫生室和社区卫生服务中心(站)应当具备相应的设备和条件。有条件的地区应利用信息化手段开展老年人中医药健康管理服务。

3.开展老年人中医体质辨识工作的人员应当为接受过老年人中医药知识和技能培训的卫生技术人员。开展老年人中医药保健指导工作的人员应当为中医类别执业(助理)医师或接受过中医药知识和技能专门培训能够提供上述服务的其他类别医师(含乡村医生)。

4.服务机构要加强与村(居)委会、派出所等相关部门的联系,掌握辖区内老年人口信息

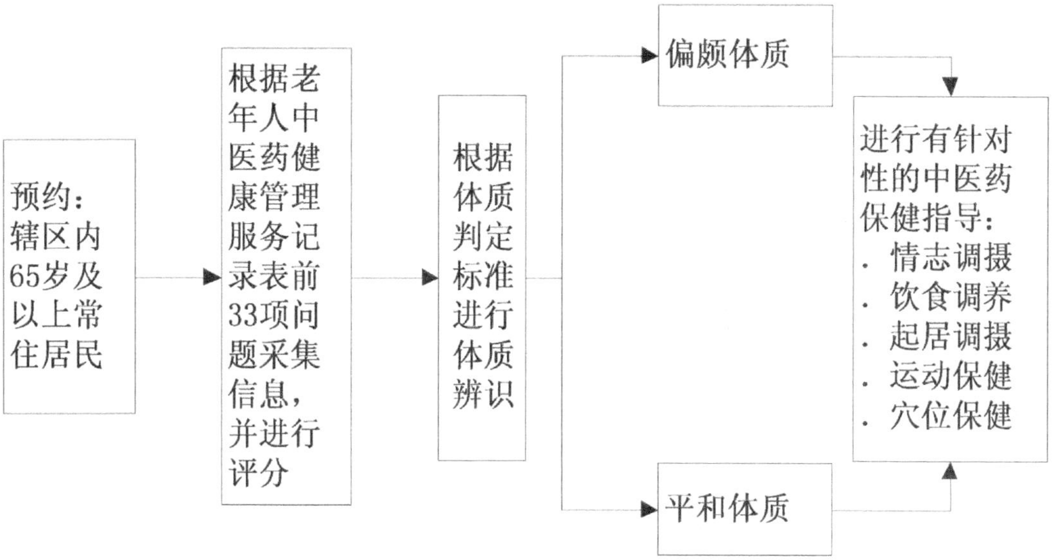

图 2-15　65 岁及以上老年人中医药健康管理服务流程

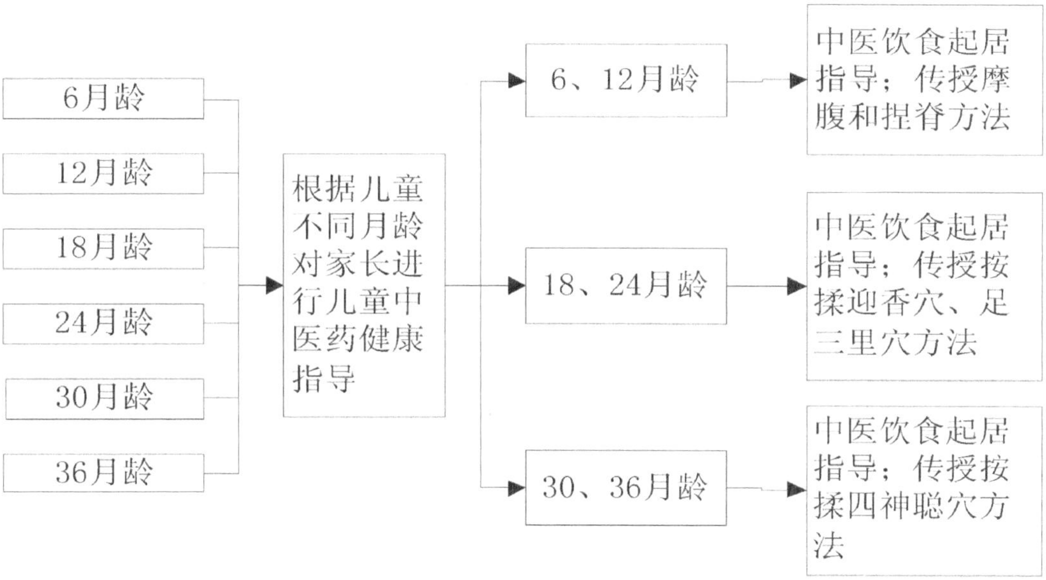

图 2-16　0~36 个月常住儿童中医药健康管理服务流程

变化。

5.服务机构要加强宣传，告知服务内容，使更多的老年人愿意接受服务。

6.每次服务后要及时、完整记录相关信息，纳入老年人健康档案。

(二)0~36 个月常住儿童

1.开展儿童中医药健康管理服务应当结合儿童健康体检和预防接种的时间。

2.开展儿童中医药健康管理服务的乡镇卫生院、村卫生室和社区卫生服务中心(站)应当具备相应的设备和条件。

3.开展儿童中医药健康管理服务的人员应当为中医类别执业(助理)医师,或接受过儿童中医药保健知识和技能培训能够提供上述服务的其他类别医师(含乡村医生)。

4.服务机构要加强宣传,告知服务内容,提高服务质量,使更多的儿童家长愿意接受服务。

5.每次服务后要及时记录相关信息,纳入儿童健康档案。

五、绩效考核指标

(一)65 岁及以上老年人

老年人中医药健康管理率=年内接受中医药健康管理服务的 65 岁及以上居民数/年内辖区内 65 岁及以上常住居民数×100%。

注:接受中医药健康管理是指建立了健康档案、接受了中医体质辨识、中医药保健指导、服务记录表填写完整。

(二)0~36 个月常住儿童

0~36 个月儿童中医药健康管理服务率=年度辖区内按照月龄接受中医药健康管理服务的 0~36 月儿童数/年度辖区内应管理的 0~36 个月儿童数×100%。

六、相关表格

(一)65 岁及以上老年人

1.老年人中医药健康管理服务记录表(略)

2.体质判定标准表(略)

(二)0~36 个月常住儿童

1.6~18 月龄儿童中医药健康管理服务记录表(略)

2.24~36 月龄儿童中医药健康管理服务记录表(略)

第十二节 传染病及突发公共卫生事件报告和处理服务

传染病是指由病原性细菌、病毒、立克次体和原虫等引起的,能在人与人之间、动物与动物之间或人与动物之间相互传播的一类疾病。人类历史的发展一直伴随着与传染病的斗争。近 30 年来全世界出现了 40 余种传染性疾病。因此,对传染病的预防和控制工作显得尤为重要。传染病的预防是指在传染病发生前采取有效的措施以减少或避免传染病的发生与流行,而传染病的控制是指在传染病发生后及时采取综合性防疫措施,消除各种传播因素,对患者进行隔离、治疗,保护易感人群,使疫情不再继续蔓延。做好传染病的报告和处理工作,不但能及时准确地掌握传染病的发病情况和流行病学分布特征,有效控制传染病的流行,而且能为制订科学、有效的预防控制措施提供重要依据。

突发公共卫生事件是指突然发生的,造成或者可能造成社会公众健康严重损害的重大传染病疫情、群体性不明原因疾病、重大食物和职业中毒以及其他严重影响公众健康的事件。随着人口流动过快、生活形式转变、环境恶化等一系列问题导致了公共卫生事件时常发生,并有逐渐增加的趋势,波及范围不断扩展,造成了巨大的经济损失和人员伤亡。突发性公共卫生事件严重威胁到人民群众的身体健康。

突发公共卫生事件的发现、诊断和缓解是一个包含了诸多参与者的复杂过程,加强危机准备和预警能力是防患于未然的关键。无论是生物恐怖、食物中毒,还是新/旧传染病的流行或爆发等,一旦发生,往往蔓延迅速。对于突发公共卫生事件,只有及早发现该类事件的苗头,科学、准确地对“苗头”事件做出预警,才能有效地预防和控制事件的发生、发展。

一、服务对象

辖区内服务人口。

二、服务内容

(一)传染病疫情和突发公共卫生事件风险管理

在疾病预防控制机构和其他专业机构指导下,乡镇卫生院、村卫生室和社区卫生服务中心(站)协助开展传染病疫情和突发公共卫生事件风险排查、收集和提供风险信息。

(二)传染病和突发公共卫生事件的发现、登记

1.规范各医疗机构门诊日志、入/出院登记本、X线室或化验室检测结果登记本的填写。

2.诊疗过程中发现传染病病人、疑似病人时,按要求填写《中华人民共和国传染病报告卡》或通过电子病历、电子健康档案自动抽取符合交换文档标准的电子传染病报告卡。

3.发现或怀疑为突发公共卫生事件时,按要求填写《突发公共卫生事件相关信息报告卡》。

(三)传染病和突发公共卫生事件相关信息报告

1.报告程序与方式

(1)具备网络直报条件的机构,在规定时间内进行传染病和/或突发公共卫生事件相关信息的网络直报。

(2)不具备网络直报条件的,按相关要求通过电话、传真等方式进行报告,同时向辖区县级疾病预防控制机构报送《传染病报告卡》和/或《突发公共卫生事件相关信息报告卡》。

2.报告时限

(1)应在2小时内报告的情况:①甲类传染病;②乙类传染病中的肺炭疽、传染性非典型肺炎、埃博拉出血热、人感染禽流感、寨卡病毒病、黄热病、拉沙热、裂谷热、西尼罗病毒等;③新发输入传染病人和疑似病人;④发现其他传染病、不明原因疾病暴发;⑤突发公共卫生事件。

(2)应在24小时内报告的情况:①除上述列出的乙类其他传染病;②丙类传染病;③疑似病人和规定报告的传染病病原携带者。

3.订正报告和补报

(1)发现报告错误,或报告病例转归或诊断情况发生变化时,应及时对《传染病报告卡》和/或《突发公共卫生事件相关信息报告卡》等进行订正。

(2)对漏报的传染病病例和突发公共卫生事件,应及时进行补报。

(四)传染病和突发公共卫生事件的处理

1.传染病处理 隔离、治疗、转诊传染病病人;现场的消毒处理;协助做好对病人的流行病学调查和随访;协助查找和管理密切接触者;应急接种和预防性服药;宣传教育。

2.突发公共卫生事件处理 对突发公共卫生事件病人进行急救,及时转诊,书写医学记录及其他有关资料并妥善保管;对突发公共卫生事件开展流行病学调查,收集和提供病人、密切接触者、其他健康危害暴露人员的相关信息。

三、服务流程（见图 2-17）

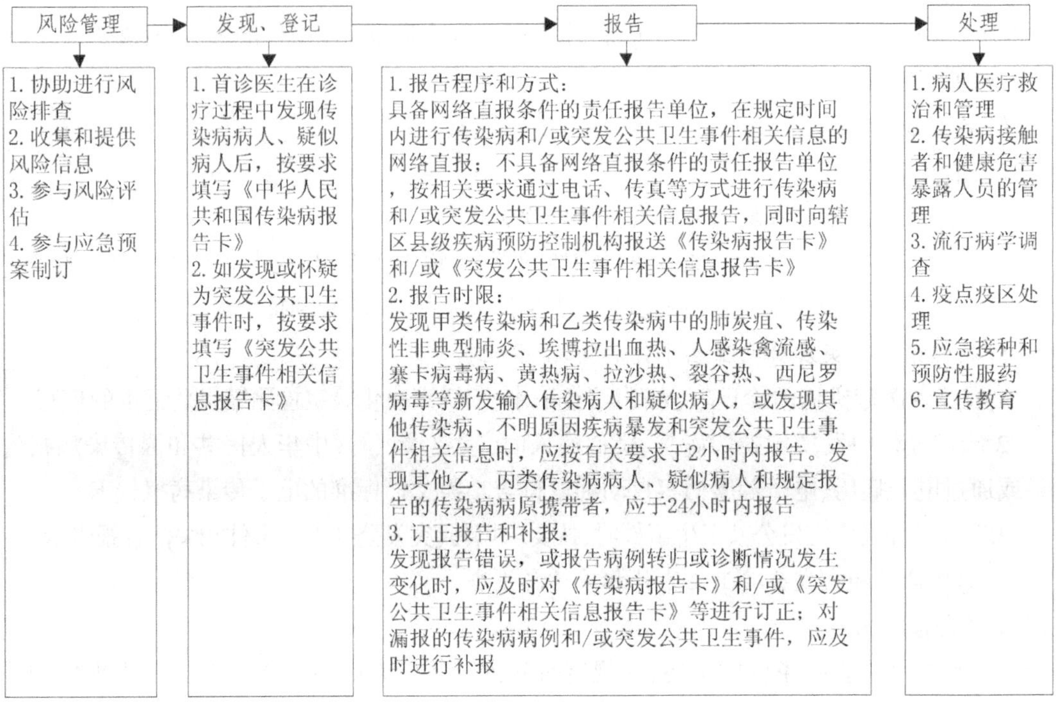

图 2-17 传染病及突发公共卫生事件报告和处理服务流程图

四、服务要求

乡镇卫生院、村卫生室、社区卫生服务中心（站）要建立健全传染病和突发公共卫生事件报告管理制度。配备专（兼）职人员负责传染病疫情及突发公共卫生事件报告管理工作，定期对工作人员进行传染病防治知识、技能的培训。做好相关服务记录，《中华人民共和国传染病报告卡》和《突发公共卫生事件相关信息报告卡》应至少保留 3 年。

五、绩效考核指标

1.传染病疫情报告率=网络报告的传染病病例数/登记传染病病例数×100%。

2.传染病疫情报告及时率=报告及时的病例数/报告传染病病例数×100%。

3. 突发公共卫生事件相关信息报告率=及时报告的突发公共卫生事件相关信息数/报告突发公共卫生事件相关信息数×100%。

六、相关表格

1.中华人民共和国传染病报告卡（略）

2.突发公共卫生事件相关信息报告卡（略）

第十三节 卫生监督协管服务

卫生监督协管是通过整合和利用现有的卫生资源，充分发挥基层卫生机构公共卫生的职能作用，是夯实卫生监督网络基础，提高基层卫生监督工作水平，确保人民群众身体健康安全的重要手段。

一、服务对象

辖区内居民。

二、服务内容

1.食源性疾病及相关信息报告 发现或怀疑有食源性疾病、食品污染等对人体健康造成危害或可能造成危害的线索和事件，及时报告卫生监督机构并协助调查。

2.饮用水卫生安全巡查 协助卫生计生监督执法机构对农村集中式供水、城市二次供水和学校供水进行巡查，协助开展饮用水水质抽检服务，发现异常情况及时报告；协助有关专业机构对供水单位从业人员开展业务培训。

3.学校卫生服务 协助卫生计生监督执法机构定期对学校传染病防控开展巡访，发现问题隐患及时报告；指导学校设立卫生宣传栏，协助开展学生健康教育。协助有关专业机构对校医（保健教师）开展业务培训。

4.非法行医和非法采供血信息报告 协助定期对辖区内非法行医、非法采供血开展巡访，发现相关信息及时向卫生计生监督执法机构报告。

5. 计划生育相关信息报告 协助卫生计生监督执法机构定期对辖区内计划生育机构计划生育工作进行巡查，协助对辖区内与计划生育相关的活动开展巡访，发现相关信息及时报告。

三、服务流程 （见图 2–18）

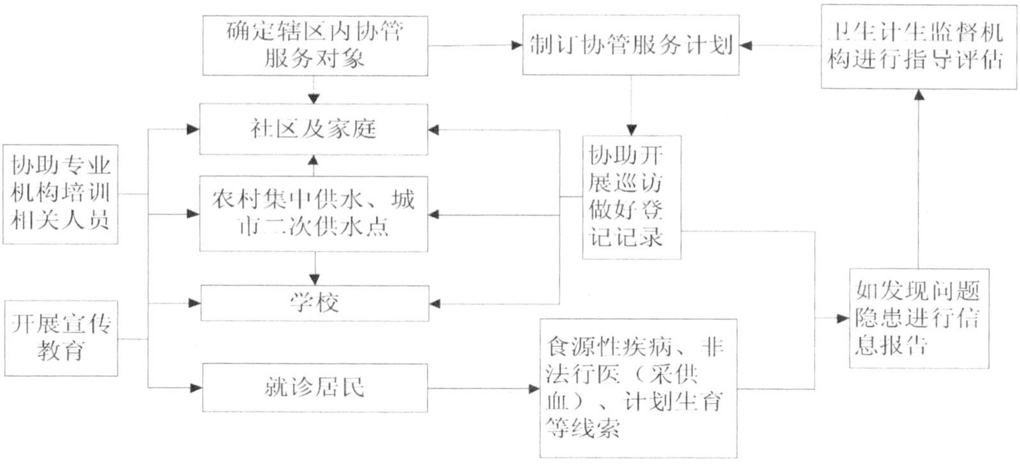

图 2–18 卫生监督协管服务流程图

四、服务要求

1.县（区）级卫生计生行政部门要建立健全各项协管工作制度和管理规定，为基层医疗卫生机构开展卫生计生监督协管工作创造良好的条件。

2.县（区）卫生计生监督执法机构要采用在乡镇、社区设派出机构或派出人员等多种方式，加强对基层医疗卫生机构开展卫生计生监督协管的指导、培训并参与考核评估。

3.乡镇卫生院、社区卫生服务中心要建立健全卫生计生监督协管服务有关工作制度，配备专(兼)职人员负责卫生计生监督协管服务工作，明确责任分工。有条件的地区可以实行零报告制度。

4.要按照国家法律、法规及有关管理规范的要求提供卫生计生监督协管服务，及时做好相关工作记录，记录内容应齐全完整、真实准确、书写规范。

五、绩效考核指标

1.卫生计生监督协管信息报告率=报告的事件或线索次数/发现的事件或线索次数×100%。

注：报告事件或线索包括食源性疾病、饮用水卫生安全、学校卫生、非法行医和非法采供血、计划生育。

2.协助开展的食源性疾病、饮用水卫生安全、学校卫生、非法行医和非法采供血、计划生育实地巡查次数。

六、相关表格

1.卫生计生监督协管信息报告登记表(略)

2.卫生计生监督协管巡查登记表(略)

第三章　卫生服务基本技术

第一节　体格测量

一、身高、体重测量及 BMI 指数计算

体重指数是指身高与体重两者的比例值。它通过身高与体重一定的比例关系，反映人体的围度、宽度和厚度以及密度。身高标准体重是评价人体形态发育水平和营养状况及身体匀称度的重要指标。它可以间接地反映人体的身体成份，其测量方法简便易行。如果你所测得的身高标准数值小于或大于同年龄段的身高标准体重的范围，就说明你身体的匀称度欠佳。

1.身高测量 采用机械式身高计。被测者应脱去鞋赤足，背向立柱站立在身高计的底板上，躯干自然挺直，收腹挺胸，头部正直，两眼平视前方(耳屏上缘与眼眶下缘最低点呈水平位)。上肢自然下垂，两腿伸直。两足跟并拢，足尖分开约 60 度足跟骶骨部及两肩胛间与立柱相接触，成“三点一线”站立姿势。

记录数据以厘米为单位，精确到小数点后一位。测量误差不得超过 0.1 厘米。

2.体重测量 称量体重最好用经过校正的杠杆型体重秤。被测者应拿掉口袋物品，并脱去厚重衣服、鞋帽等，受试者全身放松，直立在秤底盘的中部。保持身体平稳。

记录数据以千克为单位，精确到小数点后 1 位，测量误差不得超过 0.5 千克。

3.身体质量指数 简称体质指数又称体重(BMI)，是用体重公斤数除以身高米数平方得出的数字，是目前国际上常用的衡量人体胖瘦程度以及是否健康的一个标准。

体质指数(BMI)=体重(千克)÷身高(平方米)

根据世界卫生组织定下的标准，亚洲人的 BMI 若高于 22.9 便属于超重。亚洲人和欧美人属于不同人种，WHO 的标准不是非常适合中国人的情况，为此 2013 年我国制定了中国参考标准(见表 3–1)。

表 3–1　中国 BMI 值参考标准

BMI 分类	WHO 标准	亚洲标准	中国参考标准
体重过低	<18.5	<18.5	<18.5
正常范围	18.5~24.9	18.5~22.9	18.5~23.9
超重	25.0~29.9	23.0~24.9	24.0~27.9
肥胖	⩾30.0	⩾25.0	⩾28.0

因 BMI 指数不区分肌肉和脂肪比例，若肌肉发达的运动员或健身爱好者 BMI 指数也可能会超标，甚至达到肥胖标准，但他们身体脂肪的比例并不高。因此，以下人员不适用 BMI。①未满 18 岁；②运动员；③正在做重量训练；④怀孕或哺乳中；⑤身体虚弱或久坐不动的老人。BMI 只是作为评估个人体重和健康状况的多项标准之一，如认为 BMI 算出来的结果不能

正确反映体重问题,需与医师讨论,并进行其他测试。

二、胸围、腰围、臀围测量

采用皮尺,受检者自然站立,双肩放松,两臂自然下垂,两足分开与肩同宽,呼吸平缓,不收腹或屏气。

1.胸围测量 检测人员面对受试者,将带尺上级经背部肩胛下角下缘至胸前围绕一周。男生和未发育的女生,带尺下缘在胸前沿乳头上缘; 已发育的女生,带尺在乳头上方与第四肋骨平齐。带尺围绕胸部的松紧度适宜(皮肤不产生明显凹陷)。带尺上方"0"点相交的数值即为测量值。检测人员在受检者呼气末(平静呼吸)时读取数值。

记录数据以厘米为单位,精确到小数点后 1 位。测量误差不超过 0.5 厘米。

2.腰围测量 腰围(WC)是指腰部周径的长度。目前,公认腰围是衡量脂肪在腹部蓄积(即中心性肥胖)程度的最简单、实用的指标。脂肪在身体内的分布,尤其是腹部脂肪堆积的程度,与肥胖相关性疾病有更强的关联。在 BMI 并不太高者,腹部脂肪增加(WC 大于界值)似乎是独立的危险性预测因素。同时使用 WC 和 BMI 可以更好地估计与多种相关慢性疾病的关系。

WC 的测量力法是让受试者直立,两脚分开 30~40 厘米,用一根没有弹性、最小刻度为 1mm 的软尺放在右侧腋中线胯骨上缘与第十二肋骨下缘连线的中点 (通常是腰部的天然最窄部位),沿水平方向围绕腹部一周,紧贴而不压迫皮肤,在正常呼气末测量 WC 的长度。

成人中心型肥胖分中心型肥胖前期及中心型肥胖。①中心型肥胖前期:85≤男性<90;80≤女性<85;②中心型肥胖:男性≥90;女性≥85。

记录数据以厘米为单位,精确到小数点后 1 位。测量误差不超过 0.5 厘米。

3.臀围测量 量前须取出裤袋内物品(如钥匙、钱包、手机等);如被测者穿有多条长裤,则让其脱掉外裤,留最内一条长薄裤进行测量。用皮尺测量耻骨联合水平臀围最大周径。测量时应松紧适宜,应特别注意保持测量时皮尺前后在同一水平。

记录数据以厘米为单位,精确到小数点后 1 位。测量误差不超过 0.5 厘米。

三、视力测量

检查视力时,受检者在自然光线下坐于距视力表 5 米远处,受检眼与国际标准视力表 1.0 或对数视力表 5.0 行在同一水平,双眼分别按照先右后左,先上后下的顺序进行检查。一般先检查右眼,用干净的卡片或遮掩板遮住左眼,但切勿使眼球受压。受检者从上至下分辨"E"字开口方向,记录所能观测的最小一行视力读数,记为该眼的远视力。

能看清"1.0"行者视力为正常视力。当视力低于 0.1 时,可逐步走近视力表,按 0.1×d/5 算出(d 为被检者看清该行时距视力表的距离)。比如在 3m 处看清"1.0"行时,则视力为 0.06。

配镜者测量视力必须测量裸眼视力和佩戴眼镜的矫正视力,并全部记录。

四、血压测量

血压(BP)是指血液在血管内流动时对血管壁产生的侧压力,一般指动脉血压,如无特别注明,是指肱动脉血压。当心脏收缩时,血液射入主动脉,此时动脉压急剧升高达最高值,称为收缩压;当心脏舒张时,动脉管壁弹性回缩,此时动脉压下降至最低值,称为舒张压。收缩压与舒张压之差称为脉压。

血压的单位是千帕(kPa),毫米汞柱(mmHg),1 毫米汞柱=0.133 千帕。

(一)血压观察

1.正常血压

1)血压的范围:正常成年人在安静时,收缩压为 12.0~18.7 千帕,舒张压为 8.0~12.0 千帕,脉压为 4.0~5.3 千帕。

2)生理性变化

(1)年龄和性别的影响:动脉血压随年龄的增长而增高。40 岁以后,每增加 10 岁,收缩压升高 1.3 千帕。中年以前女性血压比男性的低 1 千帕左右,中年以后差别较小。

(2)昼夜和睡眠的影响:一般傍晚高于清晨。过度劳累或睡眠不佳时,血压稍有升高,睡眠与休息后可略有下降。

(3)环境的影响:寒冷环境中血压可上升,高温环境中血压可略下降。

(4)不同部位的影响:约有 25%的人右上肢血压比左上肢的高 1.3 千帕左右,这是由于右侧肱动脉来自主动脉弓的第 1 大分支无名动脉, 而左侧肱动脉来自主动脉弓的第 3 大分支左锁骨下动脉,血液运行中能量稍有消耗,压力有所下降,故右上肢血压高于左上肢血压;大多数人下肢血压比上肢血压高 4 千帕左右,这是由于股动脉的管径大于肱动脉,血流量也较多之缘故。

(5)精神状态的影响:紧张、恐惧、害怕、兴奋及疼痛都可引起收缩压的升高,而舒张压则无变化。

此外,劳动、饮食等均可影响血压值。

2.异常血压

(1)高血压:根据世界卫生组织的规定,成人收缩压≥21.3 千帕和(或)舒张压≥12.7 千帕者均为高血压;收缩压为 18.7~21.3 千帕,舒张压为 12.0~12.7 千帕者为临界高血压。

原发性高血压称为高血压,继发性高血压则继发于其他疾病,如肾脏疾病,主动脉狭窄、嗜铬细胞瘤及妊娠高血压症等。过高的血压增加心脏负担,容易诱发左心功能衰竭,也易发生高血压脑病。

(2)低血压:收缩压低于 10.7 千帕,舒张压低于 6.7 千帕,称为低血压。
各种原因引起的休克可出现血压降低。血压过低可造成身体组织器官缺血缺氧,如不及时发现和处理,就会使身体的重要器官如心、肺、脑、肾脏组织发生变性坏死,甚至脏器功能衰竭,严重者导致死亡。

(3)脉压的变化:脉压增大,常见于主动脉瓣关闭不全、动脉硬化;脉压减小,可见于心包积液。

(二)血压的测量

1.血压计 动脉血压可用血压计来进行间接的测量,这是根据血液通过狭窄的血管管道形成涡流时发出声响的原理来设计的。

(1)普通血压计:由输气球、袖带、血压表这三个主要部分组成。成人袖带的宽度为 12 厘米,长度为 24 厘米,小儿袖带的宽度则应为其上臂的 2/3,故有各种型号。血压表有汞柱式和弹簧表式两种(见图 3-1,见图 3-2),常用汞柱式。

(2)电子血压计:在其袖带上有换能器、经过微电脑控制数字处理,在显示板上直接显示收缩压、舒张压和脉搏三个参数,并能自动放气(见图 3-3)。

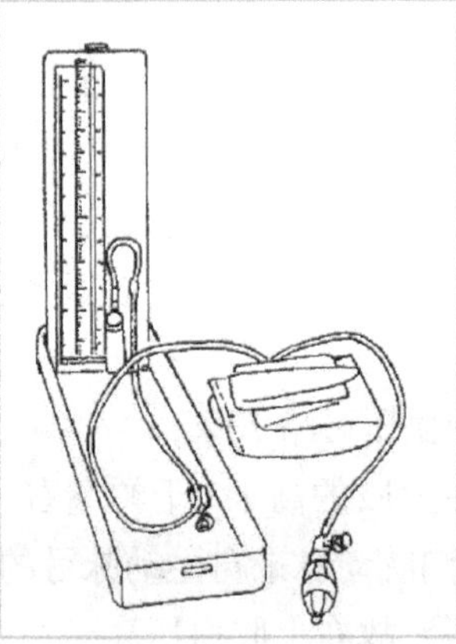

图 3-1 汞柱式血压计

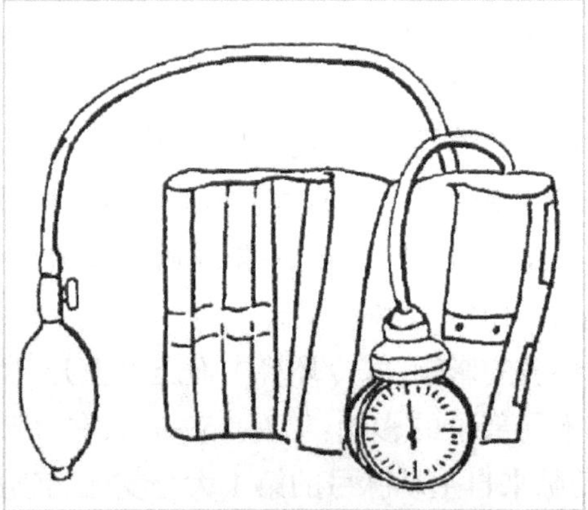

图 3-2 表式血压计

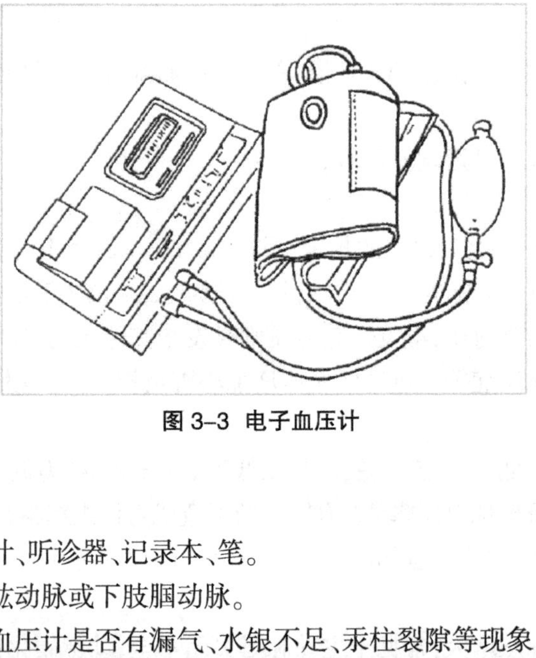

图 3-3 电子血压计

2.测量方法

1)用物准备:血压计、听诊器、记录本、笔。

2)测量部位:上肢肱动脉或下肢腘动脉。

3)操作方法:检查血压计是否有漏气、水银不足、汞柱裂隙等现象,以免影响测量结果的准确性,并根据病人情况选择测量部位,一般用上肢测量法。

(1)上肢血压测量法:嘱病人取坐位或卧位,伸出一臂,将衣袖卷至肩部,袖口不可太紧,以免影响血流顺利通过。肘部伸直,手掌向上,手臂与心脏保持同一水平,坐位时肱动脉平第4肋间,仰卧位时肱动脉平腋中线。放平血压计,打开盒盖呈 90 度垂直位置,开启水银槽开关,将袖带平整缠于病人上臂,松紧度以放入一指为宜,袖带下缘距肘窝 2~3 厘米。戴上听诊器,在肘窝内侧摸到肱动脉搏动点,将听诊器的胸件置于其上,但不能塞在袖带内,用手固定,另一手握气球,关气门,向袖带内充气至肱动脉搏动声消失,再升高 4 千帕,然后以每秒钟 0.5 千帕的速度慢慢放开气门使汞柱缓慢下降，注视汞柱所示刻度，听到第 1 搏动声的汞柱刻度为收缩压，此时袖带内压与心室收缩压相等，血液能在心脏收缩时通过被压迫的血管。随后搏动声继续存在，直至袖带内压降至与心室舒张压相等时，搏动声突然变弱或消失，此时汞柱所示刻度为舒张压。测量完毕，排尽袖带内余气，拧紧气门螺旋，解开袖带，整理妥善，放入盒内，气门螺旋卡在固定架上，关闭水银槽开关，平稳放置。

(2)下肢血压测量法：嘱病人取仰卧稍屈膝位或俯卧位，露出下肢。用袖带(宽度比被测肢体直径宽 20%)缠于病人大腿下部，其下缘在腘窝上 3~5 厘米处，如肢体较粗，可加用宽布带包于袖带外面，缠于肢体上，听诊器胸件置于腘动脉搏动点上。其余测量方法同上肢测量法。

3.记录 测得的血压值以分式记录在体温单的血压一栏内或指定的表格内，即收缩压/舒张压，可免记计量单位，但下肢血压应注明“下”，以免发生误会。

4.注意事项

(1)测量血压前，应使病人安静休息 15 分钟，或者在清晨时测量，以消除疲劳和精神紧张对血压的影响。

(2)袖带的宽度要符合规定的标准，如使用的袖带太窄，须用较高的空气压力才能阻断动脉血流，使测得的血压值偏高；如果袖带过宽，大段血管受压，增加血流阻力，使搏动在到达袖带下缘之前已消失，测得的血压值偏低。

(3)袖带缠裹要松紧适度，如果袖带过松，充气时呈球状，不能有效阻断动脉血流，使测得的血压值偏高；如果袖带过紧，可使血管在袖带未充气前已受压，致使测得的血压值偏低。

(4)为了避免血液重力作用的影响，测量血压时，肱动脉与心脏应处于同一水平。如果肢体位置高于心脏位置，测得的血压值偏低；反之，血压值偏高。

(5)出现血压听不清或异常时，应重新测量。先驱尽袖带内气体，水银柱降至“0”点，稍待片刻，再进行测量，直到测准为止。不可连续反复加压，避免影响血压值和引起病人不适。

(6)为有助于测量的准确性和对照的可比性，对须密切观察血压者，应做到“四定”，定时间、定部位、定体位、定血压计。

(7)血压计要定期进行检查和维修，防止血压计本身造成误差，如充气时，水银柱不能上升至顶部，即表示水银量不足或漏气，应及时维修。

第二节　体格检查

对受检者进行全身体检时，为了减少体位频繁变动，应打破系统检查的界限，将各系统检查结合起来进行。受检者可采取卧位或坐位，以卧位为多。在完成生命体征和发育、营养、意识状态等一般检查后，全身检查的临床实用顺序一般为：头部→颈部→前、侧胸部(包括心肺)→后胸部→腹部→外生殖器、肛门、直肠→上肢→下肢→脊柱。按此顺序，受检者只须更换一两次体位即可。体格检查的基本方法有五种，即视诊、触诊、叩诊、听诊、嗅诊。检查顺序及内容如下：

1.一般检查(仰卧位) 观察受检者发育、营养、意识状态、面容与表情、体位等状况。然后检查体温(将体温表放于腋下)、脉搏、呼吸，测血压 2~3 次(取其最低值为血压值)，然后取出体温计,记录读数。

2.头、颈部(仰卧位) 头部检查,包括检查头颅、眼、耳、鼻、口。检查颈部时,应充分暴露颈部。除颈部外形、姿势,颈部皮肤、血管、甲状腺、气管外,还包括耳前、耳后、枕后、颌下、颏下、颈前、颈后、锁骨上、锁骨下淋巴结检查。

3.前、侧胸部(仰卧位) 充分暴露胸部,检查胸壁、胸廓、乳房、肺、胸膜、心脏,同时检查前、侧胸部皮肤,腋窝淋巴结。

4.背部(坐位或侧卧位) 充分暴露背部,除进行肺和胸膜检查外,应包括背部皮肤、肋脊点、肋腰点、肾区叩击痛的检查。

5.腹部(仰卧位) 取仰卧屈膝位,并充分暴露腹部,上至乳头(女性盖住乳房)下至耻骨联合上缘。除进行腹部检查内容外,包括腹部皮肤、肝颈静脉反流征、腹壁反射、腹股沟淋巴结检查。同时可对外生殖器、肛门、直肠进行一般的检查。

6.上肢(仰卧位) 充分暴露上肢(从肩至指尖)。包括上肢形态、运动功能,上肢皮肤,滑车上淋巴结,上肢的生理反射、病理反射及血管的检查。

7.下肢(仰卧位) 充分暴露双下肢,除检查下肢形态、肌力、肌张力、运动功能外,应包括下肢皮肤,腘窝淋巴结,下肢生理反射、病理反射,克尼格征,布鲁金斯基征,拉塞格征检查。

8.脊柱(直立位或坐位) 受检者双手交叉抱肩或抱肘。检查脊柱外形、弯曲度、颈椎活动度、腰椎活动度、脊椎压痛、叩击痛。最后嘱受检者在室内走动,观察步态有无异常。

一、发育与体型的检查

发育状态通常以年龄、智力和体格成长状态(身高、体重及第二性征)之间的关系来综合判断。体型是身体各部发育的外观表现,包括骨骼、肌肉的成长与脂肪分布的状态等,临床上把成年人的体型分为三种。即无力型(瘦长型)、超力型(矮胖型)和正力型(均称型)。

(一)发育检查

1.检查方法 一般判断成人正常的指标为:

(1)头长为身高的 1/7~1/8。

(2)胸围等于身高的一半。

(3)两上肢展开的长度约等于身高。

(4)坐高等于下肢的长度。

2.临床意义

(1)发育正常:年龄、智力与体格的成长状态之间处于均衡一致。

(2)正常人:各年龄组的身高与体重之间存在一定的对应关系。可根据其关系的改变判断患者发育正常与否。

(3)巨人症:多为在发育成熟前,因患有垂体前叶功能亢进所致体格异常高大。

(4)侏儒症:发育成熟前,如患有垂体前叶功能减退,可致体格异常矮小。

(5)呆小病:在发育成熟前,如患有甲状腺功能减退时,可致体格矮小和智力低下。

(6)"阉人"症:当性激素分泌受损时可导致第二性征的改变。男性患者若出现此征,表现为上、下肢过长,骨盆宽大,无须、毛发稀少,皮下脂肪丰满,外生殖器发育不良,发音为女声。女性患者可出现乳房发育不良、闭经、体格男性化、多毛、皮下脂肪减少、发音男声。

(二)体型检查

1.检查方法 主要通过视诊进行判断。

2.临床意义

(1)无力型:身高体瘦、颈细长、肩窄下垂、胸廓扁平、腹上角小于90度。多见于结核患者及特别消瘦的正常人。

(2)超力型:体格粗壮、颈粗短、面红、肩宽平、胸围大、腹上角大于90度。多见于单纯性肥胖或继发性肥胖症患者。

(3)正力型:身体各部分结构匀称适中,腹上角90度左右,一般正常人多为此型。

二、营养状态的检查

营养状态的好坏是鉴定健康和疾病的标准之一。营养的好坏与食物的摄入、消化、吸收和代谢等因素关系密切。

(一)检查内容

1.观察皮肤、毛发的发育情况。

2.察看皮下脂肪充实的程度。

3.察看肌肉是否丰满、充实等。

4.营养状态的分级　一般分良好、中等、不良三个等级:

(1)良好:黏膜红润、皮肤光泽、弹性良好,皮下脂肪丰满而有弹性,肌肉结实,指甲、毛发润泽,肋间隙及锁骨上窝深浅适中,肩胛部和股部肌肉丰满。

(2)不良:皮肤黏膜干燥、弹性降低,皮下脂肪菲薄,肌肉松弛无力,指甲粗糙无光泽、毛发稀疏,肋间隙、锁骨上窝凹陷,肩胛骨和髂骨嶙峋突出。

(3)中等:介于两者之间。

(二)检查方法

1.皮下脂肪的检查方法 ①察看皮下脂肪的充实程度,最适宜的部位是前臂的屈侧或上臂背侧下1/3。检查者用示指和拇指在上述部位(相距3厘米处)捏起皮肤及皮下组织观察其厚度;②皮肤皱卡钳测量皮下脂肪的厚度,一般测量肩胛下皮下脂肪厚度。25岁正常人平均为12.4毫米,如超过14毫米时可考虑为肥胖症。此外,亦可用X线摄影或超声波检查来测量皮下脂肪厚度;③测定脂肪细胞的大小及数目正常人脂肪细胞数约为$(26.8\pm1.8)\times10^9$。肥胖者可增至$(77\pm13.5)\times10^9$。极度肥胖者可达$(100\sim120)\times10^9$。每一个脂肪细胞含脂量亦见增多。

2.测量一定时间内体重变化也是观察营养状态的方法之一。

(三)临床意义

1.皮下脂肪的正常厚度为10~14毫米。8毫米以下为营养不良。超过14毫米时可考虑为肥胖症。

2.营养状态的好坏,一般可作为鉴定健康和疾病程度的标准之一:

(1)营养不良:摄食不足或消耗增多,引起体重减轻到低于正常的10%时称为消瘦。极度消瘦者称恶病质,为重度营养不良。营养不良症根据病因又分为蛋白质-能量营养不良症(PEM),或蛋白质-热量营养不良症(PCM)。引起营养不良的常见原因有:①摄食障碍　多见于食道、胃肠道、神经系统疾病,肝、肾等内脏疾病引起的严重恶心、呕吐等;②消化障碍　见于胃、肠、胰腺、肝脏、胆道疾病引起的消化液或酶的合成和分泌减少,影响消化和吸收;③消耗增多慢性消耗性疾病和严重神经精神因素的影响,如长期活动性肺结核、恶性肿瘤、代谢性疾病、内分泌疾病,出现糖、脂肪和蛋白质的消耗过多。

(2)营养过度:体内中性脂肪积聚过多,表现为体重增加,当体重超过正常标准的20%者,为肥胖。

正常成人身高与体重之间的关系可按下列公式计算:体重(千克)=身高(厘米)-105。女性按上式所得再减2~3千克。亦可计算体重质量指数=体重(千克)/身高(平方米),按WHO的标准,男性大于27,女性大于25即为肥胖症。肥胖与热量摄入过多,消耗量少或与遗传、疾病、生活方式和精神因素等有关。按其病因可将肥胖分为外源性和内源性两种:①外源性肥胖　为摄入热量过多所致,无明显内分泌代谢病因引起的肥胖。表现为全身脂肪均匀分布,身体各部无异常改变,常有一定的遗传倾向。临床上见到的多为此型肥胖;②内源性肥胖多由某些内分泌疾病引起。如肥胖性生殖无能综合征(Frohlich综合征)、肾上腺皮质功能亢进(Cushing综合征)、甲状腺功能低下或药物性肥胖等。

三、体位检查

体位指患者身体所处的状态。体位的改变对某些疾病的诊断具有一定的意义。

1.检查方法 通过视诊即可确定。

2.检查内容 常见体位。

(1)自主体位:身体活动自如,不受限制。

(2)被动体位:患者不能自己调整或变换肢体的位置。

(3)强迫体位:为了减轻疾病的痛苦,病人常被迫采取某种体位。临床上常见的强迫体位有下列几种:①强迫仰卧位:为减轻腹部肌肉的紧张而仰卧,双腿蜷曲;②强迫俯卧位:俯卧位可减轻脊背肌肉的紧张程度;③强迫侧卧位:有胸膜疾患的病人多卧向患侧,以减轻疼痛,并有利于健侧代偿呼吸;④强迫坐位(端坐呼吸):患者不能平卧,多坐于床沿上,以两手置于膝盖或扶持床边,此种体位可使胸廓辅助呼吸肌易于运动,使膈下降,肺换气量增加,而且下肢回心血量减少,可以减轻心脏负担;⑤强迫蹲位:患者往往在步行不远或其他活动的进程中,由于感到呼吸困难和心悸,而采取蹲踞体位或膝胸位以缓解症状;⑥强迫停立位:在步行时心前区疼痛突然发作,患者常被迫立刻站立,并以右手按抚心前部位,待稍缓解后,才离开原位;⑦辗转体位:腹痛症状发作时,病人辗转不安;⑧角弓反张位:患者颈及脊背肌肉强直,以致头向后仰,胸腹前凸,背过伸,躯干呈弓形。

3.临床意义

(1)自主体位见于正常人、轻病或疾病早期。

(2)被动体位见于极度衰弱或意识丧失的病人。

(3)强迫体位:①强迫仰卧位见于急性腹膜炎等;②强迫俯卧位常见于脊柱疾病;③强迫侧卧位见于一侧胸膜炎和大量胸膜腔积液;④强迫坐位见于严重呼吸困难的心肺功能不全病人;⑤强迫蹲位见于先天性发绀型心脏病;⑥强迫停立位见于心绞痛;⑦辗转体位见于胆石症、胆道蛔虫症、肾绞痛等;⑧角弓反张位见于破伤风及小儿脑膜炎。

四、姿势与步态的检查

(一)姿势

指举止的状态。

1.检查方法 通过观察患者的举止状态进行判断。

2.临床意义 患者由于痛苦可出现一些特殊姿势如：

(1)颈部活动受限提示颈椎疾病。

(2)端坐呼吸提示充血性心力衰竭。

(3)消化性溃疡或胃肠痉挛性疼痛如在行路时发作，患者常捧腹而行。躯干弯曲提示各种原因所致的腹痛。

(二)步态

即走动时所表现的姿态。健康人的步态因年龄、健康状况及所受训练的影响而有所不同，青壮年步态矫健快速，老年人常小步慢行。当患某些疾病时可导致步态发生很大改变，对疾病的诊断有一定的帮助。

1.检查内容 由于疾病的原因可使某些患者步态发生很大的改变，并具有一定的特征性。常见的典型的异常步态有：

(1)蹒跚步态：走路时身体左右摇摆(鸭步)。

(2)醉酒步态：走路时躯干重心不稳，步态紊乱不准确如醉酒状。

(3)共济失调步态：起步时一脚高抬，骤然垂落，且双目向下注视，两脚间距很宽，以防身体倾斜。闭目时则不能保持平衡。

(4)慌张步态：起步后小步急速趋行，身体前倾，有难以止步之势。

(5)跨阈步态：又称"尖足步态"。由于小腿伸肌群瘫痪，踝部肌腱、肌肉迟缓，患足下垂(故称尖足)，跨步时为了避免足趾擦地，不得不抬高下肢才能起步。

(6)剪刀式步态：由于两下肢肌张力增高，尤以伸肌及内收肌张力增高明显，故移步时下肢内收过度，两腿交叉呈剪刀状。

(7)间歇性跛行：步行中，常因下肢突发性酸痛乏力，而被迫停止行进，需稍停片刻后始能继续走动。

(8)摇摆步态：又称"鸭行步"。走路时身体左右摇摆，主要靠躯干两侧摇摆，使对侧骨盆抬高来带动下肢提足前进。所以每前进一步，躯干要向对侧摆动一下，看上去似鸭子行走。

(9)癔病步态：患者行走时下肢在地上拖曳而不提起，无偏瘫姿势及划圈样步态；癔病性截瘫者不能拖曳双腿，常需要用拐杖支撑或不能起床，步态很奇特。有的患者向各个方向摇摆。在床上能正常运用双腿而不能站立行走。

(10)保护性跛行：走路时，患侧足刚一点地则健侧足就迅速起步前移，健足着地时间长，而患足点地时间短。患腿迈步小，而健腿跨步大。患肢负重小，而健肢负重大。

(11)肢短性步态：下肢缩短超过3厘米，骨盆即不平，躯干亦倾斜。因此，病人常以患侧足尖着地或屈曲健侧关节行走。

(12)偏瘫性步态：又称"划圈步态"、"圆规步态"。由于患侧膝关节伸直，脚向跖侧屈曲而内翻，为避免脚尖拖地，故在行走时先将下肢外展而后内收，如同用脚画圈。

(13)股四头肌瘫痪步态:股四头肌瘫痪时,病人不能站立支重和伸膝,跨步时,需以手撑在患侧膝上,以伸膝和支持上身体重,然后健侧下肢才能跨前上步。早期或轻症者,仅诉上楼或上坡时有困难,坐位时,如不以手撑在患侧膝上,则不能站起来。

(14)足跟步态:足呈弓形,踝关节不能主动跖屈,步行时只能以足跟着地,拖曳而行。

2.检查方法 通过观察患者走动时的姿态进行判断。

3.临床意义 健康人肢体动作灵活适度。疲劳时和情绪低沉者可出现垂肩、弯背、拖拉蹒跚步态。因疾病的影响,可使步态姿势发生改变。

(1)蹒跚步态见于佝偻病、大骨节病、进行性肌营养不良或双侧先天性髋关节脱位等。

(2)醉酒步态见于小脑疾患、酒精中毒或巴比妥中毒。

(3)共济失调步态见于脊髓病变。

(4)慌张步态见于震颤性麻痹。

(5)跨阈步态见于腓总神经麻痹或多发性神经炎。

(6)剪刀式步态见于脑性瘫痪与截瘫病人。

(7)间歇性跛行见于高血压、动脉硬化。

(8)摇摆步态常见于小儿先天性髋关节双侧脱位、严重的髋内翻、股骨颈陈旧性骨折、进行性肌营养不良、大骨节病、软骨病、严重的"O"形腿及臀上神经损害。

(9)癔病步态常见于单瘫,偏瘫或截瘫。

(10)保护性跛行多见于下肢损伤或疼痛时。

(11)肢短性步态见于下肢骨折或截肢后,一侧肢体较另一侧肢体短3厘米以上者。

(12)偏瘫性步态见于偏瘫病人。

(13)股四头肌瘫痪步态见于小儿麻痹症、股神经麻痹、进行性肌营养不良等。

(14)足跟步态见于跟腱断裂、小腿后肌群瘫痪、胫神经或腓浅神经麻痹、腓骨肌萎缩症、遗传性共济失调症等。

因性别、年龄、语调与语态的检查比较简单,故不再赘述。

五、胸壁、胸廓及乳房

(一)检查内容

1.胸壁 胸壁检查一般包括营养状态、皮肤、淋巴结和骨骼肌发育等,此外重点检查以下各项:

(1)静脉:观察胸壁有无静脉曲张。

(2)皮下气肿:气体积存于皮下组织称为皮下气肿。

(3)胸壁压痛:用手指按压胸壁,正常人无压痛。

(4)肋间隙:注意肋间隙有无凹陷或膨隆。

2.胸廓 正常为两侧对称,呈椭圆形。成年人胸廓的前后径较左右径为短,其两者的比例约为1:1.5。锁骨稍突出,锁骨上、下窝稍凹陷。两肩在同一水平线上,胸骨平直,胸骨角可显出。检查时注意胸廓的外形有无异常,常见的胸廓异常改变有:

(1)扁平胸:胸廓呈扁平状,其前后径不及左右径的一半。

(2)桶状胸:胸廓前后径增加,有时与左右径几乎相等,甚者超过左右径,胸廓呈桶状。

(3)佝偻病胸:胸骨两侧各肋骨与肋软骨交界处常隆起,形成串珠状,称串珠肋。

(4)脊柱畸形引起的胸廓改变:脊柱异常,尤其是胸椎畸形可引起胸部变形。严重者因脊柱前凸、后凸或侧凸,导致胸廓两侧不对称,肋间隙增宽或变窄。胸腔内器官与体表标志的关系发生改变。严重脊柱畸形所致的胸廓外形改变可引起呼吸、循环功能障碍。

此外亦常见到胸廓一侧变形和胸廓局部隆起。

3.乳房 正常成年男性及儿童乳房一般不明显,乳头位置大约位于锁骨中线第4肋间隙。正常女性乳房在青春期逐渐增大,呈半球形,乳头逐渐长大呈圆柱形。

(1)乳房是否对称、表面有无红肿、皮肤颜色和表面的改变,注意乳头及乳晕的位置、大小、是否对称,有无乳头凹陷、外翻或溢液。如有溢液,应注意其颜色和性质,如:黄色、紫色、绿色或血性、脓性、浆液性等。

(2)乳房组织的硬度、弹性、有无压痛及包块等。如有包块,要注意部位、数目、大小、外形、界限、硬度、压痛、活动度、与周围组织有无粘连等。

(3)检查乳房后还应注意检查引流乳房部位的淋巴结,如:腋窝、锁骨上窝及颈部的淋巴结是否肿大或其他异常。

(二)检查方法

1.主要用一般的物理检查 按视诊、触诊、叩诊、听诊的顺序进行检查。

2.皮下气肿的检查方法 检查时用手指按压皮肤,可出现捻发感或握雪感。用听诊器按压皮下气肿部位时,可听到类似捻动头发的声音,称皮下气肿捻发音。

3.乳房的触诊方法 应依据规定的程序进行:①被检查者最好取坐位,先将两臂下垂,然后双臂高举超过头部或双手叉腰再进行检查;②检查者的手指和手掌平放在乳房上,应用指腹轻施压力,以旋转或来回滑动进行触诊,不宜用手指抓捏乳腺;③触诊先由健侧乳房开始,检查动作要轻柔,检查顺序:左侧乳房自外上→外下→内下→内上各个象限,顺时针方向进行。右侧则按逆时针方向进行,即自外上→外下→内下→内上各个象限。

(三)临床意义

1.胸壁静脉 正常胸壁无明显静脉可见。当上腔静脉或下腔静脉血流受阻后建立起侧支循环时,可见胸壁静脉充盈或曲张。上腔静脉阻塞时,静脉血流方向为自上而下,下腔静脉阻塞时,血流方向为自下而上。

2.皮下气肿 胸部皮下气肿是由肺、气管或胸膜受损或发生病变后气体从局部逸出,积存于皮下所致。常见于胸腔穿刺后、外伤等,偶见于产气杆菌感染。

3.胸骨压痛 当患有肋间神经炎、肋软骨炎、软组织炎症、皮肌炎、外伤及肋骨骨折等疾患时局部可有压痛。白血病患者可有胸骨压痛和叩击痛。

4.肋间隙 吸气时肋间隙凹陷提示呼吸道阻塞,使气体吸入时不能顺利进入肺内所致。肋间隙膨隆见于大量胸腔积液、气胸及严重肺气肿患者。

5.胸廓外形 因年龄不同可有变化。成人胸廓前后径较横径短,前后径与横径比例约为1:1.5,小儿和老年人的前后径略小于或者等于横径。常见胸廓异常改变有:①扁平胸可见于瘦长体型者,亦可见于慢性消耗性疾病,如肺结核等;②桶状胸见于严重肺气肿的患者,亦可发生于老年或矮胖体型者;③佝偻病胸如佝偻病串珠、肋膈沟、漏斗胸和鸡胸多见于儿童佝偻病患者;④胸廓一侧膨隆多见于大量胸腔积液、气胸或一侧严重代偿性肺气肿,胸廓一侧平坦或下陷常见于肺不张、肺纤维化、广泛性胸膜增厚和粘连等;⑤胸廓局部隆起见于心脏明显扩大、大量心包积液、主动脉瘤及胸内或胸壁肿瘤等,也可见于肋软骨炎和肋骨骨折等,前者于肋软骨突起处常有压痛,后者在前后挤压胸廓时,局部常出现剧痛,还可于骨折断端处查到骨摩擦音;⑥脊柱畸形(前凸、后凸或侧凸)引起的胸廓改变常见于脊柱结核等。

6.乳房

(1)正常乳房触诊时有不规则的颗粒感和弹力感,无压痛。

(2)哺乳期可呈结节样感。

(3)乳腺包块可以是良性的,也可以是恶性的,应注意鉴别。

(4)乳房包块的鉴别:①恶性包块　乳腺癌为一种常见的恶性肿瘤,好发于乳腺的外上象限。常为单个无痛性包块,无炎症表现,可与皮肤粘连。局部皮肤可有水肿、桔皮样改变。桔皮样变是指女性乳房皮肤表面,形似柑桔皮样的病理性改变。是乳腺癌特有的一种表现。正常乳房皮肤在毛囊处与皮下组织的粘连较紧密。而在乳腺癌时,由于癌肿阻塞淋巴管,使淋巴回流受阻引起皮肤水肿时,毛囊处即形成许多点状小孔,继而产生桔皮样变。乳头可回缩,或有血性分泌物。晚期可有淋巴结转移。当转移的淋巴结融合成包块或压迫腋静脉时,可引起该上肢水肿和静脉曲张;②良性包块　有纤维腺瘤、乳腺导管内乳头状瘤、乳腺囊性增生病、乳腺增生症、脂肪坏死、结核、炎性包块等;③腋窝、锁骨上窝及颈部的淋巴结肿大,常见于乳房炎症病变,也常为恶性肿瘤扩展和转移。

六、口唇检查

口腔检查包括口腔前庭、固有口腔、咽喉以及口腔气味等。口腔前庭包括口唇、颊、牙龈以及牙齿等,固有口腔包括舌、腭、口底等。

(一)检查内容

1.口唇 口唇的毛细血管十分丰富,正常人口唇红润而有光泽。检查时注意口唇有无苍白、紫绀、樱桃红色、口唇干燥、肿痛、上唇裂开畸形、疱疹、口角糜烂等。

2.口腔黏膜 正常为光洁,呈粉红色。检查时注意口腔黏膜有无出血点、白色凝乳状斑块、蓝黑色色素沉着、黏膜溃疡、红肿、麻疹黏膜斑等。

3.牙齿 检查牙齿时应注意其颜色、数目、形态,有无龋齿、缺齿、残根、残冠、牙石、义齿及排列、咬合关系等。如发现牙齿疾病,应按下列格式标明所在部位。

上

小儿:	右	Ⅴ	Ⅳ	Ⅲ	Ⅱ	Ⅰ	Ⅰ	Ⅱ	Ⅲ	Ⅳ	Ⅴ	左
		Ⅴ	Ⅳ	Ⅲ	Ⅱ	Ⅰ	Ⅰ	Ⅱ	Ⅲ	Ⅳ	Ⅴ	

下

乳牙共20个,用罗马数字表示:Ⅰ乳中切牙、Ⅱ乳侧切牙、Ⅲ乳尖牙、Ⅳ第一乳磨牙、Ⅴ

第二乳磨牙。

	上	
右 8 7 6 5 4 3 2 1		1 2 3 4 5 6 7 8 左
8 7 6 5 4 3 2 1		1 2 3 4 5 6 7 8
	下	

恒牙共 32 个，用阿拉伯数字表示:1 切牙、2 侧切牙、3 尖牙、4 第一前磨牙、5 第二前磨牙、6 第一磨牙、7 第二磨牙、8 第三磨牙。

4.牙龈 正常为粉红色,质韧。检查时注意其形态、颜色、质地,有无肿胀、增生、萎缩、出血、溢脓、瘘管,有无铅线等。

5.舌 检查时注意舌质、舌苔颜色,有无沟、裂、溃疡,舌乳头有无肿胀或消失、运动和感觉有无异常,舌体有无肿块或畸形。

6.咽 包括口咽部、鼻咽部和喉咽部。

(1)口咽:位于鼻咽以下,软腭平面之上,会厌上缘的上方。前方直对口腔,舌骨延线以上部分。

主要观察咽部形态变化,黏膜色泽有无充血、肿胀、隆起、干燥、脓痂、溃疡、假膜或异物,同时注意双侧扁桃体、舌腭弓、咽腭弓等。

扁桃体位于舌腭弓与咽腭弓之间,无肿大时不能看到,肿大一般分三度:不超过咽腭弓为Ⅰ度肿大,超过者为Ⅱ度肿大,达到或超过咽后壁中线者为Ⅲ度肿大。

(2)鼻咽:位于软腭水平线以上、鼻腔的后方。检查时注意鼻咽黏膜有无充血、出血、溃疡、新生物等。

(3)喉咽:位于舌骨延线以下,前方通喉腔,下端通食管。

7.喉 位于颈前正中,舌骨之下,上通喉咽,下接气管。

8.口腔气味 正常情况下除食用了有异味的食物、吸烟、喝酒外,口腔内无特殊气味。检查时注意有无口臭、氨气味、“烂苹果”气味、大蒜味等。

(二)检查方法

1.利用自然光线或手电筒灯光,可借助压舌板进行检查。

2.口咽部检查方法　检查时患者坐位,头略微后仰,张口发“啊”音,医生用压舌板轻压患者舌前 2/3 与后 1/3 交界处,使舌背低下,即可观察咽部、扁桃体、悬雍垂等的形态变化。

(三)临床意义

1.口唇苍白 见于贫血、虚脱、主动脉瓣关闭不全。

2.口唇颜色加深 为急性热病。

3.口唇紫绀 多为血液中还原血红蛋白增加所致,见于先天性心脏病、心力衰竭和呼吸衰竭等。

4.口唇呈樱桃红色 见于一氧化碳中毒。

5.口唇干燥并有皲裂 见于严重脱水的患者。

6.口唇(上、下唇)裂开畸形 见于先天性发育畸形。

7.口唇周围出现疱疹、肿痛 见于疱疹病毒感染,亦常伴发于大叶性肺炎、流行性脑膜炎、上呼吸道感染、疟疾等。

8.口角糜烂 见于核黄素缺乏。

9.口腔黏膜出血点 见于各种出血性疾病或维生素 C 缺乏。

10.口腔黏膜出现白色凝乳状斑块 多为鹅口疮(雪口病),常为白色念珠菌感染。

11.口腔黏膜出现蓝黑色 色素沉着多为肾上腺皮质功能减退症(Addison 病)。

12.口腔黏膜溃疡 可见于慢性复发性口疮或鹅口疮(雪口病)等。

13.口腔黏膜斑 在相当于上颌第二磨牙的颊黏膜处出现针头大小的白色斑点,其周围圈以红润,见于麻疹早期。

14.牙龈的游离缘 出现蓝灰色点线称为铅线,是铅中毒的特征。

15.扁桃体 隐窝内有黄白色脓样物质堆积见于急性扁桃体炎;扁桃体隐窝内白色栓塞物见于慢性扁桃体炎。

16.口臭 多见于牙龈炎,恶臭见于坏死性龈口炎,尿毒症患者口中有氨的气味,未经控制的糖尿病患者口中有丙酮样或“烂苹果”气味,有机磷中毒者口中有大蒜味。

17.光滑舌 亦称镜面舌,舌肌萎缩,舌体较小,舌面光滑呈粉红色或红色,见于缺铁性贫血、恶性贫血及慢性萎缩性胃炎。

18.草莓舌 舌乳头肿胀、发红类似草莓,见于猩红热或长期发热者。

19.地图舌 舌面上出现黄色上皮细胞堆积而成的隆起部分,形状如地图。发生原因尚不明确,也可由核黄素缺乏引起。

20.裂纹舌 舌面上出现横向裂纹,见于 Down 病与核黄素缺乏,后者有舌痛,纵向裂纹见于梅毒性舌炎。

21.毛舌 也称黑舌。舌面敷有黑色或黄褐色毛,为丝状乳头缠绕了真菌丝及其上皮细胞角化所形成。见于久病衰弱或长期使用广谱抗菌素的患者。

七、皮肤黏膜的检查

皮肤黏膜本身的疾病很多,且与很多全身疾病有关。皮肤黏膜的病变和反应有的是局部性的,有的是全身性的。

(一)检查内容

检查时应注意其颜色、湿度、弹性、皮疹、出血点、紫癜、蜘蛛痣及肝掌、水肿、皮下结节、有无疤痕及毛发分布等。

(二)检查方法

皮肤黏膜的检查一般通过视诊观察,有时还需配合浅部触诊进行检查。

(三)临床意义

1.皮肤的颜色 皮肤的颜色除与种族有关外,还与毛细血管的分布、血液的充盈度、色素的多少、皮下脂肪的厚薄有关。

1)苍白:皮肤黏膜苍白可由贫血或末梢毛细血管痉挛或充盈不足所引起,如寒冷、惊恐、休克、虚脱以及主动脉瓣关闭不全等。仅见肢端苍白,可能与肢体动脉痉挛或阻塞有关。如雷诺病、血栓闭塞性脉管炎等。

2)发红：指皮肤变红的一种现象。皮肤发红是由于毛细血管扩张、充血、血流加速以及红细胞数量增多所致。在生理情况下见于饮酒、日晒、浴后等。疾病情况下见于发热性疾病，如大叶性肺炎、猩红热以及某些中毒(如阿托品、一氧化碳)等。皮肤持久性发红可见于Cushing综合征及真性红细胞增多症。

3)发绀：发绀是皮肤黏膜呈青紫色。主要为单位容积血液中还原血红蛋白增高所致，发绀常见的部位为舌、唇、耳廓、面颊、肢端。

4)黄染：皮肤黏膜发黄称为黄染，主要见于黄疸，早期多见于巩膜及软腭黏膜，较严重时才出现皮肤黄染。黄疸为血中胆红素浓度超过 34.2 微摩尔每升时，见于胆道阻塞，肝细胞损害或溶血性疾病。黄疸时的色调可因血中胆红素增高程度和性质不同而异，体格检查时应具体描写记录，如柠檬色、桔黄色、黄绿色、暗黄色等。此外，过多食用胡萝卜素丰富的食物可使胡萝卜素在血中的含量增加(超过 2.5 克每升)也可使皮肤黄染，但发黄的部位多在手掌、足底、前额及鼻部皮肤，一般不发生于巩膜和口腔黏膜。长期服用黄色素药物，如呋喃类等也可使皮肤发黄，严重者可表现巩膜黄染。但这种黄染以角膜缘周围最明显，离角膜缘愈远，黄染愈浅，这是与黄疸鉴别的要点。

5)色素沉着：由于表皮基底层的黑色素增多，以致部分或全身皮肤色泽加深，称为色素沉着。身体的外露部分以及乳头、腋窝、生殖器官、关节、肛门周围等处正常时色素比较深，如果这些部位的色素明显加深，或其他部位(口腔黏膜等)也出现了色素沉着，则具有诊断意义。常见于慢性肾上腺皮质功能减退症、肝硬化、肝癌晚期、肢端肥大症、黑热病、疟疾以及使用某些药物如砷剂、抗癌药等，皆可引起不同程度的皮肤色素沉着。妇女在妊娠期，面部、额部可发生棕褐色对称性色素斑片，称为妊娠斑。老年人全身或面部也可发生散在的色素斑片，称为老年斑。

6)色素脱失：皮肤失去原有的色素，形成脱色斑片称为色素脱失。正常皮肤含有一定量的色素，这些色素是由苯丙氨酸在体内经氧化酶催化生成酪氨酸，再经酪氨酸酶催化生成多巴(DOPA，即二羟苯丙氨酸)，最后形成黑色素。色素脱失是由于酪氨酸酶缺乏，致使体内的酪氨酸不能转化为多巴而形成黑色素。常见的有：

(1)白癜：为多形性大小不等的色素脱失斑片，可逐渐扩大，但较缓慢，无自觉症状。偶见于甲状腺功能亢进、肾上腺皮质功能减退及恶性贫血。

(2)白斑：常发生在口腔黏膜和女性外阴部，色素脱失斑片多为圆形或椭圆形，有发生癌变之可能。

(3)白化症：又称"眼-皮肤白化病"。是一隐性遗传病，有毛发、眼及部分或全部的皮肤色素缺乏。毛发细丝状、淡黄色，双侧瞳孔为红色，虹膜淡蓝或粉色，常有畏光、流泪、眼球震颤及散光等。皮肤干燥，呈乳白或粉红色，因无色素保护常易晒伤，易致日光性唇炎、皮炎、皮肤角化等，该病是一先天性疾病，可从小发病。应避光或应用防光剂，定期查体，以防癌变。

2.湿度 皮肤的湿度与汗腺分泌功能有关，出汗多者皮肤比较湿润，汗少者比较干燥，在气温高、湿度大的环境里出汗多是生理的调节反应。在疾病的情况下出汗过多或无汗都具有诊断意义。

(1)多汗：指汗腺分泌汗液过多。有全身性、局限性之分。前者可见于感染性疾病如结核病和布鲁菌病、风湿病、甲状腺功能亢进、佝偻病、脑炎后遗症、肥胖症等。后者常发生于腋窝、前额、手掌、跖、肛门和外阴等处，常对称发生，掌、跖多汗最常见，情绪激动时尤为明显。夜间睡后出汗为盗汗，是结核病的重要征象。手脚皮肤发凉而大汗淋漓，称为冷汗，见于休克和虚脱。

(2)少汗：指汗腺分泌减少。见于周围神经损伤、尿崩症、脱水病人、维生素A缺乏和使用抗胆碱药物等。

(3)无汗症：指全身性或局限性的无汗液分泌。高温下见病人皮肤不出汗，皮肤碘试验阴性，皮肤异常干燥，该征多见于先天性外胚叶发育不良、尿崩症、慢性肾炎、黏液性水肿、恶性肿瘤、糖尿病等，多表现为全身性无汗。局限性无汗如银屑病、鱼鳞病、硬皮病、维生素A缺乏症、放射性皮炎、麻风、脊髓空洞症、横贯性脊髓炎、小儿麻痹症等。

3.皮肤弹性 与年龄、营养状况、皮下脂肪及组织间隙含液量有关。儿童与青年皮肤紧张，富有弹性。中年以后皮肤逐渐松弛，弹性减弱。老年皮肤组织萎缩，皮下脂肪减少，弹性减退。对皮肤弹性的检查常取手背或上臂内侧部位，用示指和拇指将皮肤捏起，正常人于松手后皱褶迅速平复。弹性减弱时皱褶平复缓慢，见于长期消耗性疾病或严重脱水的病人。发热时血循环加速，周围血管充盈，皮肤弹性可增高。

4.皮疹 为皮肤疾病或全身性疾病的重要体征之一。皮疹的种类很多，见于传染病(如麻疹、猩红热等)、药物(如水杨酸类、磺胺等)的过敏反应或搔抓时。不同原因的皮疹各有其特点，发现皮疹时应注意出现与消失的时间、发展顺序、分布部位、形状大小、颜色，压之是否褪色，平坦或隆起，有无瘙痒及脱屑等。常见的皮疹有：

1)斑疹：皮肤局限性或弥漫性皮色改变，一般不隆起亦不凹陷即为斑疹。其大小不一，小者如针尖大，大者可累及一个肢体或弥漫全身，可呈椭圆、圆或不规则形。有红色、白色、黄色、褐色、紫色等。斑疹的常见疾病：

(1)红斑：丹毒、麻疹、体癣、日光性皮炎、接触性皮炎、药物疹、鲜红斑病等。

(2)紫斑：过敏性紫癜、坏血病、特发性血小板减少性紫癜、结缔组织疾病、血友病等。

(3)色素减退斑：麻风病、梅毒、白化病、白癜风等。

(4)色素增多斑：阿狄森病、神经纤维瘤病、黄褐斑等。只有局部皮肤发红，一般不隆起皮面，见于斑疹伤寒、丹毒、风湿性多形性红斑等。

2)丘疹：有颜色改变而隆起皮面的皮疹即为丘疹。触之较硬，呈椭圆、圆或多边形，直径一般在1厘米内，呈褐色、黄色、红色、白色等，顶部尖或扁平。有的丘疹顶部有坏死，表面光滑或粗糙。丘疹是由于表皮或真皮浅层局限性的炎细胞浸润或代谢产物沉积所致。常见于药物疹、麻疹、猩红热、寻常疣、体癣、皮脂腺瘤、急慢性湿疹等。

3)玫瑰疹：是一种鲜红色的圆形斑疹，直径2~3毫米，是病灶周围的血管扩张所形成，拉紧附近皮肤或以手指按压可使皮疹消退，松开时又复出现，多出现于胸腹部。这是一种对伤寒或副伤寒具有诊断意义的特征性皮疹。

4)斑丘疹：在丘疹周围有皮肤发红的底盘称为斑丘疹。见于风疹、猩红热、药物疹。

5)荨麻疹：为稍隆起的皮肤苍白或红色的局限性水肿，是速发的皮肤变态反应所致，常见于各种蛋白性食物或药物过敏。

6)湿疹：为面部和四肢的对称部位出现的多形性皮疹。急性者局部瘙痒或有渗出。反复发作者可变为慢性，皮疹呈局限性浸润增厚，自觉灼热、瘙痒。是由多种内外因素引起的一种具有明显渗出倾向的过敏性皮肤炎症反应。

7)带状疱疹：为沿周围神经走行分布、呈带状排列的疱疹。开始皮肤发红，烧灼样疼痛，继之集簇水疱，延神经呈带状分布。数日后水疱干痂、痊愈，个别患者遗留神经痛达数日至数月不止。疱疹常分为顿挫、大疱、出血及泛发等型。该症多见于青年，近几年老年患者亦明显增多。其病因尚不太明确，但大多认为是水痘带状疱疹病毒感染所致。

8)单纯疱疹：为皮肤黏膜局限性成簇水疱。多见于面颊、唇、鼻及外生殖器，全身症状较轻，易复发。是单纯疱疹病毒Ⅰ型和Ⅱ型感染所致。

5.皮下出血　皮肤或黏膜下出血为常见体征，其出血面积和程度轻重不一，根据皮下出血直径的大小可分为以下几类：

(1)瘀点：指皮下出血直径不超过2毫米者。小的瘀点容易和红色的皮疹或小红痣相混淆，皮疹在加压时一般可以褪色或消失，瘀点和小红痣加压后皆不退色，但小红痣于触诊时可感到稍高出皮面，并且表面光亮。

(2)紫癜：指皮下出血直径为3~5毫米者。

(3)瘀斑：指皮下出血直径5毫米以上者。

(4)血肿：指片状出血并伴有皮肤显著隆起者。

皮肤黏膜出血常见于造血系统疾病、重症感染、某些血管损害的疾病以及工业毒物或药物中毒等。

6.蜘蛛痣　是皮肤小动脉末端分支性扩张所形成的血管痣，形似蜘蛛，故称为蜘蛛痣。蜘蛛痣的大小不等，直径可由帽针头大到数厘米以上。

(1)常出现部位：蜘蛛痣大多在上腔静脉分布的区域内，如面、颈、手背、上臂、前臂、前胸和肩部等处。

(2)蜘蛛痣的检查方法：检查者用笔尖或以火柴杆压迫蜘蛛痣的中心(即中央小动脉干部)，其辐射状小血管网即褪色，去除压力后迅速恢复原状。

(3)蜘蛛痣的临床意义：蜘蛛痣的发生一般认为与肝对体内雌激素的灭活作用减弱有关。常见于急、慢性肝炎或肝硬化时。慢性肝病患者手掌大、小鱼际处常发红，加压后褪色，称为肝掌，发生机制与蜘蛛痣相同。某些人身上出现一两个或几个蜘蛛痣不一定具有临床意义，健康妇女在妊娠期间也可出现。

7.水肿　指皮下组织的细胞内及细胞间隙有过多的液体潴留。轻度水肿单靠视诊不易发现，若用手指加压组织就会发生凹陷，称为压陷性水肿。黏液性水肿及橡皮肿表现为非压陷性水肿。根据水肿的程度，可以分为：

(1)轻度：仅见于眼睑、眶下软组织、胫骨前、踝部皮下组织，指压后可见组织轻度凹陷，回复较快。

(2)中度：全身组织均有可见性水肿，指压后可见明显的组织凹陷，回复缓慢。

(3)重度：全身组织明显水肿，尤其身体下垂部位水肿严重，皮肤紧张发亮，甚至有液体渗出。此外,胸腔、腹腔浆膜腔内可见积液。

8.皮下结节 检查时应注意大小、硬度、部位、活动度,有无压痛等。临床上常见的结节有:

(1)风湿小结:位于关节附近,长骨骺端,圆形质硬,无压痛。

(2)猪绦虫囊蚴结节:位于皮下肌肉表层,豆状硬韧小结,可推动,无压痛。

(3)Osler 小结:存在于指尖、足趾、大小鱼际肌腱处的紫色或粉红色且如豌豆大的痛性的小结,见于感染性心肌炎。

(4)皮下结节:如沿末梢动脉分布,可为结节性多动脉炎。

9.瘢痕 是指皮肤外伤或病变愈合后新生结缔组织增生的斑块。外伤、感染、手术后皆可在皮肤上遗留瘢痕,为曾患过某些疾病或接受过某种手术的证据或标记。如摔伤后瘢痕常在额面部或四肢关节处。颈淋巴结结核患者常在颈部遗留瘢痕。手术后在切口部位有愈合瘢痕等。

10.毛发 颜色、曲直可因种族而不同,健康人毛发多少不一,一般男性体毛较多,阴毛分布呈菱形,以耻骨部最宽,上方尖端可达脐部,下方尖部可延至肛门前方。女性阴毛多呈倒三角形分布,体毛较少。生理情况下毛发的多少、分布与颜色可随年龄发生变化,一般自中年以后由于毛发根部的血运减少和细胞代谢功能减退,头发可逐渐减少或色素脱失,形成秃顶或苍白。另外,遗传、营养情况和精神状态都可使头发发生改变。病理性毛发脱落常见的原因有:

(1)头部皮肤疾病:如脂溢性皮炎、螨虫寄生,呈不规则脱发,但以顶部为著。

(2)神经营养障碍:如斑秃,脱发多为圆形,范围大小不等,发病突然,可以再生。

(3)某些发热性疾病后:如肠伤寒。

(4)某些内分泌疾患:如甲状腺功能低下及垂体前叶功能减退。

(5)理化因素性脱发:如过量的放射线影响,某些抗癌药物,如环磷酰胺等。

(6)毛发异常增多:常见于肾上腺皮质功能亢进或长期使用肾上腺皮质激素,女性受检者除一般体毛增多外,还可生长胡须。阴毛过早出现为性早熟的标志,无阴毛者则提示有内分泌功能障碍。

八、眼的检查

眼是视觉器官。眼的检查包括四个部分:外眼、眼前节、内眼和视功能检查。

(一)检查内容

1.眼眉 正常人眼眉内侧与中间部分较浓密,外侧部分较稀疏。

2.眼睑 观察眼睑有无下垂、浮肿、瘀血、硬结、瘢痕。睑缘有无内、外翻。睫毛生长方向、根部有无脓痂、溃疡。双侧睑裂是否对称,闭合功能是否正常等。

3.泪器 包括泪腺和泪道两部分。泪道又包括泪点、泪水管、泪囊、鼻泪管等。检查时注意泪点位置有无闭塞,泪囊有无红肿、压痛、瘘管及隆起,压挤泪囊有无分泌物溢出,泪腺能否触及,有无压痛及肿块。

4.结膜 分为睑结膜、穹窿部结膜和球结膜三部分。观察其颜色,表面是否光滑,有无充血、水肿、乳头肥大、滤泡增生、瘢痕形成,有无溃疡、睑球粘连、新生物及异物等。

5.眼球 正常时两眼直视前方,角膜位于睑裂中央,高低相同。检查时应注意眼球的位置、外形、运动、压力等。

6.巩膜 巩膜正常为瓷白色、不透明。检查时应注意其颜色,有无黄染结节、充血及压痛。

7.虹膜 虹膜表面有高低不平的虹膜纹理,中央有一圆孔为瞳孔。应注意其纹理、颜色,有无前、后粘连,缺损、裂孔等。

8.角膜 检查时应注意角膜的透明度、大小,是否光滑、有无新生血管、混浊及知觉是否正常、角膜后有无沉着物。

9.瞳孔 正常成人瞳孔在自然弥散光线下直径3~5毫米。检查应注意双侧瞳孔是否等大、等圆,位置是否居中,边缘是否整齐及对光、集合反射等。

(1)对光反射:用光直接照射眼球,该眼瞳孔缩小为直接对光反射,而另一眼瞳孔也缩小则称为间接对光反射。

(2)集合反射:嘱受检者注视1m以外的目标(手指),然后将目标逐渐移近眼球(距眼球约10厘米处),正常人此时瞳孔缩小,双眼球内聚,称为集合反射。由于视物由远至近,也同时伴有晶状体调节,三者又统称为近反射。有些教科书曾将上述检查时瞳孔逐渐缩小称为调节反射。双眼球同时内聚,称辐辏反射。

10.视功能检查(见上节)。

(二)检查方法

1.检查顺序　应按由外向内,先右后左的顺序进行。

2.睑结膜的检查方法　检查上睑结膜时应翻转眼睑,嘱受检查者下视,以拇指和示指捏住上睑中部的边缘,轻轻向前下方牵拉,并以示指压迫睑板上方,与拇指配合将睑缘向上捻转即可将眼睑翻开。翻眼睑时动作要轻巧、柔和,以免引起被检查者流泪和痛苦。

3.球结膜的检查方法　用拇指和示指将上、下睑分开,嘱受检者向上、下、左、右各方向转动眼球来观察球结膜的颜色变化。

4.角膜的检查　角膜透明度一般用手电筒从内(外)眦侧斜照,利用侧面来的光线观察更清楚。角膜知觉的检查:用消毒棉签上抽出的纤维,用其尖端从角膜的外侧面触及角膜,勿触及眼睑及睫毛。如立即引起反射性瞬目,说明角膜知觉正常。

5.眼球运动(即检查六条眼外肌的运动功能)的检查　医生置目标物(手指尖或棉签)于被检查者眼前30~40厘米处,嘱被检查者固定头部,眼球随目标方向移动,一般按左→左上→左下,右→右上→右下6个方向和顺序进行。

(三)临床意义

1.眼眉外1/3过于稀疏见于黏液性水肿和垂体前叶功能减退症,脱落应考虑麻风病。

2.眼睑水肿常见于肾炎、肝炎、贫血、血管神经性水肿。睑内翻多见于沙眼形成的疤痕。睑外翻多见于颜面皮肤外伤形成疤痕。倒睫可为沙眼、睑缘炎、外伤、烧伤导致睫毛囊疤痕性收缩,睫毛乱生等。闭合功能障碍见于面神经麻痹、严重睑外伤、甲状腺功能亢进、昏迷的病人。上睑下垂可见于先天性、动眼神经麻痹性、肌源性上睑下垂。

3.泪点有黏液或脓性分泌物溢出为慢性泪囊炎。泪道狭窄或阻塞见于外伤、异物或炎症。

4.结膜苍白见于贫血。充血多见于结膜炎症。有丘状滤泡常见于沙眼。有假膜且不易除去为白喉杆菌所致,有假膜且易除去多见于化学烧伤、链球菌所致结膜炎。

5.两眼球不在同一水平线上,见于眼眶底骨折,常引起复视。眼球突起见于甲状腺功能亢进或眼内占位性病变。眼球内陷见于严重脱水、眼内压降低。眼球震颤见于小脑疾病、前庭神经核病变、中耳与内耳疾病。斜视多由脑炎、脑血管病变、脑肿瘤引起。眼压升高多见于青光眼。

6.巩膜黄染常见于黄疸型、病毒性肝炎,钩端螺旋体病,胆总管结石。

7.角膜干燥或软化多见于婴幼儿营养不良、维生素 A 缺乏等。角膜周围新生血管为严重砂眼或维生素 B2 缺乏。角膜边缘黄色或棕褐色色素环见于肝豆状核变性。角膜知觉减退或消失见于病毒性角膜炎或三叉神经损害。

8.虹膜纹理消失见于炎症、水肿。有裂孔见于虹膜后粘连、外伤、先天性虹膜缺损等。

9.瞳孔呈椭圆形改变可见于青光眼或眼内肿瘤时。虹膜粘连时形状不规则。瞳孔缩小,病理情况下见于虹膜炎症、有机磷农药中毒、吗啡、毛果芸香碱等药物反应。瞳孔扩大,见于外伤,青光眼绝对期、视神经萎缩、阿托品类药物反应。若双侧瞳孔散大且光反应消失为濒死的表现。瞳孔大小不等,提示颅内有病变,如脑外伤、脑肿瘤、脑疝等。伴光反射消失、神志不清,见于中脑功能损害。光反射迟钝或消失见于昏迷病人。集合反射消失见于动眼神经功能损害、睫状肌和双眼内直肌麻痹。

九、淋巴结检查

淋巴结分布在全身,体检时只能检查身体各部表浅的淋巴结。正常人表浅淋巴结很小,直径多为 0.2~0.5 厘米,质地柔软,表面光滑,无粘连,多不易触及,亦无压痛。

(一)淋巴结分布

浅表淋巴结呈组群分布,一个组群的淋巴结收集一定区域内的淋巴液,局部炎症或肿瘤往往引起以上这些相应区域的淋巴结肿大。颈部全身常见的淋巴结群有:浅表淋巴结群如图(见图 3–4)。

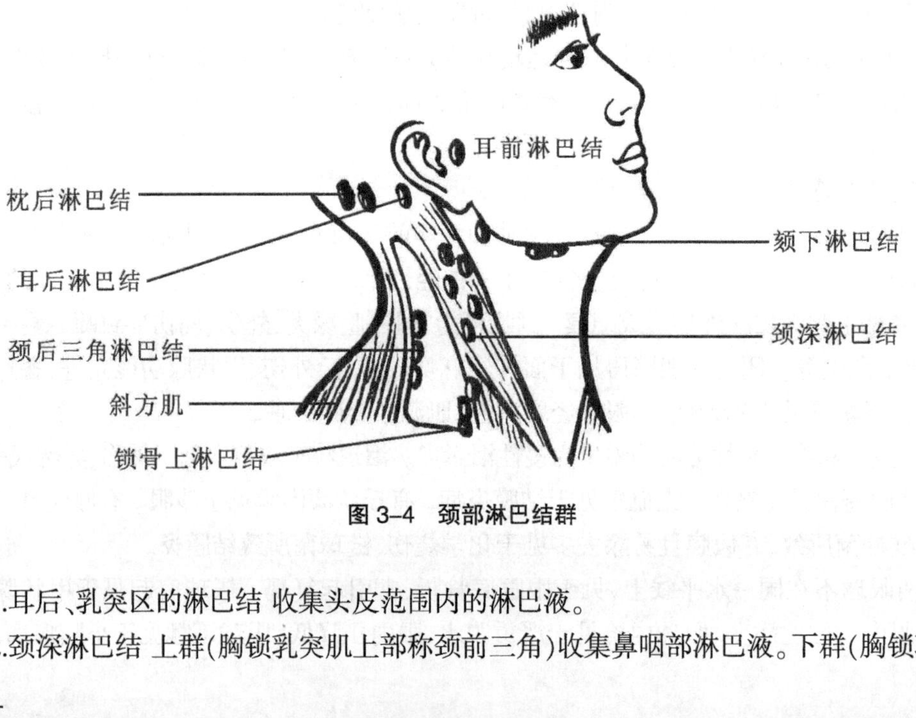

图 3–4 颈部淋巴结群

1.耳后、乳突区的淋巴结 收集头皮范围内的淋巴液。

2.颈深淋巴结 上群(胸锁乳突肌上部称颈前三角)收集鼻咽部淋巴液。下群(胸锁乳突肌下部称颈后三角)收集咽喉、气管、甲状腺等处的淋巴液。

3.锁骨上淋巴结群 左侧收集食管、胃等器官的淋巴液。右侧多收集气管、胸膜、肺等处的淋巴液。

4.颌下淋巴结群 收集口底、颊黏膜、牙龈等处的淋巴液。

5.颏下淋巴结 收集颏下三角区内组织、唇和舌部的淋巴液。

6.腋窝部淋巴结群 收集躯干上部、乳腺、胸壁等处的淋巴液。

7.腹股沟淋巴结群 收集下肢及会阴部的淋巴液。

8.腘窝淋巴结群 收集小腿及脚部的淋巴液。

(二)检查顺序

检查浅表淋巴结时要按一定的顺序,才不致发生遗漏。一般检查顺序:耳前→耳后→乳突区→枕骨下区→颈后三角→颈前三角→锁骨上窝→腋窝→滑车上→腹股沟→腘窝等。

(三)检查内容

有淋巴结肿大时,应注意其部位、大小、数目、硬度、压痛、活动度,有无粘连,局部皮肤有无红肿、疤痕、瘘管等。并同时注意寻找引起淋巴结肿大的原发病灶。

(四)检查方法

1.检查颈部淋巴结时,医生站在被检查者背后,手指紧贴检查部位,由浅入深进行滑动触诊。触诊时让被检查者头稍低并偏向检查侧,以使皮肤或肌肉松弛,便于触诊。

2.检查锁骨上窝淋巴结时,让被检查者取坐位或卧位,头部稍向前屈,用双手进行触诊,左手触诊右侧,右手触左侧,由浅部逐渐触摸至锁骨后深部。

3.检查腋窝淋巴结时,应以手扶被检查者前臂稍外展,医师以右手检查左侧,以左手检查右侧,触诊时由浅入深,直达腋窝顶部。

4.检查滑车上淋巴结时,左(右)手扶托被检查者左(右)前臂,以右(左)手向滑车上部,由浅入深地进行触摸。

(五)临床意义

1.局限性淋巴结肿大

(1)非特异性淋巴结炎:由引流区域的急、慢性炎症引起,如化脓性扁桃体炎、急性咽炎、牙周炎、鼻炎等可引起颈部淋巴结肿大,急慢性中耳炎可引起耳后淋巴结肿大等。

(2)淋巴结结核:常发生于血管周围,一般为多发性,质地稍硬,大小不等,亦可发生相互粘连或与周围组织粘连,如有干酪样坏死,可触及波动感。亦可形成瘘管或瘢痕。

(3)恶性肿瘤淋巴结转移:淋巴结质地坚硬,或有橡皮样感,表面可光滑或突起,与周围组织粘连,不易推动,一般无压痛。胸部肿瘤可向右侧锁骨上窝或腋窝淋巴结群转移。胃癌多向左侧锁骨上窝淋巴结群转移。

2.全身性淋巴结肿大 全身多处淋巴结肿大,大小不等,无粘连,无压痛。见于急、慢性淋巴结炎,淋巴瘤,传染性单核细胞增多症,各型急、慢性白血病等。

十、肺和胸膜检查

肺和胸膜检查应按先视诊后触诊、叩诊和听诊的顺序进行。

(一)视诊

1.视诊内容

1)呼吸运动

(1)呼吸类型:以胸部运动为主的呼吸称为胸式呼吸。以腹部运动为主的呼吸称为腹式呼吸。这两种呼吸运动多同时进行,以其中一种呼吸运动为主。男性及儿童以腹式呼吸为主,成年女性以胸式呼吸为主。

(2)呼吸困难:与呼吸困难相关的有过度呼吸、呼吸急促、端坐呼吸。对于呼吸系统疾病引起的呼吸困难,应注意区别是呼气性呼吸困难还是吸气性呼吸困难。上呼吸道部分阻塞患者,因气流不能顺利进入肺,所以当吸气时呼吸肌收缩,造成肺内负压极度增高,引起胸骨上窝、锁骨上窝及肋间隙向内凹陷,称为“三凹征”。

2)呼吸的频率、节律及深度

(1)频率:正常成人平静状态下的呼吸频率为16~18次/分。新生儿约44次/分,随着年龄的增长而减少。

(2)深度:正常人呼吸深浅度适中。

(3)节律:正常成年人在静息状态下,呼吸的节律是均匀、整齐的。在病理状态下,呼吸的节律可有周期性的变化。常见的呼吸节律改变有 ①潮式呼吸又称陈-施氏呼吸:其特点为呼吸逐渐由浅慢变深快,继之由深快变浅慢,直至呼吸暂停,然后再重复以上变化的周期性呼吸。形式似海潮涨退,故称为潮式呼吸;②间停呼吸又称Biots呼吸:表现为有规律的呼吸几次后突然停止呼吸,间隔一段时间后又开始呼吸,即周而复始的间断呼吸。部分间停呼吸可有深浅及节律的不规则改变。以上两种周期性呼吸节律变化的机制是由于呼吸中枢的兴奋性降低,使调节呼吸的反馈系统失常所致。只有缺氧及二氧化碳潴留达到一定程度时,才能刺激呼吸中枢兴奋,使呼吸恢复和加强。当积聚的二氧化碳呼出后,呼吸中枢失去兴奋性,呼吸再次减弱进而暂停,形成周期性呼吸;③叹息样呼吸:在正常的呼吸基础上间隔一段时间后插入一次深大呼吸,类似叹气样。其后自觉症状减轻或消失,转移其注意力可使深大呼吸消失,多为功能性改变;④抑制性呼吸:在吸气过程中因胸部剧痛而突然中断或呈断续的呼吸运动,受检者呼吸浅而快,不敢作深呼吸和咳嗽,吸气过程中常突然暂停吸气而改为节段性或浅而速的吸气。

2.视诊方法 视诊时被检查者一般取坐位或仰卧位,充分暴露胸部。室内光线充足,温度适宜。

3.临床意义

(1)呼吸形式的改变:肺炎、胸膜炎、严重肺结核、肋骨骨折等胸部疾患,可使胸式呼吸减弱,而腹式呼吸增强。在腹膜炎、大量腹水、肝脾极度肿大、腹腔内巨大肿瘤及晚期妊娠时,由于膈肌运动受限,腹式呼吸减弱而变为胸式呼吸。

(2)呼吸困难:①呼气性呼吸困难多由下呼吸道阻塞引起,如支气管哮喘、慢性阻塞性肺气肿等;②吸气性呼吸困难多由上呼吸道病变阻碍气流进入肺内所致。如喉及气管的炎症、水肿、肿瘤、异物等,可引起呼吸道狭窄或梗阻而产生吸气性呼吸困难。

(3)呼吸频率的改变:成人呼吸次数超过24次/分为呼吸过速,见于发热、疼痛、贫血、甲状腺机能亢进及心力衰竭等。呼吸频率低于 12 次/分，称呼吸过缓，可见于颅内压增高、镇静剂过量等。

(4)呼吸深浅度的改变：呼吸浅快见于呼吸肌麻痹、严重鼓肠、腹水和肥胖等，也见于肺部疾病，如肺炎、胸膜炎、胸腔积液和气胸等。呼吸深快见于剧烈运动、情绪激动、过度紧张等。深而慢的呼吸见于严重代谢性酸中毒，如糖尿病酮症酸中毒、尿毒症酸中毒等，此种深长的呼吸称为 Kussmaul 呼吸。表浅而缓慢的呼吸可见于休克、昏迷、脑膜炎等。

(5)呼吸节律的改变：①潮式呼吸多发生于中枢神经系统疾病，如脑炎、脑膜炎、颅内压增高及某些中毒，如糖尿病酮症酸中毒、巴比妥中毒等；②间停呼吸较潮式呼吸更为严重，多在呼吸终止前出现，预后不良。另外，某些老年人熟睡时也可出现潮式呼吸，多为脑动脉硬化、中枢神经供血不足所致。也有部分人睡眠时出现呼吸暂停，为睡眠呼吸暂停综合征。其原因可以是中枢性的，也可以是上呼吸道梗阻所致；③叹息样呼吸见于神经衰弱、抑郁或精神紧张者；④抑制性呼吸常见于急性胸膜炎、胸膜肿瘤、肋骨骨折及胸背部外伤等。

(二)触诊

1.触诊内容

(1)胸廓扩张度：即呼吸时的胸廓动度，于胸廓前下部检查较易获得，因该处胸廓呼吸时动度较大。

(2)触觉语颤：为被检查者发出语音时，声波起源于喉部，沿气管、支气管及肺泡，传到胸壁所引起共鸣的振动，可由检查者的手触及，故又称触觉震颤。根据其振动的增强或减弱，可判断胸内病变的性质。

(3)胸膜摩擦感：指当急性胸膜炎时，因纤维蛋白沉着于两层胸膜，使其表面变为粗糙，呼吸时脏层和壁层胸膜相互摩擦，可由检查者的手感觉到，故称为胸膜摩擦感。通常于呼、吸两相均可触及，但有时只能在吸气相末触到，有如皮革相互摩擦的感觉。该征象常于胸廓的下前侧部触及，因该处为呼吸时胸廓动度最大的区域。

2.检查方法

(1)胸廓扩张度：将两手五指分置于两侧胸廓的对称部位上，两手拇指尖分置于前正中线两侧，手掌及其余的手指置于前侧胸壁，嘱患者做深呼吸运动，比较两侧胸廓动度是否一致。

(2)触觉语颤：将两手掌或手掌尺侧缘平置于患者胸壁的对称部位，然后嘱患者用同等强度重复拉长发“yi”音，自上而下，从内到外比较两侧相同部位语颤是否相同。

(3)胸膜摩擦感：检查者双手分别置于腋前线第四、五肋间隙，双侧胸膜炎症时，渗出的纤维蛋白于脏、壁层胸膜沉积，使胸膜表面粗糙，呼吸时两层胸膜相互摩擦，触诊时可感觉到如皮革相互摩擦的感觉，称为胸膜摩擦感。该体征在患侧的腋中线、腋下部最为清晰。

3.临床意义

1)胸廓扩张度

(1)一侧胸廓扩张度受限　见于一侧胸腔积液、气胸、胸膜增厚和肺不张等。

(2)两侧的胸廓扩张度均减弱　见于老年人和肺气肿患者。

2)触觉语颤

(1)触觉语颤增强常见于①肺组织炎性实变：如肺炎、肺梗死、重症肺结核等；②压迫性肺不张如胸水引起的肺不张；③靠近胸壁的肺组织有大空洞时，常见于结核空洞、肺脓肿等疾病。

(2)触觉语颤减弱或消失见于①胸膜肥厚、大量气胸和胸腔积液；②肺泡内含气过多，如肺气肿；③支气管阻塞，如阻塞性肺不张；④胸壁皮下气肿；⑤胸膜高度增厚粘连。

(3)胸膜摩擦感　可见于结核性胸膜炎、肺炎、肺梗死、尿毒症等。当出现胸腔积液时，两层胸膜分离，胸膜摩擦感消失。在积液吸收过程中摩擦感可再次出现。

(三)叩诊

叩诊是根据胸廓、肺组织的物理特性，叩击时产生的不同音响，用以判断肺部有无病变及其性质。

1.叩诊内容

1)正常胸部叩诊：正常胸部(心脏、肝脏浊音界以外)叩诊音为清音，其音响强弱和高低与肺的含气量的多寡、胸壁的厚薄以及邻近器官的影响有关。由于肺上叶的体积较下叶小，含气量较少，且上胸部的肌肉较厚，故前胸上部较下部叩诊音相对稍浊。因右肺上叶较左肺为小，且惯用右手者右侧胸大肌较左侧为厚，故右肺上部叩诊音亦相对稍浊。由于背部的肌肉、骨骼层次较多，故背部的叩诊音较前胸部稍浊。右侧腋下部因受肝的影响叩诊音稍浊，而左侧腋前线下方有胃泡的存在，故叩诊呈鼓音，又称 Traube′s 鼓音区。

2)肺界的叩诊

(1)肺上界：即肺尖的宽度，一般为 4~6 厘米。其内侧为颈肌，外侧为肩胛带。

(2)肺前界：正常肺前界左缘相当于心脏的绝对浊音界，右肺前界沿胸骨右缘。

(3)肺下界：正常人的肺下界，在锁骨中线为第 6 肋间隙，腋中线为第 8 肋间隙，肩胛线为第 10 肋间隙。两侧肺下界大致相同，左锁骨中线处因有胃泡鼓音区，可有变动。肥胖者、消瘦者的肺下界可分别上、下移动一肋间隙。

3)肺下界移动度　肺下界在呼吸时有一定的移动范围，称为肺下界移动度，一般为 6~8 厘米。

2.检查方法

1)直接叩诊：检查者用中指掌侧或将手指并拢以指尖对胸壁进行叩击，从而判断不同部位叩诊音的变化。

2)间接叩诊：是检查肺脏最常用的叩诊方法。

3)胸部间接叩诊的步骤。

(1)让患者取坐位或仰卧位，均匀呼吸，放松肌肉。

(2)叩诊时板指平置于肋间隙并与肋骨平行。叩诊肩胛间区时，板指与脊柱平行。常以左手中指第 1 和第 2 指节作为板指，置于被叩部位，右手中指的指端以垂直方向叩击板指，主要以腕关节的运动完成叩诊动作。

(3)叩击速度应短而快，力量要适中、均匀，叩击后右手中指迅速抬起，每次叩击 2~3 下。

(4)检查前胸部时，胸部挺直，自锁骨上窝开始，然后自第一肋间隙自上而下逐一肋间隙叩诊。

(5)叩诊侧胸部时，患者上臂抬至头部，自腋窝开始叩诊，向下至肋缘为止。

(6)叩诊背部时,患者头稍低,交叉抱肘,上身前倾,自肺尖开始,叩出肺尖峡部宽度后,向下逐一肋间隙叩诊,至肺底叩出膈肌动度范围。从右到左、从上到下、逐渐进行全胸叩诊。

4)肺界的叩诊

(1)肺上界:自斜方肌前缘中央开始叩诊,此处为清音,然后向外侧叩诊,当叩诊音为浊音时,作一标记,转向内侧叩诊,至浊音为止。此清音带的长度即为肺尖的宽度,正常为4~6厘米,又称Kronig峡。因右侧肺尖位置较低,且右侧肌肉较发达,故右侧较左侧稍窄。

(2)肺下界:在平静呼吸状态下,沿胸部体表,分别于锁骨中线、腋中线和肩胛下角线自上而下进行叩诊,当清音转为浊音时此点为肺下缘。连接叩出的各点即为肺下界。

(3)肺下界移动范围:在平静呼吸状态下叩出肺下界,再嘱被检者深吸气后屏住气,重新叩出肺下界作一标记。然后深呼气后屏住气,再叩出肺下界作一标记。此两标记之间的距离即为肺下界移动度。正常人肺下缘移动范围为6~8厘米。

3.临床意义

1)异常叩诊音:正常肺的清音区范围内,如出现浊音、实音、过清音或鼓音时则为异常叩诊音。

(1)叩诊浊音或实音的疾病:肺部大面积含气量减少的病变,如肺炎、肺不张、肺结核、肺梗死、肺水肿及肺硬化等。肺内不含气的占位病变,如肺肿瘤、肺包虫或囊虫病、未液化的肺脓肿等。以及胸腔积液、胸膜增厚等病变。

(2)叩诊呈过清音的疾病:肺张力减弱而含气量增多时,如肺气肿等。

(3)叩诊呈鼓音的疾病:肺内空腔性病变如其腔径大于3~4厘米,且靠近胸壁时,如空洞型肺结核、液化了的肺脓肿和肺囊肿等。胸膜腔积气,如气胸时,叩诊亦可为鼓音。

(4)叩诊呈空瓮音的疾病:若空洞巨大,位置表浅且腔壁光滑或张力性气胸的患者,叩诊时局部虽呈鼓音,但因具有金属性回响,故又称为空瓮音。

5)叩诊呈浊鼓音的疾病:当肺泡壁松弛,肺泡含气量减少的情况下,如肺不张、肺炎充血期或消散期、肺水肿等,局部叩诊时可呈现一种兼有浊音和鼓音特点的混合性叩诊音,称之为浊鼓音。

2)肺界的改变

(1)肺上界:变窄常见于肺结核,增宽见于肺气肿。

(2)肺下界:降低见于肺气肿。上升见于胸腔积液、肺不张、腹水、肝脾肿大、腹腔内巨大肿瘤等。

(3)肺前界:扩大见于心脏扩大、心包积液、主动脉瘤时。双肺前界浊音区缩小见于肺气肿。

(4)肺下界移动度:减小见于肺组织弹性减小,如肺气肿、肺组织萎缩、肺不张和肺纤维化以及肺组织炎症、水肿等。不易叩出见于大量积气、胸腔积液、胸膜广泛增厚粘连等。

(四)听诊

是肺部检查中最基本、最重要的方法之一,对于肺部疾病的诊断有重要意义。

1.听诊内容

1)正常呼吸音:正常人胸部听诊可听到气管呼吸音、支气管呼吸音、肺泡呼吸音和支气管肺泡呼吸音。听诊时要注意呼吸音的响度、音调、呼吸时相的长短及呼吸音的性质等。

(1)气管呼吸音:是空气进出气管所发出的声音。①听诊特点:粗糙而又响亮,音调较高,吸气与呼气相几乎相等;②听诊部位:于胸外气管上面可闻及。

(2)支气管呼吸音:为吸入的气体在声门、气管或主支气管形成湍流所产生的声音。①听诊特点:支气管呼吸音类似将舌尖抬高而呼气时发出的"哈"音。该呼吸音呼气音响较吸气音响强且音调高、时相长;②听诊部位:喉部、胸骨上窝、背部第6、7颈椎及第1、2胸椎附近。

(3)肺泡呼吸音:是由于吸气时气流进入肺泡,冲击肺泡壁,使肺泡由弛缓变为紧张状态,呼气时肺泡由紧张变为松弛。肺泡弹性的变化和气流的振动产生肺泡呼吸音。①听诊特点:为一种叹息样、柔和的吹风样"夫"音,音调相对较低。吸气时音响强、音调高、时相长。呼气时音响较弱、音调较低、时相较短。一般在呼气终止前呼气音即先消失;②听诊部位:正常人除支气管呼吸音和支气管肺泡呼吸音听诊区域外其余肺部均为肺泡呼吸音。以乳房下部及肩胛下区最强,其次为腋窝下部,肺尖及肺下缘较弱。

(4)支气管肺泡呼吸音:支气管肺泡呼吸音也称混合性呼吸音,为支气管呼吸音和肺泡呼吸音的混合音。①听诊特点:支气管肺泡呼吸音的性质介于前两种呼吸音之间,吸气音的性质与肺泡呼吸音的性质相似,但音响较强,音调较高。而呼气音的性质近似支气管呼吸音,但音响较弱,音调稍低,管样性质少些和呼气时相短些。其吸气时相与呼气时相大致相等。②听诊部位:为胸骨角附近,背部第3、4胸椎水平、肩胛间区,有时在右肺尖也可闻及。

2)异常呼吸音

(1)异常肺泡呼吸音:①肺泡呼吸音减弱或消失　与进入肺泡内的气体流量减少或气流速度减慢及呼吸音传导障碍有关。可表现在两肺、一侧肺及局部肺组织;②肺泡呼吸音增强形成的机制与进入肺泡的气体流量增多或进入肺内气体流速加快有关; ③呼气音延长　当下呼吸道部分阻塞、痉挛、狭窄或肺组织弹性减退时,气流呼出受阻而造成呼气延长;④断续性呼吸音　也称齿轮呼吸音。由于肺内局部炎症或支气管狭窄,使空气不能均匀地进入肺泡所致;⑤粗糙性呼吸音　为支气管黏膜轻度水肿或炎症浸润造成不光滑或狭窄,气流进出不畅形成。

(2)异常支气管呼吸音:在正常肺泡呼吸音的部位听到支气管呼吸音,即为异常支气管呼吸音,也称为管样呼吸音。

(3)异常支气管肺泡呼吸音:在正常肺泡呼吸音的部位听到支气管肺泡呼吸音,称为异常支气管肺泡呼吸音。当肺部实变区域较小且与正常含气肺组织混合存在,或肺实变部位较深、被正常肺组织覆盖时出现。

3)啰音:当气体通过狭窄、痉挛或含有分泌物的支气管和肺泡时所产生的声音称为啰音。它是伴随呼吸音的一种附加音。根据啰音的性质及发生机制的不同,可分为以下几种:

(1)干啰音:干啰音是由于气管、支气管或细支气管狭窄或部分阻塞,气流通过时发生湍流所产生的声音。气道狭窄的原因有黏膜肿胀、充血,管腔内有黏稠分泌物,支气管平滑肌痉挛,管腔内异物,管壁受压,管腔变窄等。①干啰音的听诊特点:吸气、呼气时均可听到,呼气时较清楚。性质不定,部位多变。短时间内其数量可增多或减少。咳嗽后,干啰音可增多、减少、消失或出现;②干啰音的分类:A.低调干啰音又称鼾音　是一种粗糙、低调而响亮的干啰音,多发生于气管或主支气管,其基因频率约为100~200赫兹,与睡眠时的"打鼾"声音类似。

B.高调干啰音又称哨笛音　类似吹笛或射箭时发出的声音。多发生于较小的支气管或细支气管。音调高,其基因频率可达500赫兹以上。C.哮鸣音　为一种吸气短、呼气长、高音调的声音,是小支气管狭窄的体征。

(2)湿啰音:湿啰音即水泡音,是由于支气管内或空洞内有较稀薄的液体,呼吸时气流通过形成水泡并破裂而产生的声音,故又称水泡音。①湿啰音听诊特点:吸气与呼气早期均可听到,以吸气末较清楚;多样性,大、中、小水泡音常同时存在;易变性小,部位较恒定;咳嗽后可减弱或消失;②湿啰音的分类:湿啰音因其出现部位的不同和支气管管径的大小不同,可分为:A.大水泡音(又称粗湿啰音)发生于气管、主支气管或空洞部位,多在吸气早期出现。多由于患者因无力排出气道内的分泌物或因轻度炎症引起气管、支气管内分泌物增加所致。于气管处可闻及大水泡音,有时不用听诊器也可听到,称为痰鸣音。B.中水泡音(又称中湿啰音)性状介于大、小水泡音之间,发生于中等大小的支气管内。C.小水泡音(又称细湿啰音)发生于小支气管或肺泡内,多在吸气末听到。D.捻发音　捻发音是一种极细且均匀一致的湿啰音。声音类似在耳边捻头发时的声音。其产生的机制为含有少量液体而相互粘合的细支气管和肺泡壁,在吸气时被气流冲开而产生的音响。常见于早期肺结核及肺炎、肺瘀血、肺泡炎等。老年人及长期卧床患者,因肺部膨胀力减退,也可在肺底部出现捻发音,但在深呼吸或咳嗽后可消失,一般无特殊临床意义。

4)语音共振:被检查者用平常说话的声音强度重复发“yi”长音,喉部发音产生的振动经气管、支气管、肺泡传到胸壁,用听诊器听及,即为语音共振。

正常情况下,听到的语音共振言词并非响亮清晰,音节亦含糊难辨。正常人语音共振在胸骨上窝及肩胛间区最清楚,肺底较弱。听诊还要注意有无以下四种异常语音:

(1)支气管语音:为语音共振的强度和清晰度均增加。

(2)胸语音:是一种更强、更响亮和较近耳的支气管语音,言词清晰可辨,容易听及。

(3)羊鸣音:不仅语音的强度增加,而且其性质发生改变,带有鼻音性质,颇似“羊叫声”。嘱被检查者说“yi-yi-yi”,往往听到的是“a-a-a”,则提示有羊鸣音的存在。

(4)耳语音:被检查者用耳语声调发“yi、yi、yi”音,在胸壁上听诊时,如能清楚地听到增强的,音调较高的语音即为耳语音。

5)胸膜摩擦音:当胸膜面由于炎症、纤维素渗出而变得粗糙时,随着呼吸便可出现胸膜摩擦音。其颇似用一手掩耳,以另一手指在其手背上摩擦时所听到的声音,有的则似握雪或踏雪时的声音。通常于吸气、呼气两相均可听到,以吸气末呼气初较为明显。

6)硬币叩击征:正常人硬币叩击征为阴性。

2.检查方法

(1)肺部听诊:可采取坐位或卧位。听诊一般由肺尖开始,自上而下,由前胸到两侧胸部和背部,并且要左右对比。听诊时,应作平静呼吸,必要时深呼吸或咳嗽几声后立即听诊,以便听取呼吸音和附加音的改变。

(2)语音共振:嘱被检查者用平常说话的声音强度发“yi-yi-yi”长音,检查者用听诊器在胸壁上听诊,听诊时注意双肺对称部位相对比。

(3)耳语音:嘱被检查者用耳语声调发“yi、yi、yi”音,检查者用听诊器在胸壁上听诊,听诊时注意双肺对称部位相对比。

(4)胸膜摩擦音:检查者用听诊器在双侧前、侧下胸壁听诊,听诊时注意双肺对称部位对比。

(5)硬币叩击音:由助手将一硬币平置于患者的一侧前胸壁中部,用另一硬币叩击之,在患者背部的相应部位进行听诊,如听到一种带有金属音调的鼓音时,称为硬币叩击征阳性。

3.临床意义

1)异常呼吸音

(1)异常肺泡呼吸音:①肺泡呼吸音减弱或消失常见于胸廓活动受限、呼吸肌疾病、支气管阻塞、压迫性肺膨胀不全和腹部疾病等;②肺泡呼吸音增强常在机体需氧量增加、缺氧或血液酸度增高时出现,也见于一侧胸肺病变,健侧肺代偿性呼吸音增强;③呼气音延长见于下呼吸道部分阻塞、痉挛或狭窄,如支气管哮喘等。或由于肺组织弹性减退,如慢性阻塞性肺气肿等;④断续性呼吸音见于肺结核和肺炎等;⑤粗糙性呼吸音见于支气管或肺部炎症的早期。

(2)异常支气管呼吸音:当肺组织实变、肺内大空腔、压迫性肺不张时,在病变部位的肺部可听到异常支气管呼吸音。

(3)异常支气管肺泡呼吸音:见于支气管肺炎、肺结核、大叶性肺炎初期,也可在胸腔积液上方肺膨胀不全的区域听到。

(4)硬币叩击征为阳性:见于气胸患者。

2)啰音

(1)干啰音:干啰音常是支气管病变的表现,常分为:①鼾音　见于上呼吸道感染或气管炎等;②哨笛音　见于支气管哮喘发作等;③哮鸣音　常见于支气管哮喘等疾病;④全肺听到干啰音,可见于慢性支气管炎、支气管哮喘、肺气肿及心源性哮喘等;⑤局部出现干啰音,可见于支气管内膜结核、早期肺癌等。

(2)湿啰音:湿啰音常为肺部病变征象,常分为:①大水泡音　见于支气管扩张、肺水肿、肺结核、肺脓肿空洞或昏迷、高度衰竭或濒死患者;②中水泡音　见于支气管炎、支气管肺炎等;③小水泡音　见于毛细支气管、支气管肺炎、肺淤血及肺梗死等;④捻发音　见于支气管肺炎早期、肺淤血等;⑤局限性湿啰音　常提示局部病变如肺炎、肺结核、支气管扩张等;⑥靠近肺边缘部出现大水泡音　常为肺空洞的征象,如肺结核、肺脓肿等;⑦两肺底的水泡音常见于支气管肺炎及心功能不全所致的肺瘀血等;⑧两肺满布湿啰音　可见于急性肺水肿、支气管肺炎等,提示肺部病变广泛。

3)语音共振:语音共振减弱与增强的意义与语颤相同。语音共振减弱见于支气管阻塞、胸腔积液、气胸、胸膜增厚、肺气肿等。语音共振性质的变化包括以下几种:

(1)支气管语音:常见于肺实变、压迫性肺不张等病变时,且常伴语音震颤增强,叩诊为浊音,并可听到支气管呼吸音。

(2)胸语音:见于大范围的肺实变区域,有时在支气管语音尚未出现之前即可听到。

(3)羊鸣音:常于中等量胸腔积液的上方肺受压的区域听到,也可在肺实变伴有少量胸腔积液的部位听到。

(4)耳语音:在肺实变时,可清楚地听到增强的音调较高的耳语音。故对早期诊断肺实变具有一定的价值。

4)胸膜摩擦音:胸膜摩擦音常发生于纤维素性胸膜炎、肺梗死、胸膜肿瘤及尿毒症等患者。

5)硬币叩击征:阳性见于气胸患者。

十一、心脏检查

心脏检查是全身检查的重要部分,包括心脏的视诊、触诊、叩诊、听诊等检查。

(一)视诊

1.视诊内容

1)心前区隆起与凹陷:正常人心前区(相当于心脏在前胸壁上的投影)与右侧相应部位对称,无异常隆起及凹陷。

2)心尖搏动:心脏收缩时,心尖冲击心前区胸壁对应部位,使局部组织向外隆起,心尖节律性的冲击形成心尖搏动。

(1)位置:正常人心尖搏动位于胸骨左缘第5肋间、锁骨中线内侧0.5~1厘米处。

(2)范围:其搏动范围直径约为2~2.5厘米。应注意心尖搏动的节律、强度、部位及性质。

2.检查方法

(1)被检查者取卧位或半坐位(头部和躯干适当抬高15~30度)。

(2)检查者站在受检者的右侧,视线与受检者胸廓同高,以便观察心前区异常搏动和隆起。

(3)视诊心尖搏动时,双眼稍高于胸廓,视线与心尖区呈切线位置观察,有助于发现搏动最强处。

3.注意事项

(1)最好在自然光线下进行视诊,光线来自被检查者的左侧,便于视诊。

(2)受检查者应充分暴露胸部,绝不可隔着衣服。

(3)检查者应全神贯注,一丝不苟地仔细检查。

4.临床意义

1)心前区的异常改变

(1)心前区隆起:某些先天或后天的原因导致心脏增大,尤其是右心室肥厚挤压胸廓时,可使正在发育中的左侧前胸壁向外隆起。

(2)心前区肋间隙饱满:大量心包积液时,心前区向外膨隆,外观显得饱满(特别是肋间隙)。

(3)胸骨右缘第二肋间或其附近有局部隆起:多为主动脉弓动脉瘤或升主动脉扩张所致,常伴有搏动。

(4)扁平胸:由于胸廓扁平,心脏受胸廓容积的限制,可导致假性心脏增大。

2)心尖搏动位置的改变

(1)心脏疾病:左心室增大时,心尖搏动向左下移位。右心室增大时,心尖搏动向左移位。左、右心室增大时,心尖搏动向左下移位,并可伴有心界向两侧扩大。右位心时,心尖搏动在胸骨右缘第5肋间与正常心尖搏动相对应的部位。

(2)胸部疾病:凡能使纵隔及气管移位的胸部疾病,均可致心尖搏动移位。如:一侧胸腔积液或积气,可将纵隔推向健侧,心尖搏动随之稍向健侧移位。一侧肺不张或胸膜粘连,纵隔向患侧移位,心尖搏动亦随之稍向患侧移动。侧卧位时,心尖搏动如无移位,提示心包纵隔胸膜粘连。胸廓或脊柱畸形时,心脏位置发生改变,心尖搏动亦相应变化。

(3)腹部疾病:大量腹水、腹腔巨大肿瘤等,使腹内压增高,横膈位置升高,心脏横位,可使心尖搏动位置上移。

(4)体位改变影响:正常仰卧时心尖搏动略上移。左侧卧位,心尖搏动向左移 2~3 厘米,右侧卧位可向右移 1.0~2.5 厘米。

3)心尖搏动强度及性质的改变

(1)心尖搏动增强:指心尖搏动强而有力,其范围直径大于 2.5 厘米。见于各种原因所致的左心室肥大(如高血压性心脏病、贫血性心脏病、风湿性二尖瓣关闭不全、主动脉瓣狭窄或关闭不全等)、甲状腺机能亢进、发热、贫血等。

(2)心尖搏动减弱:指心尖搏动微弱无力、范围小、甚至不能触及者。见于心包积液、肺气肿、左侧胸腔积液或气胸及严重休克时。心肌炎及心肌病,在急性心脏扩张时,心尖搏动减弱且较弥散。

(3)负性心尖搏动:指心脏收缩时心尖区胸壁内陷者。此现象又称 Broadbent 征。见于粘连性心包炎或心包与周围组织有广泛粘连时。在右心室明显肥大时,因心脏顺钟向转位,亦可出现。

4)心前区的异常搏动

(1)胸骨左缘第 2 肋间搏动:见于肺动脉扩张或正常青年人。

(2)搏动:在胸骨左缘第 3~4 肋间,多示右心室肥大。

(3)剑突下搏动:见于各种原因引起的右心室肥大,亦可见于腹主动脉瘤。鉴别方法:受检者深吸气,如搏动增强则为右室搏动,搏动减弱则为腹主动脉瘤。或检查者右手指平放于被检查者剑突下,指端指向剑突,从剑突下向上后方加压,如搏动冲击指尖且吸气时增强,则为右心室搏动。如搏动冲击掌面且吸气时减弱,则为腹主动脉瘤或主动脉腹部搏动。

(二)触诊

1.触诊内容 心脏触诊对确定心尖搏动的位置、范围和强弱,较视诊更为准确,不但可验证视诊检查的结果,还可发现视诊未能察觉的搏动、震颤及摩擦感等体征。

1)心尖搏动

(1)触诊感知心尖搏动冲击胸壁的部位,进一步确定心尖搏动的位置。

(2)触诊感知心尖搏动冲击胸壁的时间和范围,心尖搏动冲击胸壁的时间即心室收缩的开始,因而有助于确定第一心音。对确定心尖区抬举性搏动或心前区搏动更有价值。

抬举性心尖搏动指心尖搏动强而有力,向心前区冲击,呈抬举样。其范围增大,直径大于 2 厘米,用手指触诊时,可使指端抬起持续至第二心音开始。同时在胸骨下端左缘处可有收缩期胸壁软组织凹陷,形成与右心室肥厚时相反的"摇椅样"摆动。

2)震颤:又称"猫喘"。用手掌分别置于受检者的胸骨上窝、主动脉瓣区、肺动脉瓣区、胸骨左缘第 3、4、5 肋间、心尖区及甲状腺等部位,触到一种犹如猫呼吸时在其气管附近触摸到的感觉,即为震颤。

3)心包摩擦感:是在心前区触知的连续性震动感,与胸膜摩擦感相似。产生机制为心包

膜发生炎症时,渗出纤维蛋白,使其表面粗糙,心脏搏动时,壁层和脏层心包摩擦产生振动,胸壁触诊可感知。触诊特点:

(1)触诊部位在心前区,以胸骨左缘第4肋间明显。

(2)收缩期和舒张期均可触及,但收缩期更明显或更易触到。

(3)坐位前倾或呼气末明显。

(4)心包渗液较多时,摩擦感不易触到。

2.触诊方法

(1)检查者先用右手全手掌平贴于心前区然后逐渐缩小到手掌尺侧(小鱼际肌)或示指、中指及环指并拢,以指腹触诊。可先用手掌触诊心尖搏动,然后再用一个或两个手指指腹触诊心尖搏动,以便确定心尖搏动的准确位置和范围。

(2)手掌易发现震颤,检查震颤时常用手掌尺侧进行触诊。

(3)由于心脏搏动的突起冲动标志着收缩期的开始,可利用心尖搏动的触诊来判断震颤、心音及杂音出现的时期。

3.临床意义

1)心前区搏动:用以确定心尖搏动的位置、强弱和范围,较视诊更准确,尤其在看不清心尖搏动时,触诊显得更为重要。

2)抬举性心尖搏动:抬举性心尖搏动是左心室肥大的可靠体征。常见于:

(1)二尖瓣关闭不全。

(2)原发性或继发性心肌病及各种原因的心肌炎伴有左心室肥大时。

(3)先天性主动脉缩窄、动脉导管未闭、主-肺动脉隔缺损、主动脉窦动脉瘤。

(4)主动脉瓣狭窄、主动脉瓣关闭不全及高血压性心脏病等均可因左室肥大而产生心尖区抬举性搏动。

3)震颤:震颤多见于心脏瓣膜狭窄时,且大多数发生于有低音调舒张期杂音者。有时杂音不响亮或几乎听不到,但触诊时往往仍可触及震颤,因为人的听觉对低音调的声音不敏感,而触觉对低音调声音产生的震动较敏感。这时震颤比杂音的意义更大。根据出现的时期可分为收缩期震颤、舒张期震颤和连续性震颤。

4)心包摩擦感:常见于急性渗出性心包炎。

(三)叩诊

1.叩诊内容 确定心界,判定心脏大小、形状及其在胸腔内的位置。心脏为不含气器官,其心左右缘被肺遮盖的部分叩诊呈相对浊音,而不被肺遮盖的部分叩诊呈绝对浊音(实音)。叩心界是指叩诊心脏相对浊音界(见表3-2),因为相对浊音界反映心脏的实际大小。

2.叩诊方法

1)叩诊体位:嘱受检者仰卧位或坐位,检查者用间接叩诊法。左手中指紧贴于心前区拟叩诊的部位。当被检查者取坐位时板指应与肋间垂直。若被检查者为平卧位则板指紧贴肋间隙与肋骨平行。从肺向心脏方向叩诊。

2)叩诊力度:叩诊力度适中,根据受检者胖瘦采取适当力度叩诊,用力要均匀,过重与过轻叩诊均不能正确叩出心界大小。

表 3-2　正常心脏相对浊音界

右界(厘米)	肋间	左界(厘米)
2~3	Ⅱ	2~3
2~3	Ⅲ	3.5~4.5
3~4	Ⅳ	5~6
	Ⅴ	7~9

(左锁骨中线距胸骨中线为 8~10 厘米)

3)叩诊顺序:心脏叩诊的顺序是先叩左界,后叩右界,由下而上,由外向内叩诊。

4)心左界起始部位

(1)叩诊心脏左界时如能看到心尖搏动则自心尖搏动最强点外侧 2~3 厘米处(一般为第 5 肋间左锁骨中线稍外)开始,由外向内叩诊,当清音变为浊音时,用笔作一标记,并依次上移至第 2 肋间为止。

(2)如不能看到亦不能触及心尖搏动,则自左侧第 5 肋间锁骨中线外清音处,由外向内由清音变为浊音时,用笔作一标记,并依次上移至第 2 肋间为止。

5)心右界起始部位:叩诊心脏右界时,先叩出肝上界,由其上一肋间(通常为第 4 肋间)开始,由外向内进行叩诊,叩诊音由清音变为浊音时,作出标记,并依次上移至第 2 肋间为止。

6)心脏的相对浊音界:叩诊所作标记点的位置,即为心脏边界。它相当于心脏在前胸壁的投影,反映心脏的实际大小和形状,此界称为心脏的相对浊音界。用硬尺测量前正中线至各标记点的垂直距离,再测量左锁骨中线至前正中线的距离,以记录心脏浊音界的位置。正常人心脏左右相对浊音界与前正中线的平均距离。

7)心脏绝对浊音界:越过相对浊音界继续向内叩诊,叩诊音变为实音时,即为心脏不被肺遮盖区域的边界,此界为心脏绝对浊音界。

3.心浊音界改变的临床意义

(1)左心室增大:心浊音界向左下扩大,心腰加深近似直角,心浊音界呈靴形。因最常见于主动脉瓣关闭不全,故又称主动脉型心脏。也可见于高血压性心脏病。

(2)右心室增大:轻度增大时,只使心绝对浊音界增大,心相对浊音界叩诊不增大。显著增大时,相对浊音界向左右扩大,但因心脏长轴发生顺钟向转位,故向左增大较为明显。常见于肺心病、单纯二尖瓣狭窄等。

(3)双心室增大:心浊音界向两侧扩大,且左界向左下扩大,称普大型心脏。常见于扩张型心肌病、克山病、重症心肌炎、全心衰竭等。

(4)左心房增大:显著增大时,胸骨左缘第 3 肋间心浊音界向外扩大。

(5)左心房及肺动脉扩大:胸骨左缘第 2、3 肋间心浊音界向外扩大。心腰饱满或膨出,心浊音界如梨形,因常见于二尖瓣狭窄,故又称二尖瓣型心脏。

(6)主动脉扩张及升主动脉瘤:胸骨右缘第 1、2 肋间浊音区增宽,常伴有收缩期搏动。

(7)心包积液:坐位时心浊音界呈三角形(烧瓶形)。仰卧位时心底部浊音区增宽,这种随体位改变而变化的心浊音界是心包积液的典型体征。

(8)大量胸腔积液、积气时:心界在患侧叩不出,健侧心浊音界向外移。肺实变、肺肿瘤或纵膈淋巴结肿大时,如与心浊音界重叠则心界叩不出。肺气肿时,心浊音界变小,甚至叩不出。

(四)听诊

心脏听诊是检查心脏的最重要的组成部分,是诊断心脏疾病的重要依据。也是较难掌握的临床基本技能之一。

1.心脏瓣膜听诊区 心脏各瓣膜开闭时所产生的声音传导至体表,听诊最清楚的部位则称为心脏瓣膜听诊区。心脏各瓣膜产生的声音,常沿血流方向传导至胸壁的不同部位,因而与各瓣膜口在胸壁上投影的位置并不完全一致。传统的有5个瓣膜听诊区。

(1)二尖瓣区:位于心尖搏动最强点,即左侧第5肋间锁骨中线稍内侧。相当于血液从左心房向左心室充盈的方向。

(2)主动脉瓣区:在胸骨右缘第2肋间。

(3)肺动脉瓣区:在胸骨左缘第2肋间。

(4)主动脉瓣第二听诊区:在胸骨左缘第3肋间。

(5)三尖瓣区:在胸骨体下端左缘,即胸骨左缘第4、5肋间。

2.听诊内容

1)心率:指心跳的频率,即每分钟心跳的次数。检查时将听诊器放在心尖部听诊,以第一心音计数。正常人心率为60~100次/分,平均约为75次/分,女性稍快。3岁以下儿童多在100次/分以上。老年人多偏慢。

2)心律:指心脏跳动的节律。正常成人心律规整。青少年和儿童心律可稍有不齐。常见的心律改变有以下几种。

(1)窦性心律不齐:指听诊时心律不规则,且在吸气时增快,呼气时变慢,屏住呼吸心律不齐仍不消失者。其心率在正常范围,心率缓慢时心律不齐明显,在运动或注射阿托品使心率增快时,心律不齐消失。多数窦性心律不齐与呼吸有关,少数则与呼吸无关。

(2)过早搏动:简称早搏,又称"期前收缩"。指在规整节律基础上,突然提前出现一次心跳,其后有一较长的间歇(代偿间歇)。其听诊特点为①提前出现的心音,后面有一较长的间歇(代偿间歇);②提前出现的心音,第一心音增强,第二心音减弱,这是因为,提前的搏动使前一个心动周期的舒张期缩短,心室充盈不足,引起第一心音明显增强,由于提前搏动的排血量减少,主动脉和肺动脉充盈也少,主动脉和肺动脉内压力降低,可使第二心音减弱;③较长间歇后出现的第一个心跳,其第一心音减弱。

早搏根据其发生频率的多少可分频发(>6次/分)与偶发(<6次/分)。按其来源可分为房性早搏、交界性早搏和室性早搏三种,这在心电图上易于辨认,但在听诊上难以区别。

(3)心房颤动:简称房颤。是由于心房内异位节律点发出异位冲动产生的多个折返所致。其听诊特点:①心律绝对不规则;②第一心音强弱不等;③脉率少于心率。

3)心音:是心脏跳动时,由于心肌收缩、瓣膜关闭和血流冲击的振动而产生的声音。可将听诊器放在胸壁的适当部位听到。

正常心音共有4个,按其出现的先后,依次命名为第一心音(S1)、第二心音(S2)、第三心音(S3)和第四心音(S4)。在正常情况下只能听到S1和S2,但某些健康儿童和青少年亦可闻及S3。S4一般听不到,如能听到可能为病理性。

(1)第一心音(S1):于心室收缩开始时听到。①产生机制:主要由于心室收缩开始,二尖瓣和三尖瓣突然关闭,瓣叶突然紧张引起振动而产生,其他如左室和主动脉因血流冲击产生的室壁和大血管壁的振动,半月瓣的开放,心室肌收缩,心房收缩终末部分,也参与第一心音的形成;②听诊特点:A.音调较低。B.强度较响。C.性质较钝。D.历时较长(持续约0.1秒)。E.与心尖搏动同时出现。F.心尖部听诊最清晰。

(2)第二心音(S2):在第一心音之后听到的心音。标志着心室舒张(舒张期)开始。①产生机制:主要是由于心室舒张开始时主动脉瓣和肺动脉瓣突然关闭引起的瓣膜振动所产生。其他如血流加速和对大血管壁冲击引起的振动,房室瓣的开放,心室肌的舒张和乳头肌、腱索的振动也参与S2的形成;②听诊的特点:A.音调较高。B.强度较S1为低。C.性质较S1清脆。D.历时较短(约0.08秒)。E.在心尖搏动之后出现。F.心底部听诊最清楚。

(3)第一心音与第二心音的区别:A.S1音调较低,时间较长,以心尖部最响。S2音调较高,时间较短,以心底部最响。B.S1与S2的间隔较短,而S2与下一心动周期S1的间隔则较长。C.S1与心尖搏动同时出现,与颈动脉搏动也几乎同时出现,S2则出现于心尖搏动之后。

(4)第三心音(S3):又称"舒张早期音"、"快速充盈音"。①产生机制:出现在心室舒张早期,第二心音之后约0.12~0.18秒,S3的产生是由于心室快速充盈末,血流冲击心室壁引起室壁、心室肌纤维、房室瓣、乳头肌和腱索的突然紧张、振动所致。A.生理性第三心音　发生于心室快速充盈末期,是由于心室快速扩张突然受限,血流充盈中止、变速形成一作用力,使心室壁、瓣膜及其支持结构发生振动所致。因此,当舒张期心室充盈速度加快,高心排血状态(运动、妊娠等)及交感神经兴奋,儿茶酚胺分泌增多等,均可产生第三心音。大约有40%~50%的正常儿童及青少年可出现生理性第三心音。随着年龄的增长,其发生率逐渐减少,25岁以后即很少闻及,40岁以上的人一般不应听到,若听到则多为病理性。B.病理性第三心音又称室性奔马律或舒张早期奔马律。它反映心室功能低下,提示左心室充盈压、左心房压和肺动脉压明显增高。临床上常发现心脏扩大、心室舒张终末压增高、心力衰竭等。可见于二尖瓣关闭不全、室间隔缺损、动脉导管未闭、各种心肌炎、心肌病等;②听诊特点:A.音调低(<50赫兹)。B.强度弱。C.性质重浊而低钝,似为S2的回声。D.持续时间短(历时0.03~0.10秒,平均0.05秒)。E.心尖部及其内上方听诊较清晰。F.可因心率加快,静脉回流增多(如运动、抬腿、吸气及腹压增加时)而增强,相反,心率减慢,静脉回流减少等因素如按摩颈动脉窦、静脉止血带扎肢体、呼气、直立位时,可使之减弱或消失。G.一般在呼气末较清楚。

(5)第四心音(S4):又称"心房收缩音"、"心房音"。正常一般不能听到,听到常为病理性。①产生机制:在心室舒张晚期,由于心房有力的收缩,血液迅速地进入心室,使心室充盈突然增加,引起心室壁振动,或因代偿不全的心室突然充盈扩张所致;②听诊特点:A.在S1之前。B.低钝、重浊、短促。C.听诊部位在心尖部及其内侧。

4)心音的改变

(1)心音强度的改变:①第一心音增强:心脏听诊时,第一心音响度及音调升高,带有拍击性,为第一心音增强;②第一心音减弱:听诊时第一心音低钝,呈含糊的声音,为第一心音减弱；③第一心音强弱不等：当心房颤动两次心搏相近时 S1 增强，相距远时 S1 减弱，完全性房室传导阻滞，心房心室几乎同时收缩时 S1 增强；④第二心音增强：S2 有两个主要成分，即主动脉瓣成分(A2)和肺动脉瓣成分(P2)，通常 P2 在肺动脉瓣听诊区最清晰，A2 在主动脉瓣区听诊最清晰；⑤第二心音减弱：指主动脉瓣区第二音或肺动脉瓣区第二音响度减弱、音调低钝、失去清脆性者；⑥S1、S2 同时增强：当心脏活动增强时 S1、S2 同时增强。⑦S1、S2 同时减弱：当心肌严重受损或休克等循环衰竭时，心音传导受阻，听诊时 S1、S2 皆减弱。

(2)心音性质改变：心肌严重病变时，第一心音失去原有的低钝性质且明显减弱，第二心音也减弱，第一、二心音极相似，形成“单音律”。当心率增快达 120 次/分以上时，心室舒张期缩短，与收缩期时限几乎相等，极似钟摆之“滴答声”，故称为“钟摆律”，因两心音连续发生，酷似胎儿心音，故又称为“胎心律”。

(3)心音分裂：在生理情况下，心室收缩时二尖瓣与三尖瓣关闭并不完全同步。三尖瓣关闭约迟于二尖瓣 0.02~0.03 秒。心室舒张时主动脉瓣与肺动脉瓣的关闭也不完全同步，肺动脉瓣关闭约迟于主动脉瓣 0.03 秒。一般情况下，这种差别人耳不能分辨，听诊时仍为单一的 S1 和 S2。如在某些情况下，这种差别增大(>0.03 秒)，在听诊时出现一个心音分成两个部分的现象，称为心音分裂。①第一心音分裂指二尖瓣和三尖瓣的关闭时间明显不同步，两主要成分之间有较长的间距(>0.04 秒)所致。临床上分为：A.正常分裂(生理性分裂)正常人尤其是儿童及青年，胸廓扁平、瘦小者，在体力劳动或运动后易出现第一心音分裂。B.异常分裂由于心脏的电活动或机械收缩延迟引起；②第二心音分裂在主动脉瓣听诊区和肺动脉瓣听诊区听到第二心音分裂为 2 个音(二心音的间距>0.035 秒)，为第二心音分裂。可为生理性分裂(吸气性分裂)或病理性分裂，临床常见有：A.正常分裂又称生理性分裂，指吸气时第二心音主动脉瓣成分 A2 与 P2 肺动脉瓣成分间距平均增宽 0.03~0.04 秒，听诊时分裂为 2 个音。系由于吸气时右室充盈增加，右室机械收缩略为延长，肺动脉瓣关闭音更为延迟所致。此种分裂采取坐位并于呼气时消失。B.通常分裂这是 S2 分裂最常见的类型，即由于某些疾病，使右室排血时间延长，肺动脉瓣关闭明显迟于主动脉瓣关闭时间，或主动脉瓣关闭时间提前。C.反常分裂又称逆分裂，是指第二心音的 A2 与 P2 的顺序逆转，形成 P2 在先，A2 在后的分裂现象，于呼气时明显。其发生机制是由于左心室电激动延迟或左心室舒张期负荷过度，使左心室的收缩期延长，主动脉瓣关闭延迟。少数是由于肺动脉瓣关闭提前(三尖瓣关闭不全、右心室提前排空)所致。D.固定分裂指第二心音分裂不受呼吸的影响，其两个成分的时距较固定为 0.03 秒以上，两者之间的变动不超过 0.02 秒。其机制系由于心房过量贮血，不论吸气或呼气，右心室搏出量均增多，故变化不大。

5)额外心音：指除正常的四个心音之外，尚能听、录到的附加音。所占时间约在 0.01~0.08 秒之间，接近一般正常心音所占的时间。包括喀喇音、喷射音、开瓣音、奔马律、心包叩击音及肿瘤扑落音等，其中喷射音、喀喇音发生在心室的收缩期，其余均在舒张期。

(1)舒张期额外心音：①奔马律：在第二心音之后出现的一个较响亮的额外附加音与正常的第一、二心音共同组成的韵律，犹如骏马奔驰时的蹄声，故称为“奔马律”。按其出现时间的早晚分为：A.舒张早期奔马律为最常见的一种奔马律。由于发生在舒张期较早时期，听诊时在 S2 之后，故通常称为舒张早期奔马律，因为它实际上是由病理性 S3 与 S1、S2 所构成的节律，故又称第三心音奔马律。a.产生机制　由于心室舒张期负荷过重，在心室舒张早期，心房压力增高及心室舒张末期压力增高，已经扩大的心脏受到急速的血流充盈，使顺应性减退的心室壁发生振动所致。故也称室性奔马律。实际上是加强了的第三心音伴心动过速。b.舒张早期奔马律与生理性第三心音的鉴别：(a)舒张早期奔马律出现在有严重器质性心脏病的病人，而生理性 S3 出现于健康人，尤其是儿童和青少年多见。(b)舒张早期奔马律出现于心率较快，常在 100 次/分以上时，生理性 S3 多出现在心率低于 100 次/分。(c)舒张早期奔马律不受体位影响，生理性 S3 于坐位或立位时消失。(d)生理性 S3 距 S2 较近，声音较低，舒张早期奔马律的额外心音距 S2 较远，三个心音间隔大致相等，声音较响。B.舒张晚期奔马律由于发生较晚，在收缩期开始之前即 S1 前 0.1 秒，故常称为收缩期前奔马律。由于它实际上是由病理性 S4 与 S1、S2 所构成的节律，也称为第四心音奔马律。C.重叠奔马律为舒张早期奔马律和舒张晚期奔马律重叠出现引起，听诊呈“ke-len-da-la”四个音响，宛如火车头奔驰时轮机发出的声音，称为四音律，又称“火车头”奔马律。当心率增至相当快(>120 次/分)时，舒张早期奔马律的 S3 与舒张晚期奔马律的 S4 互相重叠，称为重叠奔马律。当心率减慢时，又恢复为四音律；②开瓣音：又称二尖瓣开放拍击音。它是在二尖瓣狭窄时，第二心音后(0.07 秒)出现的一个高调而清脆的额外音。产生机制：是在舒张早期，较大的血流量自左房以较快的速度突然打开二尖瓣流入左心室，弹性尚好的二尖瓣迅速开放到一定程度又突然停止，引起瓣叶张帆式振动，产生拍击样声音；③心包叩击音：在心尖部、胸骨下段左缘或心前区闻及一出现于舒张早期的额外音响为心包叩击音。此音属于三音律的一种。不伴随滚筒样舒张期杂音，高音调，响度变化较大，响亮时可呈拍击性。产生机制：是由于心包缩窄，心室舒张受限，在心室快速充盈时，进入心室的血流突然受阻，血流速度突然减慢，形成漩涡冲击心室壁，引起室壁振动而产生。④肿瘤扑落音：在心尖或其内侧胸骨左缘第 3、4 肋间，出现在 S2 后约 0.08~0.12 秒，出现时间较开瓣音晚，声音类似，但音调较低，且随体位改变。

(2)收缩期额外心音：收缩期额外心音可发生于收缩期早、中、晚各个阶段。目前倾向于把出现于收缩早期者称为收缩早期喷射音或喷射音。而把出现于收缩中、晚期的额外心音称为收缩中、晚期喀喇音或喀喇音。①收缩早期喷射音：正常情况下，心室收缩早期，血液从心室喷射入主动脉和肺动脉内时，一般产生很弱的声音。如存在主动脉或肺动脉扩张，在心室射血时动脉壁突然扩张、振动所产生的声音异常增强，可在体表闻及，即为喷射音。出现于收缩早期，即 S1 后约 0.05~0.07 秒。按发生部位，收缩早期喷射音可分为肺动脉喷射音和主动脉喷射音。A.主动脉喷射音　又称“主动脉喷射性喀喇音”。在胸骨右缘第 2、3 肋间闻及出现于第一心音之后的高音调、尖锐、清脆、呈爆裂样的附加音，即为主动脉喷射音。此音不随呼吸运动而变化，可向心尖区或胸骨上部及右侧胸锁关节处传导，有时在心尖区易听到。主动脉喷射音为一种收缩早期喷射音。B.肺动脉喷射音　又称“肺动脉喷射性喀喇音”。在胸骨左缘第 2、3 肋间闻及出现于第一心音之后(约 0.05 秒)的高音调、尖锐而清脆、呈爆裂样的附加音，即为肺动脉喷射音。此音呼气时增强，吸气时减弱或消失，多局限于肺动脉瓣区，很少传导。与主动脉喷射音的鉴别点是：此喷射音不向心尖区传导。②收缩中、晚期喀喇音喀喇音：出现于 S1 后 0.08 秒者称收缩中期喀喇音，0.08 秒以上称收缩晚期喀喇音。产生机制：是由于二尖瓣后叶(多见)或前叶在收缩中、晚期凸入左房，引起“张帆”声响，也可由于腱索、瓣膜过长或乳头肌收缩无力,在收缩期突然被拉紧产生振动所致。这种现象称为二尖瓣脱垂。由于二尖瓣后叶(前叶)凸入左房,使二尖瓣关闭时闭合不严,血液返流至左房,部分受检者可出现收缩晚期杂音。收缩中期喀喇音合并收缩晚期杂音称为二尖瓣脱垂综合征。③医源性额外心音:由于心脏病现代治疗技术的进展,人工器材的置入,造成的异常心音日渐增多。目前主要有:A.人工起搏音　由置入的人工心脏起搏器的电极引起。B.人工瓣膜音　由于置换人工瓣膜(金属瓣膜),在开放和关闭时瓣膜撞击金属支架所致。包括人工瓣膜关闭喀喇音、人工瓣膜开瓣喀喇音、人工瓣膜第三心音、心房收缩额外音等。

6)心脏杂音:指出现于正常心音之外,具有频率不同、强度不同、持续时间较长的夹杂声音。它可与心音分开,也可与心音相连续,甚至完全掩盖心音。在心音图上表现为频率、振幅不同的混合性振动波。它对某些心脏病的诊断有重要价值。

(1)杂音产生的机制:是由于血流加快、管径异常或血黏度改变,致血流由层流变为湍流,并形成漩涡,撞击心壁、瓣膜、腱索或大血管壁使之产生振动,从而在相应的部位可听到声音即杂音。主要与①血流加速;②血液黏稠度降低;③瓣膜口狭窄;④瓣膜关闭不全;⑤异常血流通道;⑥心腔内飘浮物等有关。

(2)杂音的听诊要点:当听到杂音时,应按下述要点仔细听诊,以正确识别和判定杂音:①最响部位:杂音的最响部位与病变部位相关,也与血流方向和介质有关,一般说,杂音在某瓣膜听诊区最响,提示病变在该区相应的瓣膜;②杂音出现的时期:可分为收缩期杂音(心脏杂音发生在 S1 与 S2 之间者)、舒张期杂音(心脏杂音发生在 S2 与下一心动周期的 S1 之间者)和连续性杂音(心脏杂音连续地出现在收缩期和舒张期者)。收缩期和舒张期分别出现杂音时,可称为双期杂音,注意与连续性杂音区别。按杂音在收缩期或舒张期出现的早晚和持续时间的长短,进一步分为早期、中期、晚期和全期杂音;③杂音的性质:指由于振动的频率不同而表现为音色和音调的不同。不同病变产生的杂音性质也不同,临床上常以生活中的类似声音来形容,如:喷射性、吹风样、滚桶样(隆隆样、雷鸣样)、叹息样、机器样、音乐样及海鸥鸣样杂音等。按音调高低又分为柔和、粗糙两种。功能性杂音多较柔和,器质性杂音多较粗糙。根据杂音的不同性质可协助临床诊断;④传导方向:杂音沿血流方向传导,也可经周围组织传导。杂音越响,传导越广,一定的杂音向一定部位传导。根据杂音最响部位及传导方向,可判断杂音的临床意义。鉴别在某瓣膜听诊区听到杂音是该瓣膜产生的还是传导而来的,可用下述方法判定:将听诊器从听到杂音的一个瓣膜区向另一个瓣膜区移动,如杂音逐渐减弱,则后者的杂音可能是传导而来。如杂音先逐渐减弱,当移至另一瓣膜区时,杂音又增强,则考虑两个瓣膜皆有病变;⑤杂音的强度(即杂音的响度):A.杂音的强度取决于以下因素 a.狭窄程度:一般来说狭窄越重,杂音越强。但极度狭窄时,通过的血流极少,则杂音反而减弱或消失。b.血流速度:速度越快,杂音越强。c.压力阶差:狭窄口两侧压力阶差越大,杂音越强。d.心肌收缩力:心力衰竭时,心肌收缩力减弱,杂音减弱。心衰纠正后,收缩力增强,血流亦加快,压力阶差增大,杂音增强。B.杂音的形态一般分为以下几种　a.递增型杂音　杂音开始较弱,逐渐增强,如二尖瓣狭窄时舒张期隆隆样杂音。b.递减型杂音　杂音开始时较强以后逐渐减弱,如主动脉瓣关闭不全时舒张期叹气样杂音。c.递增递减型杂音　又称菱形杂音,即杂音开始较弱,逐渐增强后又逐渐减弱,如主动脉瓣狭窄时收缩期杂音。d.连续型杂音　杂音由收缩期开始(S1 后),逐渐增强,至 S2 时达最高峰,在舒张期逐渐减弱,至下一心动周期的

S1 前消失。其形态似菱形(一个跨越收缩期和舒张期的大菱形,菱峰在 S2 处),如动脉导管未闭的杂音。e.一贯型杂音　杂音的强度保持一致,如二尖瓣关闭不全时的收缩期杂音。C.按杂音的响度可将收缩期杂音分为 1~6 级(见表 3–3)。一般舒张期杂音的强度不进行分级,若分级,其标准采用上述 6 级分级法;⑥体位、呼吸和运动对杂音的影响:体位、呼吸和运动等可使某些杂音增强或减弱,对判断杂音的临床意义有一定作用。A.体位对杂音的影响　a.左侧卧位时,可使二尖瓣狭窄的舒张期隆隆样杂音更明显。b.坐位前倾时,可使主动脉瓣关闭不全的舒张期杂音更明显。c.仰卧时,可使二尖瓣、三尖瓣关闭不全和肺动脉瓣关闭不全的杂音更明显。d.迅速改变体位也会影响杂音,这是由于血液分布和回心血量的变化引起的。B.呼吸对杂音的影响　a.深吸气时,胸腔内压下降,回心血量增多,肺循环容量增加,使右心排血量增加,同时,心脏沿长轴顺钟向转位,使三尖瓣更贴近胸壁,从而使右心发生的杂音增强。b.深呼气时,胸腔内压上升,肺循环阻力增加,肺循环容量减少,流入左心的血量增加。同时,心脏沿长轴逆钟向转位,使二尖瓣更贴近胸壁,因而使左心发生的杂音增强。c.Valsalva 动作(指吸气后紧闭声门,用力作呼气动作)时,胸腔内压增高,回心血量减少,左、右心发生的杂音一般均减弱,而特发性肥厚型主动脉瓣下狭窄的杂音增强。临床医师常用此动作帮助鉴别杂音的性质和来源。C.运动对杂音的影响　运动时心率增快,循环血量和心排血量均增加,可使器质性杂音增强。如二尖瓣区隆隆样舒张期杂音在活动后增强,则有助于诊断。

表 3–3　杂音强度分级

级别	响度	听诊特点
1 级	最轻	杂音很弱,须在安静环境下仔细听诊才能听到
2 级	轻度	杂音较易听到,不太响亮
3 级	中度	明显的、较响亮的杂音
4 级	响亮	杂音响亮
5 级	很响	杂音很强,且有传导,但听诊器离开胸壁即听不到
6 级	最响	杂音震耳,听诊器离胸壁一定距离也能听到

杂音记录方法:杂音的级别为分子,6 级分类法为分母,如,“2/6 级收缩期杂音”,“5/6 级收缩期杂音”等。

3.听诊方法

(1)听诊体位:受检者多采取仰卧位,医生站在病床的右侧。如在门诊,也可采取坐位。必要时让受检者改变体位,作深吸气或深呼气,或作适当运动(在病情允许时)等。

(2)听诊方法:需将胸件贴紧胸壁,适当加压。频率较高的杂音用膜型听诊器听诊较清楚。

(3)听诊顺序:通常从心尖区开始至肺动脉瓣,再依次为主动脉瓣区、主动脉瓣第二听诊区和三尖瓣区,按逆时钟方向依次听诊。即二尖瓣区(心尖部)→肺动脉瓣区→主动脉瓣区→主动脉瓣第二听诊区→三尖瓣区。

(4)对心脏病病人的听诊:可听诊心前区其他部位,必要时也可在腋下、颈部和背部进行听诊。

4.注意事项 心脏听诊时,环境应安静,医生的思想要高度集中,按照规范的方法,仔细而认真地听诊。

5.临床意义

1)心率的改变

(1)心动过速:指安静状态下,成人心率超过100次/分,婴幼儿心率超过150次/分者。生理性多见于青少年或运动、焦虑及情绪激动时。病理性见于发热、贫血、缺氧、出血、休克、甲状腺功能亢进、心力衰竭、心肌炎、心肌病、洋地黄中毒等。药物性见于使用肾上腺素、麻黄素、阿托品、异丙基肾上腺素等。

(2)心动过缓:指安静状态下,心率每分钟小于60次者。生理性窦性心动过缓多见,常发生于青年人,尤其多见于强体力劳动者及运动员。随着年龄的增长,其发生率逐渐降低。按压颈动脉窦和眼球时也可引起窦性心动过缓。病理性窦性心动过缓可发生于窦房结或心房的疾患(如冠状动脉疾患及心肌炎等)、房室传导阻滞、代谢性疾病(如甲状腺功能减退及营养不良等)、中枢神经系统疾患伴颅内压增高(如脑肿瘤、脑溢血、脑膜炎等)、急性传染病恢复期、重度黄疸、黏液性水肿以及药物作用(如洋地黄、奎尼丁、心得安等)。

2)心律的改变

(1)窦性心律不齐:可发生在部分正常青少年。

(2)过早搏动:可为功能性或器质性。

(3)心房颤动:①器质性心脏病　50岁以下的成年人发生心房颤动,最多见的原因为风湿性心脏病二尖瓣狭窄。也常见于心肌炎、心肌病、高血压性心脏病、肺源性心脏病等。中年以上者,冠状动脉疾患为其常见原因,是由于心房缺血所致;②心外因素　如感染、纵膈肿瘤、内脏栓塞、头颅外伤及洋地黄中毒等,均可导致心房颤动;③极少数(约5%左右)的心房颤动找不到病因,称之为“原发性”心房颤动。情绪激动、疲劳、酗酒、吸烟等常为其发作的诱因。

3)心音的改变:包括心音强度、性质的改变和心音分裂

(1)心音强度改变:除了胸壁厚度和肺含气量多少以外,影响心音强度的主要因素还有心室充盈情况与瓣膜位置,瓣膜完整性与活动性,心室收缩力与收缩速度等。①第一心音增强:第一心音增强可为病理性,亦可为生理性。A.生理性　a.多见于儿童及胸壁薄者,因心音传导较好,故第一心音增强。b.运动、情绪激动、过量饮酒,饮浓茶、咖啡等使心率加快时。B.病理性见于　a.二尖瓣狭窄(重度二尖瓣狭窄除外)。b.三尖瓣狭窄,在吸气时明显。c.房间隔缺损及肺静脉畸形引流。d.心动过速。e.P–R间期缩短。f.房室脱节。若心房与心室恰好同时收缩,则第一心音极度亢强,称为“大炮音”。g.心房黏液瘤;②第一心音减弱:A.二尖瓣关闭不全。B.心肌炎、心肌梗死、心力衰竭及左束支传导阻滞。C.心包积液。D.主动脉瓣关闭不全。E.Ⅰ度房室传导阻滞。F.重症主动脉瓣狭窄。G.胸壁厚、肺气肿、休克、营养不良等;③第一心音强弱不等:主要见于心房颤动和室性心动过速、频发室性早搏及完全性房室传导阻滞;④第二心音增强:A.主动脉瓣第二心音增强,是由于主动脉内压力增高所致,见于a.高血压。b.主动脉粥样硬化。c.主动脉炎伴有主动脉瓣关闭不全。d.大血管转位或法洛四联征。e.老年人,属生理性。B.肺动脉瓣第二心音增强常见于　a.肺动脉高压症。b.房间隔缺损、室间隔缺损、动脉导管未闭、主–肺动脉隔缺损等病左向右分流时。c.右心房增大,将肺动脉推近前胸壁时。d.儿童和青少年,属生理性。C.主动脉瓣区和肺动脉瓣区第二心音共同增强,可在体循环和肺循环的压力均增高时发生,如高血压伴心力衰竭等;⑤第二心音减弱:A.主动脉瓣区第二心

音减弱　a.任何使自左心室进入主动脉的血流量减少或速度减慢，从而使体循环血压下降的疾病，均可使主动脉瓣区第二心音减弱。b.周身性低血压，多见于末梢循环衰竭、重症贫血或各种衰弱性疾患。c.能阻碍主动脉瓣关闭的主动脉"瓣叶"的病变。B.肺动脉瓣区第二心音减弱　a.常见于单纯性肺动脉瓣狭窄。b.三尖瓣狭窄。c.法洛四联征。d.肺动脉瓣关闭不全等。⑥S1、S2 同时增强：心脏活动增强时，如劳动、情绪激动、贫血等。⑦S1、S2 同时减弱：心肌炎、心肌病、心肌梗死等心肌严重受损和休克等循环衰竭时。心包积液、左侧胸腔大量积液、肺气肿、胸壁水肿等，使心音传导受阻，听诊时 S1、S2 皆减弱。肥胖者听诊时心音远较消瘦者减低。

2）心音性质的改变：①钟摆律：钟摆律为临床上一重要体征，常提示病情危重。多见于：A.长期发热性疾患导致心肌衰弱、急性心肌梗死、重症心肌炎、克山病、末梢循环衰竭等。B.阵发性心动过速或甲状腺功能亢进等心搏频数者。②心音分裂：A.第一心音分裂　a.正常分裂(生理性分裂)正常人尤其是儿童及青年，胸廓扁平、瘦小者，在体力劳动或运动后易出现第一心音分裂。b.异常分裂：见于完全性右束支传导阻滞、二尖瓣狭窄、左或右心房黏液瘤、爱勃斯坦畸形、右心室衰竭、室间隔缺损、肺动脉高压、起源于左心室的异位心律、心脏神经官能症、甲状腺功能亢进症等病。B.第二心音分裂　a.第二心音正常分裂　第二心音生理性分裂可见于 50 岁以下的正常人，以儿童及青少年尤为多见。b.通常分裂　肺动脉瓣关闭明显迟于主动脉瓣关闭时间，常见于完全性右束支传导阻滞、肺动脉瓣狭窄、二尖瓣狭窄等。主动脉瓣关闭时间提前，常见于二尖瓣关闭不全、室间隔缺损等。c.第二心音反常分裂　常见于完全性左束支传导阻滞、动脉导管未闭、主动脉瓣狭窄及高血压病等。d.第二心音固定分裂主要见于大量左向右分流的先天性心脏病，如房间隔缺损、肺静脉部分畸形引流等。

4）额外心音

（1）舒张期额外心音：①奔马律：A.舒张早期奔马律的出现提示心肌功能失去代偿，为心力衰竭的最早表现。常见于心力衰竭、急性心肌梗死、急性心肌炎、心肌病、贫血性心脏病和慢性肺源性心脏病等。B.舒张晚期奔马律　多见于压力负荷过重引起心室肥厚的心脏病，如高血压性心脏病、肥厚型心肌病、主动脉瓣狭窄、肺动脉瓣狭窄等。也可见于心肌受损出现的心肌顺应性下降等疾病，如冠状动脉粥样硬化性心脏病、心肌炎、心肌病等。C.重叠奔马律：常见于左或右心衰竭伴心动过速时，也可见于风湿热伴有 P-R 间期延长和心动过速的病人；②开瓣音：A.该音的存在表明瓣膜尚有一定的弹性，其活动度特别是二尖瓣的前叶活动度尚好，无严重的纤维化、钙化或粘连，可作为二尖瓣分离术的指征之一。B.该音也可见于二尖瓣腱索断裂、左房黏液瘤，某些先天性心脏病左向右分流时，如动脉导管未闭、室间隔缺损等引起左心室负荷过重者；③心包叩击音：为缩窄性心包炎的重要体征，一旦发现此音，应疑有心包疾患存在，如缩窄性心包炎、钙化性心包炎。心包积液时也偶可闻及此音。④肿瘤扑落音：见于心房黏液瘤患者。

（2）收缩期额外心音：①主动脉喷射音：可见于健康的儿童和青少年。在成人则多为病理性，见于主动脉扩张、高血压、主动脉瓣狭窄、主动脉瓣关闭不全、先天性主动脉缩窄、法洛四联征、永存动脉干或假永存动脉干、动脉导管未闭、主动脉瘤、主动脉硬化等；②肺动脉喷射音：见于原发性肺动脉扩张症、原发性肺动脉高压症、轻度或中度单纯性肺动脉瓣狭窄、二尖瓣狭窄、房间隔缺损、室间隔缺损、动脉导管未闭及动静脉瘘等所致的继发性肺动脉高压症时。也可见于甲状腺功能亢进、脚气病、贫血以及孕妇等;③收缩中、晚期喀喇音:A.心外性的(良性的)多由于临近器官或组织随着心跳发生活动,而相互碰撞牵拉所引起。如肋骨软骨或胸骨软骨与剑突胸骨关节运动及牵拉、胸膜与心包粘连、心包粘连、左侧气胸、纵膈气肿或胸廓畸形等引起,其特点是常随呼吸与体位改变而变化,无收缩晚期杂音。B.心源性的(病理性的)常见于乳头肌功能失调、主动脉瓣关闭不全、室壁瘤、膜部室间膈瘤伴有小型缺损、三尖瓣下垂畸形、起搏器产生的心音发生在收缩期时、纵隔气肿等。

5)心脏杂音:杂音对判定心血管疾病有重要价值,但亦不能单凭杂音来判定有无心脏病。临床上将杂音区分为功能性和器质性两种:

(1)功能性杂音:又称"生理性杂音"。通常指产生杂音的部位没有器质性病变时出现的杂音。

(2)器质性杂音:又称"病理性杂音"。是指产生杂音的部位有器质性损害时出现的杂音。

由于舒张期杂音绝大多数为器质性杂音,故一般仅将收缩期杂音分为功能性与器质性,功能性与器质性杂音的鉴别(见表 3-4)。

表 3-4 功能性与器质性杂音的鉴别

鉴别点	功能性	器质性
年龄	儿童、青少年多见	不定
部位	肺动脉瓣区和(或)心尖区	不定
性质	柔和、吹风样	粗糙、吹风样、常呈高调
持续时间	短促	较长,常为全收缩期
强度	一般为 3/6 级以下	常在 3/6 级以上
震颤	无	3/6 级以上常伴有
传导	局限、传导不远	沿血流方向传导较远而广

附:心脏功能分级(按患者胜任体力活动的情况将心脏功能分为 4 级)

一级:体力活动不受限制,一般体力活动不引起症状。

二级:体力活动稍受限制,一般体力活动引起呼吸困难、心悸等症状。

三级:体力活动大受限制,一般为轻的体力活动可引起心力衰竭。

四级:体力活动能力完全丧失,休息时仍有心力衰竭症状和体征。

十二、腹部检查

腹部的范围以膈为顶,下至骨盆,前面及侧面为腹壁,下至耻骨联合和腹股沟,后面为脊柱及腰肌。其内有消化系统、泌尿系统、部分生殖系统及脾和肾上腺等。由于腹腔脏器很多,且又互相交错重叠,故体检时正常脏器部分与异常肿块容易混淆,因此需要仔细检查及辨别。腹部体检中以触诊为主,尤以脏器触诊最为重要。

(一)视诊

1.视诊内容 腹部视诊的内容主要有腹部外形、呼吸运动、腹部皮肤、腹壁静脉以及腹部搏动等。

1)腹部外形

(1)正常人腹部平坦(是指仰卧位时前腹壁与肋缘至耻骨联合大致位于同一平面或略低凹)。

(2)腹部外形的异常改变:腹部膨隆:①全腹膨隆:腹部外形呈球形或扁圆形,当腹腔有大量积液,平卧位时液体沉于腹腔两侧,使腹部呈蛙形,称为蛙腹。侧卧位时,因液体流动下侧腹部膨隆。站或坐位时,腹部膨出;②局限性膨隆:当腹腔脏器肿大、肿瘤、炎性包块、腹壁上的肿物和疝时,腹部可出现局限性膨隆如脐疝。检查时应注意膨隆的部位、大小、外形,是否随体位、呼吸而改变,有无搏动等。腹部凹陷:仰卧时前腹壁明显低于肋缘至耻骨的水平面,称腹部凹陷。①全腹凹陷　严重时前腹壁凹陷,腹呈舟状,称舟状腹;②局部凹陷　由于手术后腹壁瘢痕收缩或白线疝腹直肌分裂、切口疝等。

2)呼吸运动:正常人可以见到呼吸时腹壁上下起伏,称为呼吸运动。检查应注意呼吸运动有无异常改变。

3)腹壁皮肤:注意腹部有无皮疹、色素沉着、腹纹、瘢痕等。

4)胃肠型和蠕动波:正常成年人腹部一般看不到胃和肠的轮廓及蠕动波,病理情况下可见。

(1)胃肠型:胃肠梗阻时,梗阻近端的胃或肠带饱满而隆起,可显现各自的轮廓,称为胃型或肠型。

(2)蠕动波:指胃肠道发生梗阻时,梗阻近端胃或肠段饱满而隆起,同时伴有该部位的蠕动增强,可看到蠕动波。若胃蠕动波自左肋缘下开始,缓慢地向右推进,到达右腹直肌下(幽门区)消失此为正蠕动波。若蠕动波自右向左推进,则为逆蠕动波。

5)上腹部搏动:上腹部搏动大多数系由腹主动脉搏动传导所致,可见于正常较瘦者。

6)腹壁静脉:正常情况下腹壁静脉一般不显露,在较瘦或皮肤白皙的人才隐约可见,皮肤较薄而松弛的老年人可见静脉暴露于皮肤、其他使腹压增加的情况(腹水、腹腔巨大肿物、妊娠等)也可见静脉暴露,但并不迂曲,仍属正常。若腹壁静脉明显变粗或有迂曲现象,称为腹壁静脉曲张。表示已有侧支循环建立。

7)腹壁其他情况。

(1)脐:注意脐部有无凸出或凹陷,有无分泌物及溃疡。

(2)腹部体毛:男性胸骨前的体毛可向下延伸达脐部。男性阴毛的分布多呈正三角形,可沿前正中线直达脐部。女性阴毛为倒三角形,上缘为一水平线,止于耻骨联合上缘处,界限清楚。

(3)疝:腹部疝为腹腔内容物经腹壁或骨盆壁的间隙或薄弱部分向体表突出而形成。可分为腹内疝和腹外疝,前者少见,后者较多见。常见的腹外疝有:脐疝、白线疝、切口疝、股疝(多见于女性,位于腹股沟韧带中部)、腹股沟斜疝(偏于腹股沟韧带内侧,男性多见,可下降至阴囊,该疝在直立位或咳嗽用力时明显,卧位时可缩小或消失,亦可以手法还纳,如有嵌顿则引起急性腹痛)等。

2.检查方法

1)体位　进行腹部视诊时被检查者取仰卧位,充分暴露全腹部(注意时间不亦太长),其他部位应遮盖。

2)光线　应在自然光线下视诊,要求光线充足而柔和,最好从头侧或足侧射来,这样有利于观察腹部皮肤、搏动、器官轮廓、包块、肠型和蠕动波。

3)方法　检查者应站在患者右侧,自上而下进行全面观察,有时需要眼睛降低至腹平面,自侧面呈切线方向观察腹部细小的隆起或蠕动波。

4)腹壁静脉曲张血流方向的辨别方法

(1)检查方法:①选择一段没有分支的腹壁静脉,检查者将示指和中指并拢压在静脉上,然后示指固定原位阻断血流。中指挤出该段静脉内血液至一定距离,不超过静脉分支点;②放开中指。若此段静脉迅速又被充盈,说明此静脉血流流向为从中指向示指方向。如不充盈,则血流方向相反;③中指仍按压原处,阻断血流。以示指挤出一段静脉血后放开,若此段静脉迅速又被充盈,说明静脉血流方向为从示指向中指方向。

(2)结果判定:①门静脉阻塞有门脉高压时　腹壁曲张静脉常以脐为中心向四周伸展。典型的可呈“水母头”样扩张现象,但罕见。静脉血流方向与正常人相同,即脐以上者向上流,脐以下者向下流;②下腔静脉阻塞时　曲张的静脉大都分布在腹部两侧,有时延及臀部及股部外侧,脐上、脐下的静脉血流方向皆向上;③上腔静脉阻塞时　上腹壁或胸壁的浅静脉曲张,血流均转向下方。

5)腹主动脉瘤与右心室增大两者之间的鉴别方法:用示指及中指指腹贴于剑突下部,于吸气时指尖部感到搏动为右心室增大,如于呼气时指腹感到搏动明显,则为腹主动脉搏动。

6)腹围的测量方法:让患者排尿后平卧,用软尺经脐和第四腰椎棘突绕腹一周测得的周长即为腹围(脐周腹围)。

7)腹壁包块和腹内包块引起局部膨隆的鉴别方法:嘱患者仰卧抬头或作仰卧起坐动作,使腹壁肌肉紧张,如肿块更加明显,说明是在腹壁上。若不明显或消失,则提示肿块在腹腔内。

8)白线疝与切口疝的鉴别方法:让患者由卧位改为立位或加大腹压时白线疝凹陷更加明显,而切口疝的局部反而向外膨出。

9)蠕动波的检查方法:检查蠕动波时,常采取适当的角度方可看出,如采取俯视或双眼与腹平面平行从侧面观察,亦可用手轻拍腹壁而诱发之。

3.注意事项

(1)要求室内光线宜充足而柔和,最好与腹部表面形成切线角度,这样有利于观察腹部较小的隆起。当患者仰卧位时,光源最好从头侧或脚侧射来。如患者取坐位或直立位时,光源不宜放在患者的对面,最好放在腹部的一侧。

(2)嘱受检者解小便以保证膀胱空虚。

(3)保持室内温度,以免腹部受凉引起不适。被检查者充分暴露全腹(躯干其他部分应遮盖)。

(4)被检查者取仰卧位,两下肢伸直,检查者立于其右侧,正面观察整个腹部,可大致了解其全貌。然后检查者下蹲,双眼与被检查者腹前壁平齐或稍高,从切线方向观察腹部呼吸运动、异常搏动、腹部膨隆与凹陷、胃肠型及蠕动波等。然后检查者可从受检者足前向上观察,可对比其腹前壁左右两侧对称部位有何不同。

(5)充分暴露腹部,必要时可嘱受检者取鞠躬位或站立位,有利于观察其腹部有无膨隆。有无腹壁与腹股沟疝。有无内脏下垂、肿块及出现部位、肿瘤转移方向、腹壁静脉曲张等。还可与仰卧位进行观察对比。

4.临床意义

1)腹部外形

(1)腹部膨隆

全腹膨隆:①腹腔积液:临床上多见于肝硬化腹水、心力衰竭、缩窄性心包炎、肾病综合征、胰原性腹水及结核性腹膜炎等;②胃肠积气:多见于肠梗阻或肠麻痹,亦可在腹腔内,见于胃肠穿孔或治疗性人工气腹时;③腹内巨大包块:见于巨大卵巢囊肿、畸胎瘤等;④其他:妊娠晚期、肥胖、疟疾等。

局限性膨隆:①膨隆部位:A.右上腹膨隆常见于肝肿大、胆囊肿大及结肠肝曲肿瘤。B.上腹中部膨隆常见于肝左叶肿大、胃癌、胃扩张(如幽门梗阻、胃扭转)、胰腺肿瘤或囊肿等。C.左上腹膨隆常见于脾肿大、结肠脾曲、肿瘤或巨结肠。D.腰部膨隆见于多囊肾、巨大肾上腺瘤、重症肾盂积水或积脓。E.脐部膨隆常因脐疝、腹部炎症性包块(如结核性腹膜炎致肠粘连)引起。F.右下腹膨隆见于回盲部结核或肿瘤、克隆病及阑尾周围脓肿等。G.下腹膨隆常见于子宫增大(妊娠、肌瘤等)、膀胱胀大,后者在排尿后可以消失,下腹部膨隆亦可因肿大而下垂的肾、卵巢癌或囊肿而致。H.左下腹膨隆见于降结肠及乙状结肠肿瘤,亦可因干结粪块所致;②膨隆外形:A.局部膨隆似圆形者,多为囊肿、肿瘤或炎性包块。B.呈长形者,多为肠管病变如肠梗阻、肠扭转、肠套叠或巨结肠症等;③膨隆伴有搏动:膨隆伴有搏动者可能是动脉瘤,或是动脉瘤上面的脏器或肿物;④腹壁或腹膜后肿物:一般不随体位变动而移动;⑤膨隆随体位变化而明显移动者,可能为游走的肾、脾,带蒂卵巢囊肿等,或大网膜、肠系膜上的肿块;⑥随呼吸移动的局部膨隆:多为膈下脏器或其肿块。

(2)腹部凹陷

全腹凹陷:见于显著消瘦和重度脱水者。常见于慢性消耗性疾病晚期如结核病、败血症、恶性肿瘤等,也见于垂体前叶功能减退(Sheehan 病)、晚期甲状腺功能亢进。若吸气时出现腹凹陷,见于膈麻痹或上呼吸道梗阻。

局部凹陷:多见于手术后腹壁瘢痕收缩、白线疝(腹直肌分裂)、切口疝等。

2)呼吸运动异常改变

(1)腹式呼吸减弱　常因腹膜炎症、腹水、急性腹痛、腹腔内巨大肿物或妊娠所致。

(2)腹式呼吸消失　常见于胃肠穿孔所致急性腹膜炎或膈麻痹等。

(3)腹式呼吸增强　较少见,可见于癔病性呼吸或胸腔疾病(积液等)。

3)腹壁静脉:腹壁静脉曲张多见于门静脉、上腔静脉及下腔静脉三大静脉阻塞引起。

4)胃肠型和蠕动波:幽门梗阻时可见到胃蠕动波。肠梗阻时可见到肠蠕动波,小肠梗阻所致的蠕动波多见于脐部。如发生肠麻痹时,蠕动波消失。

5)上腹部搏动:病理情况下常见的有以下两种:

(1)腹主动脉瘤或肝血管瘤时,在上腹部可见明显搏动。

(2)二尖瓣狭窄或三尖瓣关闭不全引起右心室增大时,可于吸气时见到上腹部明显搏动。

6)脐部:脐凹陷,分泌物呈浆液性或脓性,有臭味,多为炎症所致。分泌物呈水样,有尿臊味,为脐尿管未闭的征象。脐部溃烂,可能为化脓性或结核性炎症。脐部溃疡如果坚硬、固定而突出,多为癌性。

7)腹部体毛:腹部体毛增多或女性阴毛呈男性型(正三角型)分布,见于皮质醇增多症和肾上腺性变态综合征。腹部体毛稀少见于垂体前叶功能减退症、黏液性水肿和性腺功能减退症。

8)疝:脐疝多见于婴幼儿。成人可见于经产妇或有大量腹水的患者。先天性两侧腹直肌闭合不良者可有白线疝。手术瘢痕愈合不良处可有切口疝。股疝多见于女性。腹股沟斜疝多见于男性。

9)腹部皮肤

(1)皮疹:充血性或出血性皮疹常出现于发疹性高热疾病或某些传染病(如麻疹、猩红热、斑疹伤寒)及药物过敏等。紫癜或荨麻疹可能是腹痛的病因。一侧腹部或腰部沿脊神经走行分布的疱疹提示带状疱疹的诊断。

(2)色素:①散在分布的点状深褐色色素沉着常为血色病。腹股沟、系腰带部位等皮肤皱褶处有褐色素沉着,可见于肾上腺皮质功能减退(Addison 病);②左腰部皮下迁移性瘀斑,或皮肤呈蓝色,可见于急性出血性胰腺炎;③脐周围或下腹发蓝为腹腔内大出血的征象(Cullen 征),如宫外孕破裂或出血性胰腺炎;④腹部和腰部不规则的斑片状色素沉着,见于多发性神经纤维瘤;⑤妇女妊娠时,在脐与耻骨之间的中线上有褐色素沉着,常持续至分娩后才逐渐消退;⑥此外长久的热敷腹部可留下红褐色环状或地图样痕迹,类似皮疹,需注意辨别。

(3)腹纹:①白纹:为腹壁真皮裂开呈银白色条纹,多分布于下腹部,可见于肥胖者;②妊娠纹:多出现于下腹部和髂部,下腹部者以耻骨为中心略成放射状。条纹处皮肤较薄,妊娠期呈淡蓝色或粉红色,产后则转为白色而长期存在。其成因系真皮层的结缔组织因张力而断裂所致;③紫纹:是皮质醇增多症的常见征象,常出现在下腹部和臀部,还可见于股外侧和肩背部。由于皮质激素引起蛋白分解增强和被迅速沉积的皮下脂肪膨胀,以致紫纹处的真皮萎缩变薄,上面覆盖一层薄表皮,而此症的皮下毛细血管网丰富,红细胞偏多,故条纹呈紫色。

(4)瘢痕:腹部瘢痕多为外伤、手术或皮肤感染的遗迹。有时对诊断和鉴别很有帮助,特别是某些特定部位的手术瘢痕,常提示患者的手术史如:右下腹 McBurney 切口瘢痕标志着阑尾手术,右上腹直肌旁切口瘢痕标志胆囊手术,左上腹弧形切口瘢痕标志脾切除术等。

(二)触诊

是腹部检查的主要方法,对腹部体征的认知和疾病的诊断有重要作用。有些体征如腹膜刺激征、腹部包块、脏器肿大等主要靠触诊发现。

1.触诊内容 主要包括腹壁紧张度、有无压痛和反跳痛、腹部包块、液波震颤及肝脏、脾脏等腹内脏器的情况等。

1)腹壁紧张度:是指触诊时检查者右手感觉到的腹肌的紧张程度。正常人腹壁有一定张力,但触之柔软,较易压陷,为腹壁柔软。某些病理情况可使全腹或局部紧张度增加、减弱或消失。

(1)腹壁紧张度增加:全腹紧张度增加:①腹部饱满感:当腹腔内容物增加如肠胀气、气腹或腹腔内大量腹水时,触诊腹部张力增大,但无肌痉挛,亦不具压痛;②板状腹:指腹壁明显紧张,甚至强直硬如木板;③揉面感或柔韧感:指全腹紧张,腹壁柔韧而具抵抗力,不易压陷,触之犹如揉面团一样。腹壁局部紧张度增加:指局部腹肌紧张,有时有压痛。常因其下的脏器炎症波及邻近的腹膜所致。

(2)腹壁紧张度减低:多因腹肌张力降低或消失所致。可分为:①全腹紧张度减低　表现为按压时全腹壁松软无力,失去弹性;②局部紧张度减低 腹壁局部松软无力,较少见。常为该部腹肌瘫痪或缺陷所致。

2)压痛及反跳痛:正常腹部触压时不引起疼痛,重按压时仅有一种压迫感。

(1)压痛:为触诊受检者腹部时,患处出现的一种疼痛反应。临床上常检查的压痛点(见图3-5)所示。

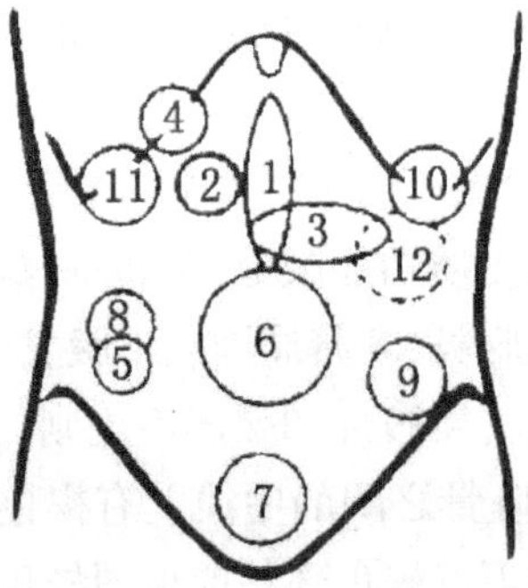

图 3-5 腹部常见疾病的压痛点

图注:①胃炎或溃疡。②十二指肠溃疡。③胰腺炎或肿瘤。④胆囊炎。⑤阑尾炎。⑥小肠疾病。⑦膀胱或子宫病变。⑧回盲部炎症、结核。⑨乙状结肠炎症或肿瘤。⑩脾或结肠脾曲病变。⑪肝或结肠肝曲病变。⑫胰腺炎的腰部压痛点。

(2)反跳痛:反跳痛是腹膜壁层已受炎症累及的征象,当突然抬手时腹膜被牵拉引起疼痛。

3)腹部包块:腹部触诊有时可触及包块,这些包块有的是正常的脏器或组织,有的为异常包块,应注意鉴别。在触到包块时需注意其部位、大小、形态、质地、压痛、搏动、移动度、与腹壁的关系等。

(1)正常腹部可触到的包块:①腹直肌肌腹及腱划:腹肌发达者或运动员,腹壁中上部可触到腹直肌肌腹,隆起略呈圆形或方块,较硬,其间有横行凹沟,为腱划。在中线两侧对称出现,较浅表,于抬头腹肌紧张时更明显,可与肝及腹腔内肿物区别;②腰椎椎体及骶骨岬:形体消瘦及腹壁薄软者,在脐附近腹中线处常可触到骨样硬度的包块,自腹后壁向前突出,有时可触到其上有搏动,此即腰椎(L4~L5)椎体或骶骨岬(S1 向前突出处)。在其左前方常可查到腹主动脉搏动,如有腹主动脉瘤时,可触到膨大部分,并有震颤;③横结肠:正常较瘦的人,于上腹部可触到一中间下垂的横行索条,腊肠样,光滑柔软,滑行触诊时可推动,即为横结肠。有时横结肠可下垂达脐部或以下,呈"U"字形,因其上下缘均可触知,故仔细检查不难与肝缘区别;④盲肠:除腹壁过厚者外,大多数人在右下腹 McBurney 点稍上内侧可触到盲肠。正常时触之如圆柱状,其下部为梨状扩大的盲端,稍能移动,表面光滑,无压痛;⑤腹主动脉:腹壁薄,紧张度低者,沿腹中线偏左深压可触到搏动的腹主动脉。按压时可致轻度疼痛,应与腹主动脉瘤相鉴别;⑥右肾下极:位置较深,边缘圆钝,触诊时指端难以深入,正常人多不易触及;⑦乙状结肠粪块:正常乙状结肠用滑行触诊法常可触到,内存粪便时尤然,为光滑索条状。而无压痛。可被手指推动。当有干结粪块储留于内时,可触到类圆形包块或较粗索条,可有轻压痛，易误为肿瘤。如于排便或洗肠后包块移位或消失，即可明确；⑧胀大的膀胱：正常人膀胱不易触及当患者尿潴留引起膀胱胀大时可触及。

(2)异常包块：如在腹部触到上述内容以外的包块，应视为异常，多有病理意义。在触到异常包块时需注意下列几点：

部位：肿块所在部位对确定诊断较有价值，在腹部某处触及的包块，常来源于该处腹内的脏器：①上腹中部与脐周包块　可能为胃、胰腺、肝左叶、腹主动脉等的肿瘤、囊肿或胃内结石；②右上腹包块　如肝、胆囊、结肠肝曲等肿块。左上腹肿块可能为脾、肾、胰、结肠脾曲等肿块；③两侧腹部的包块　可为结肠的肿瘤、肾肿大或肾下垂、肾上腺肿瘤、嗜铬细胞瘤等；④右下腹部包块　见于阑尾、回盲部、盲肠、局限性肠炎、右附件、右髂窝肿块等；⑤左下腹部包块　如乙状结肠、左髂窝、左附件肿块；⑥下腹部包块　多为膀胱、子宫、附件等的肿块；⑦无固定好发部位的包块　多为小肠、大网膜和腹膜肿块；⑧腹股沟韧带上方的包块可能来自卵巢及其他盆腔器官。

形状：触到包块要注意其形状是否规则、轮廓是否清楚、有否切迹等如：①胆囊肿大多呈梨形；②脾脏肿大的特征之一，为所形成包块的前缘有明显切迹；③肝脏肿大时，其下缘多较圆钝；④肾肿大时下极呈半圆形；⑤索条状或管状肿物，短时间内形态多变者，多为蛔虫团或肠套叠、输卵管积水等；⑥腹腔内的囊肿，多呈圆形或卵圆形；⑦形态不规则的，应多考虑恶性肿瘤、炎性肿块或结核性包块。

边界：肿块的边界是否清楚对诊断亦有很大的帮助，炎性肿块与恶性肿瘤的边界多模糊不清。肿大脏器、良性肿瘤、胆囊等肿块边界一般较清晰。

表面：表面光滑的肿块多为肿大脏器、积水、囊肿等。表面凸凹不平的肿块可能为恶性肿瘤。

大小：凡能触及的包块均应用软尺测量其长、宽和厚度。难以测出时，可大概估计，明确大小以便于动态观察。也可用公认大小的实物作比喻，如拳头大、鸡蛋大、核桃大、蚕豆大等。包块的大小对诊断某些病变有重要意义如：①巨大包块多发生于卵巢、肾、肝、胰和子宫等实质性脏器，且以囊肿居多；②腹膜后淋巴结结核和肿瘤也可达到很大的程度；③胃肠道肿物很少超过其内腔横径，因为未达横径长度就已出现了梗阻；④如包块大小变异不定，甚至自行消失，则可能是痉挛、充气的肠袢引起。

质地：柔软而富有张力的包块，要考虑为过度充盈的腹腔内空腔脏器。囊性包块，质地柔软，见于囊肿、脓肿，如卵巢囊肿、多囊肾等。包块中等硬或坚硬，见于肿瘤、炎性或结核浸润块，如胃癌、肝癌、回盲部结核等。

压痛：肿块有明显压痛时，多为炎性包块、绞窄性肠梗阻、脏器扭转等。如位于右下腹的包块且压痛明显，常为阑尾脓肿、肠结核或克隆病。

移动度：移动度与肿块的来源、性质密切相关。①局部炎性包块或脓肿及腹腔后壁的肿瘤，一般不能移动；②移动度大的多为带蒂的肿物或游走的脏器，如游走肾、游走脾及卵巢囊肿等；③如果包块随呼吸而上下移动，多为肝、脾、胃、肾或其上的肿物。胆囊因附在肝下，横结肠因借胃-结肠韧带与胃相连，故其肿物亦随呼吸而上下移动；④如果包块能用手推动，可能来自胃、肠或肠系膜等。

搏动：消瘦者可以在腹部见到或触到动脉的搏动。如在腹中线附近触到明显的膨胀性搏动,则应考虑腹主动脉或其分支的动脉瘤。

肿块与腹壁的关系:腹部触及到包块时还要区别,是腹壁包块还是腹内包块。

4)液波震颤:又称"波动感"或"液波感"。当腹腔内有大量游离液体时,检查者用一手指端叩击患者一侧腹壁,另一手掌面贴于患者对侧腹壁时,手掌面感觉到的一种被液体冲击的感觉。

5)振水音:在胃肠内有多量液体或气体存留时可出现振水音。

6)脏器触诊:包括肝脏、胆囊、脾脏、肾脏、膀胱、胰腺的触诊。

(1)肝脏触诊:主要用于了解肝脏的大小、质地、形态及有无压痛、搏动和摩擦感等。

大小:正常成人的肝脏,一般在肋缘下触不到,若触及则应在1厘米以内。在剑突下可触及肝下缘,多在3厘米以内,在腹上角较锐的瘦高者剑突下可达5厘米,但是肝下缘不能超过剑突根部至脐距离的上1/3。如超出上述标准,为肝肿大或肝下移。此时可用叩诊法叩出肝上界,如肝上界也相应降低,肝上下径正常(成年人约9~11厘米),则为肝下移。如肝上界正常或升高,则提示肝肿大。

质地:一般将肝质地分为三级:质软(如触觉口唇)、质韧(中等硬,如触觉鼻尖)和质硬(如触觉前额)。

表面状态和边缘:触诊肝脏表面是否光滑,有无结节,边缘的薄厚,是否整齐等。正常肝表面光滑,边缘整齐,且薄厚一致。

压痛:正常肝脏无压痛。

搏动:如果触到肝搏动,应注意其为传导性搏动还是扩张性搏动。

肝区摩擦感:检查者将手掌轻贴于被检查者肝区,让其做腹式呼吸动作,此时正常人掌下无摩擦感。当肝周围炎时肝表面变得粗糙。触诊时可感到一种断续而粗糙的振动感,为肝区摩擦感。

肝震颤:检查时让受检者仰卧,双腿屈曲,在触到肿大的肝脏下缘后,将右手手指末端的掌面按在肿大的肝脏表面。用浮沉触诊法,手指压下时,如感到一种微细的震动感,即为肝震颤。见于肝包虫病。是由于包囊中的多数子囊浮动,撞击囊壁引起,此征对其诊断有特殊意义。

(2)胆囊触诊:胆囊触诊时应注意胆囊有无肿大、质地和触痛。

(3)脾脏触诊:触诊脾脏的大小、表面情况、质地、边缘、有无压痛以及摩擦感等。

(4)肾脏触诊:正常情况下,肾脏不易触及,有的人可触到右肾下极。身材瘦长者,肾下垂、游走肾或肾代偿性增大时,肾较易触到。

肾脏触诊:如能触及肾脏,要注意其大小、形态、硬度、表面状态、敏感性和移动性等。

压痛点:当肾和尿路有炎症或其他疾病时,可在相应部位出现压痛点如:①季肋点(前肾点):在两侧腹直肌外缘与肋弓交点处,右侧位置稍低,相当于肾盂位置;②上输尿管点:在脐水平线上腹直肌外缘;③中输尿管点:在髂前上棘水平腹直肌外缘,相当于输尿管第二狭窄处;④肋脊点:背部第12肋骨与脊柱的夹角(肋脊角的顶点);⑤肋腰点:第12肋骨与腰肌外缘的夹角(肋腰角的顶点)。

(5)膀胱触诊　正常空虚时不能触到。当膀胱积尿,充盈胀大时,可在下腹正中部触及。触诊应注意其质地,有无压痛、包块。

(6)胰腺触诊　胰位于腹膜后,位置较深,横于上腹部(脐上 5~10 厘米),且正常胰腺柔软,不能触到。

2.触诊方法 一般采取由浅入深,先用浅部触诊法,然后根据患者的情况、检查的部位和脏器,选用深部滑行触诊法、双手触诊法、深压触诊法、冲击触诊法进行检查。

1)压痛:用深压触诊法。医生根据受检者的症状先估计可能出现压痛的部位,然后再自其远方开始逐渐按压到此部位,按压时要由浅入深。如有压痛,则应确定最痛点或压痛的范围。

2)反跳痛:检查者手徐徐压迫腹痛部位,手指在该处稍停片刻,使压痛感觉趋于稳定后,将手迅速抬起,此时患者感到该处剧烈“抽痛”,并有痛苦表情或呻吟,即为反跳痛。

3)腹壁压痛及腹腔脏器压痛的鉴别:将患者有压痛处的腹壁轻轻抓起,若疼痛加重,则为腹壁病变引起的压痛。否则为腹腔内病变。另外,也可让患者采取仰卧屈膝位,在腹壁松弛状态下触诊压痛处后,再让患者两腿伸直,做仰卧起坐动作,此时患者腹肌紧张,用手在原压痛处按压,患者疼痛依然存在或疼痛加重者,为腹壁病变。而来自内脏病变引起的疼痛,因腹肌收缩,压痛常明显减轻或消失。

4)腹内包块与腹壁包块的鉴别:让患者做仰卧起坐时,如该包块仍可清楚触及者为腹壁包块。若变得不清楚或消失为腹内包块。如系腹内包块,为了确定是否与皮肤相连,可设法捏起皮肤和皮下组织,如捏不起该处皮肤或反而出现牵缩性凹陷,则表示该包块与腹壁间有粘连。如局部皮肤和包块能单独自由捏起,则表示该包块与腹内脏器组织无关。

5)肝脏的触诊:常用的检查方法有双手触诊法、单手触诊法、钩指触诊法。

(1)单手触诊法:较为常用。触诊时,被检查者取仰卧位,两膝关节屈曲,使腹壁放松,并做较深的腹式呼吸动作以使肝脏上下移动。检查者站于患者的右侧,将右手四指并拢,掌指关节伸直,与肋缘大致平行地平放于被检查者腹壁上,可分两条线触诊。①右锁骨中线上触诊:触诊从右腹直肌外缘稍外侧,脐下偏右侧开始,被检查者呼气时,手指压向腹深部,再次吸气时,手指向前上迎触下移的肝缘。如此配合呼吸反复触摸,并逐渐向肋缘移动,直到触及肝缘或肋缘为止;②前正中线上触诊:由下腹部开始触诊,配合呼吸从下往上触摸,直到触及肝缘或剑突为止。

(2)双手触诊法:检查者右手同单手触诊法,左手托住被检查者右腰部,拇指张开置于右肋缘处,触诊时左手向上推,以使肝下缘紧贴前腹壁向下移。大拇指向下按,以限制胸式呼吸,加大膈下移的幅度,从而提高触诊效果。

(3)钩指触诊法:适用于儿童和腹壁较薄的患者,触诊时,医生位于患者右肩部,面向其足部,将右手掌搭在其右前胸下部,右手第 2~5 指弯曲成钩状,嘱患者做深呼吸运动,检查者随吸气而进一步屈曲指关节,以迎触下移的肝下缘。

腹水患者亦可用冲击触诊法触诊肝脏。无论哪种触诊方法,都应在同一部位的不同深度触诊。于腹部某处触到肝下缘后应自该处起,向两侧延续,以了解全部肝下缘的位置、质地和形态等。

6)肝颈静脉反流征的检查:见本篇第五章颈部检查。

7)胆囊触诊:正常胆囊一般不能触及。当胆囊肿大时可用单手滑行触诊法(同肝脏单手触诊法)和钩指触诊法进行触诊。

钩指触诊法　触诊时患者取仰卧位，腹壁放松，检查者以左手掌平放于患者右肋下部，以拇指指腹勾压于右肋下胆囊点处，然后嘱患者缓慢深吸气，在吸气过程中发炎的胆囊下移时碰到用力按压的拇指，即可引起疼痛，此为胆囊触痛。如因剧烈疼痛而致吸气中止（不敢继续吸气）称莫菲（Murphy）征阳性。

8）脾触诊

（1）单手触诊法：脾脏明显肿大而位置又较表浅时，用右手单手触诊稍用力即可触及。

（2）双手触诊法：脾脏肿大位置较深时，应用双手触诊法进行检查。嘱患者屈膝仰卧位或右侧卧位，检查者左手放于左腰部第 7~10 肋处，将脾脏从后向前托起，并尽可能使胸廓固定。检查者右手平放于腹部，手的长轴与左肋弓呈垂直方向，嘱患者做腹式深呼吸运动，配合呼吸自下而上逐渐接近左侧肋弓，手指末端稍弯曲，轻轻压入腹壁，当患者深吸气时，脾脏下降，如脾脏肿大时可触及脾脏下缘。轻度肿大而仰卧位不易触到时，可嘱患者改用右侧卧位，患者右下肢伸直，左下肢屈髋、屈膝进行检查，则较易触到轻度肿大的脾脏。腹水患者也可用冲击触诊法触诊脾脏。

（3）脾肿大的测量法及分度：①脾肿大的测量方法：通常用三条线来表示："1"线（又称甲乙线）指左锁骨中线与左肋缘交界点至脾下缘的距离（以厘米表示）。脾轻度肿大时只作第 1 测量。"2"线和"3"线：脾明显肿大时，应加测"2"线（甲丙线）。"3"线（丁戊线），前者系指左锁骨中线与左肋缘交点至脾最远点的距离（应大于"1"线），后者指脾右缘与前正中线的距离。如脾高度增大向右越过正中线，则测量脾右缘至正中线的最大距离，以"+"表示。未超过正中线则测量脾右缘与正中线的最短距离，以"-"表示；②脾肿大的分度　临床上常将脾肿大分为轻、中、高三度。深吸气时，脾缘不超过肋下 2 厘米，为轻度肿大。超过 2 厘米至脐水平线以上，为中度肿大。超过脐水平线或前正中线则为高度肿大，亦称巨脾。

9）肾脏的触诊：一般采用双手触诊法。如触诊右肾时，受检者仰卧，两腿稍屈起并作深呼吸，医生位于被检查者右侧，右手掌放在被检查者右季肋部肋弓的下方，左手掌置于被检查者右后腰部。随着其呼吸运动将右手逐渐压向腹腔深部，同时用左手将后腹壁推向前方，两手相互配合触诊，即可触及肾脏。如仍未触及，让被检查者深吸气，使肾脏下降，如果肾脏大部分能被触知，则可以将其在两手间夹住，但多数仅能触及肾脏下极。

10）膀胱的触诊：膀胱触诊一般采用单手滑行触诊法。在仰卧屈膝情况下医师以右手自脐开始向耻骨方向触摸，触及包块后应详察其性质。以便鉴别其为膀胱、子宫或其他肿物。若为充盈胀大的膀胱，则在下腹正中部触到圆形、具有压痛的弹性肿物，不能被推移，呈横置的椭圆形或球形，下界因隐于耻骨后而触不清楚，压按时有尿意，排空膀胱后，该肿物缩小或消失。藉此可与妊娠子宫、卵巢囊肿及直肠肿物等鉴别。

11）液波震颤检查：检查时让受检者仰卧，检查者以手掌面置于患者腹壁一侧，另一手用指端叩击对侧腹壁，如腹腔有大量游离液体，则贴于腹壁的手掌有被液体波动冲击的感觉，即液波震颤。为防止腹壁本身的震动（如腹壁脂肪过多）传至对侧，可让助手将一手掌的尺侧缘压在脐部正中线上，即可阻止腹壁震动的传导。

12）振水音的检查　患者仰卧，检查者以一耳贴近上腹部，同时以冲击触诊法振动胃部，可听到气、液撞击的声音，为振水音。

3.注意事项

(1)根据检查目的不同,嘱被检查者采取不同体位,若取仰卧位检查时,头垫低枕,两手自然放于躯干两侧,两下肢屈曲并稍分开,放松腹肌,平静状态下做腹式呼吸,以使膈下脏器上下移动。检查肝、脾时,可分别采用仰卧或向左、向右侧卧位。检查肾脏时可用坐位或立位。检查腹部肿瘤和少量腹水时可用肘膝位。

(2)检查者指甲要剪短,手要温暖,动作要轻柔,先行腹部浅表触诊,以全手掌放于腹壁上部,使患者适应片刻,并感受腹肌紧张度。

(3)检查顺序,一般自左下腹部开始按逆时针方向或“S”型方向触诊全腹各部。

(4)若受检者有腹痛,应先触诊无病痛的部位,逐渐移向病痛部位,以免造成患者感受的错觉。同时边触诊边观察被检查者的反应与表情,对精神紧张或有痛苦者给以安慰和解释,亦可边触诊边与患者交谈,转移其注意力从而减少腹肌紧张,顺利完成检查。

4.临床意义

1)腹壁紧张度

(1)腹壁紧张度增加

全腹紧张度增加:①腹部饱满感　见于腹内容物增加如肠胀气或人工气腹、腹腔内大量腹水者;②板状腹　见于急性胃肠穿孔或脏器破裂所致急性弥漫性腹膜炎,腹膜刺激而引起腹肌痉挛所致;③揉面感或柔韧感　多见于结核性腹膜炎,此征亦可见于癌性腹膜炎。

腹壁局部紧张度增加:常因其下的脏器炎症波及邻近腹膜而引起。

(2)腹壁紧张度减低

全腹紧张度减低:见于重症肌无力、慢性消耗性疾病、严重低钾或大量放腹水后。也可见于身体瘦弱的老年人或经产妇。

局部紧张度减低:较少见,常为该部腹肌瘫痪或缺陷所致。

2)压痛及反跳痛

(1)压痛:当腹膜炎性刺激、脏器的炎症、瘀血、肿瘤、破裂、扭转以及腹壁的病变等均可引起压痛。①阑尾压痛点:McBurney 点压痛是阑尾病变的标志;②胆囊压痛点:有压痛,多为胆囊慢性炎症的表现。Murphy 征阳性是胆囊急性炎症的标志;③胰腺压痛点:胰体和胰尾的炎症和肿瘤可有左腰部压痛;④胸部病变所致的腹部压痛点:胸部病变如下叶肺炎、胸膜炎、心肌梗死等,常在上腹部或肋下部出现压痛;⑤盆腔疾病所致的腹部压痛点:盆腔疾病如膀胱、子宫及附件的疾患,可在下腹部出现压痛。

(2)反跳痛:多见于腹内脏器病变累及邻近腹膜时,也见于原发性腹膜炎。反跳痛是腹膜壁层已受炎症累及的征象,当突然抬手时腹膜被牵拉引起疼痛。

3)腹部包块:当腹腔内有肿大或异位的脏器、炎症性包块、囊肿、肿大淋巴结、胃内结石、及良、恶性肿瘤等病变时,均可触及包块。

4)液波震颤:多见于慢性肝炎、肝硬化引起大量腹水(3000~4000 毫升以上)时,才能查出。

5)肝脏

(1)肝下移常见于内脏下垂、肺气肿、右侧胸腔大量积液导致隔下降时。

(2)弥漫性肝肿大见于肝炎、肝瘀血、脂肪肝、早期肝硬化、Budd-Chiari 综合征等。

(3)局限性肝肿大常见于肝脓肿、肝肿瘤及肝囊肿(包括肝包囊虫病)等。

(4)肝缩小见于急性和亚急性肝坏死、门脉性肝硬化晚期。

(5)肝脏质韧,见于肝炎、脂肪肝及肝瘀血时。质硬,见于肝硬化、肝癌;肝脓肿或囊肿有液体时呈囊性感,大而表浅者可能触到波动感。

(6)肝脏边缘钝圆常见于脂肪肝或肝瘀血。

(7)肝脏表面不光滑,呈不均匀的结节状,边缘厚薄不一致者见于肝癌、多囊肝。

(8)肝脏表面呈大块状隆起者,见于巨块型肝癌、肝脓肿和肝包虫病。

(9)肝脏呈分叶状似香蕉者,见于肝脏梅毒。

(10)肝脏有压痛　见于肝炎、肝瘀血和肝脓肿。

(11)肝搏动　传导性搏动,系因肝脏传导了其下面的腹主动脉的搏动所致。扩张性搏动是由于右心室的收缩搏动通过右心房、下腔静脉而传至肝脏所致。

(12)肝区腹膜摩擦感　见于肝周围炎时。

(13)肝颈静脉反流征　是右心衰竭、心包积液和心包缩窄的重要体征。

6)胆囊

(1)如肿大胆囊呈囊性感,并有明显压痛,常见于急性胆囊炎。

(2)胆囊肿大未达肋缘,但 Murphy 征阳性见于急性胆囊炎。

(3)胆囊触痛,见于慢性胆囊炎。

(4)胆囊肿大呈囊性感,无压痛者,见于壶腹周围癌。

(5)胆囊肿大,有实性感者,可见于胆囊结石或胆囊癌。

(6)胆总管结石胆道阻塞时,可有明显黄疸,但胆囊常不肿大。

7)脾脏

(1)脾轻度肿大,见于急慢性肝炎、伤寒、粟粒结核、急性疟疾、亚急性感染性心内膜炎等。

(2)脾中度肿大,常见于肝硬化、疟疾后遗症、慢性淋巴细胞白血病、慢性溶血性疾病、淋巴瘤、系统性红斑狼疮等。

(3)脾高度肿大见于慢性粒细胞白血病、黑热病、慢性疟疾、骨髓纤维化症、淋巴肉瘤和恶性组织细胞病。脾表面有囊性感者见于脾囊肿。

(4)脾压痛见于脾脓肿、脾梗死等。

8)肾脏

(1)正常情况下,肾脏一般不易触及,有时可触到右肾下极。

(2)身材瘦长者,肾下垂、游走肾、肾肿大或肿块时可触及肾脏。

(3)肾肿大见于肾盂积水或积脓、肾肿瘤、多囊肾等。

(4)季肋点、上输尿管点、中输尿管点、肋脊点、肋腰点有压痛时,提示肾和尿路有炎症或其他疾病。

9)膀胱:膀胱胀大的原因

(1)尿道梗阻(如前列腺肥大或前列腺癌)、脊髓病(如截瘫)所致的尿潴留,最为常见。

(2)昏迷患者、腰椎或骶椎麻醉后、手术后局部疼痛患者也可见。

(3)长期尿潴留致膀胱慢性炎症,导尿后膀胱亦常不能完全回缩。

(4)当膀胱有结石或肿瘤时,在腹壁薄软等条件下,有时用双手触诊法(左手示指戴手套插入直肠内)能在腹腔的深处耻骨联合的后方触到。

10)胰腺

(1)在上腹中部或左上腹有横行带状压痛及肌紧张,并涉及左腰部者,提示急性胰腺炎。如同时有左腰部皮下瘀血而发蓝,则提示出血性胰腺炎。该部如触到质硬而无移动性的肿物时,如为横行索条状,应考虑为慢性胰腺炎。

(2)如在上腹中部或左上腹有坚硬块状,表面不光滑似有结节,应考虑胰腺癌的可能。

(3)上腹部肝缘下或左上腹部触到囊性肿物,如位置固定,表面光滑,无压痛多为胰腺假性囊肿。

11)振水音:若在清晨空腹时或餐后6~8小时以上仍能听到振水音,提示幽门梗阻或胃扩张。多见于幽门梗阻、急性胃扩张、胃下垂、乙状结肠扭转、肠梗阻等。

(三)叩诊

叩诊目的在于检查腹部正常浊音区和鼓音区有无扩大或缩小。异常浊音区或鼓音区的部位、大小及其随体位而改变的情况。脏器或肿块境界、大小的确定。腹部叩诊有直接叩诊法和间接叩诊法,但多采用间接叩诊法。

1.叩诊内容

1)腹部叩诊音

(1)正常腹部叩诊音:正常情况下,腹部叩诊大部分区域均为鼓音,只有肝脾所在部位,增大的膀胱和子宫占据的部位,以及两侧腹部近腰肌处叩诊为浊音。

(2)叩诊应注意腹部鼓音范围有无缩小或扩大。

2)腹腔脏器的叩诊

(1)肝脏的叩诊:①目的:是叩诊肝脏上下界以确定肝脏的大小;②正常肝上下界:正常肝脏上界为右锁骨中线第5肋间,下界位于右季肋下缘,二者之间的距离为肝上下径,约9~11厘米。右腋中线上,其上界为第7肋间,下界相当于第10肋骨水平。在右肩胛线上,其上界为第10肋间。矮胖体型者肝上下界均可高出一个肋间,瘦长体型者则可低一个肋间;③肝区叩击痛。

(2)胆囊的叩诊及胆囊叩击痛:胆囊位置较深,用叩诊方法不能叩出其大小。

(3)脾脏叩诊:当脾脏触诊不满意或在肋下触到很小的脾尖时,宜用脾脏叩诊法进一步检查脾脏大小。正常脾脏浊音区:前界不超过腋前线,后界与肾脏浊音区之间隔有结肠鼓音区。脾脏浊音区在左侧腋中线第9~11肋之间,其宽度4~7厘米。

(4)胃泡鼓音区:胃泡鼓音区是在左前胸下部叩出的呈半圆形的鼓音区,为胃内含气所致。其上界为膈及肺下缘,下界为肋弓,左界为脾脏,右界为肝左缘。正常情况下,此区的大小既与胃泡含气量多少有关,也受邻近器官和组织的影响。

(5)肾脏叩诊:主要检查肾区有无叩击痛。

(6)膀胱叩诊:当膀胱胀大触诊不满意时,可用叩诊进行检查。

3)移动性浊音:指腹腔积液时,因体位改变而出现浊音区变动的现象。

2.叩诊方法

1)肝脏的叩诊

(1)确定肝上界:一般是沿右锁骨中线、右腋中线和右肩胛线,由肺区向下叩向腹部。叩指用力要适当,力度要均匀。当由清音转为浊音时,即为肝上界。此处相当于被肺遮盖的肝顶部,故又称肝相对浊音界。再向下叩 1~2 肋间,则浊音变为实音,此处的肝不再为肺遮盖而直接贴近胸壁,称肝绝对浊音界(亦为肺下界)。

(2)确定肝下界:一般是由腹部鼓音区沿右锁骨中线或正中线向上叩,由鼓音转为浊音处即是肝下界。但因肝下界与胃、结肠等重叠,很难叩准,故多用触诊与叩诊相结合来确定,一般叩得的肝下界比触得的肝下缘高 1~2 厘米,但若肝缘明显增厚,则两项结果较为接近。

2)肝区及胆囊叩击痛检查:检查者左手掌紧贴于被检查者右下胸壁上,右手握拳,用小鱼际肌侧轻轻叩击左手背,如肝区感到疼痛,即为肝区叩击痛。如胆囊区感到疼痛,即为胆囊叩击痛。

3)脾脏的叩诊:一般脾脏浊音区的确定宜采用轻叩法。受检者仰卧或右侧卧位,检查者用指指叩诊法沿左腋中线由上向下叩诊,当清音变为浊音时,即为脾脏上缘,继续往下叩诊由浊音变为鼓音时即为脾脏下缘。然后再由浊音区继续向前叩诊,当变为鼓音时(胃泡鼓音区),即为脾前缘。

4)胃泡鼓音区叩诊:用指指叩诊法自剑突左侧,沿左肋缘,从下往上,至鼓音变为浊音即鼓音区边缘,作一标记,再依次往左逐渐叩至脾边缘。把标记连接起来呈半圆形的鼓音区。其上界为膈及肺下缘,下界为肋弓,左界为脾脏,右界为肝左缘。

5)肾区叩击痛检查:患者可采取立位、坐位或侧卧位,医生用左手掌平放在患者的肾区,右手握拳用由轻到中等强度的力量向左手背进行叩击。

6)膀胱叩诊:用间接或直接叩诊法,由耻骨联合上方逐步向外叩诊,或由四周向耻骨联合上方叩诊。

7)移动性浊音的检查:先让受检者仰卧,用间接叩诊法由脐部开始逐渐叩向腹部两侧,若有腹水则两侧呈浊音。而腹中部由于肠管内有气体而在液面浮起,故叩诊呈鼓音。当受检者变换体位时,液体因重力而移动,浊音也随之变动。嘱受检者侧卧时,因腹水积于下部肠管上浮故叩下部呈浊音,上侧腹部转为鼓音。

如果腹水量少,用以上方法不能查出时,可让患者取肘膝位,使脐部处于最低部位。由侧腹部向脐部叩诊,如由鼓音转为浊音,则提示有腹水的可能。也可让患者站立,如下腹部积有液体则呈浊音,液体的上界呈一水平线,在此水平线上为浮动的肠管,叩诊呈鼓音。

3.临床意义

1)腹部叩诊音的改变

(1)鼓音范围缩小:当肝、脾或其他脏器极度肿大,腹腔内肿瘤或大量腹水时,病变部位出现浊音或实音,鼓音范围可缩小。

(2)鼓音范围扩大:当胃肠高度胀气,人工气腹和胃肠穿孔时,鼓音范围扩大或出现于不应有鼓音的部位(如肝浊界内)。

2)肝浊音界改变

(1)肝浊音界扩大:见于肝癌、肝脓肿、肝炎、肝瘀血和多囊肝等。膈下脓肿时,由于肝下移和膈升高,肝浊音区也扩大,但肝本身并未增大,故应注意鉴别。

(2)肝浊音界缩小:见于暴发性肝炎、急性肝坏死、肝硬化和胃肠胀气等。

(3)肝浊音界消失:肝浊音界消失代之以鼓音者,多由于肝表面覆有气体所致,是急性胃肠穿孔的一个重要征象,但也可见于腹部大手术后数日内、人工气腹后、间位结肠(结肠位于肝与横膈之间)、全内脏转位等。

(4)肝浊音界向上移位:见于右肺纤维化、右下肺不张及气腹鼓肠等。

(5)肝浊音界向下移位:见于肺气肿、右侧张力性气胸等。

3)肝区及胆囊叩击痛:肝区叩击痛对诊断急慢性肝炎、肝脓肿有一定的意义。胆囊出现叩击痛,有助于胆囊炎的诊断。

4)脾脏浊音区扩大:见于各种原因所致的脾肿大。脾浊音区缩小见于左侧气胸、胃扩张、鼓肠等。

5)胃泡鼓音区常见的异常改变

(1)明显扩大:见于胃扩张,幽门梗阻等。

(2)明显缩小:见于心包积液,左侧胸腔积液,肝左叶肿大,脾肿大等。

(3)胃泡鼓音区全转为浊音:多由于胃内充满液体或食物所致,见于进食过多所致急性胃扩张或溺水病人。

6)肾脏叩击痛:正常时肾区无叩击痛,当有肾炎、肾盂肾炎、肾结石及肾周围炎时,肾区有不同程度的叩击痛。

7)膀胱叩诊:当膀胱胀大叩诊浊音时,应于排尿或导尿后复查,如浊音区转为鼓音,即为尿潴留所致的膀胱胀大。中期妊娠的子宫、子宫肌瘤或卵巢囊肿等,该区叩诊时也可呈浊音,应注意区别。

8)移动性浊音:腹部出现移动性浊音是腹腔内有游离液体的一个可靠征象,此时腹腔内游离液体一般在1000毫升以上。

(四)听诊

腹部听诊用于检查肠鸣音、血管杂音、摩擦音和搔弹音等。妊娠5个月以上的妇女还可在脐下方听到胎心音。

1.听诊内容

1)肠鸣音:肠蠕动时,肠管内气体和液体随之而流动,产生一种断断续续的咕噜声(或气过水声)称为肠鸣音。

肠鸣音的强度、音调、性质、高低、频率等反映肠蠕动强弱、肠内容的多少及肠壁的紧张度等状况。正常肠鸣音在脐部听得最清楚,时隐时现,时强时弱,每分钟约出现4~5次。病理情况下可有增强、减弱或消失。

2)血管杂音:血管杂音分为动脉性和静脉性杂音。

(1)动脉性杂音:由于杂音出现的部位不同,常提示不同的病变。

(2)静脉性杂音:为连续的嗡鸣声,无收缩期与舒张期性质。常出现于脐周或上腹部。

3)摩擦音:由于脾梗死或肝、脾周围炎、胆囊炎累及局部腹膜等情况下,可于深呼吸时,于各相应部位听到摩擦音，严重时触诊亦有摩擦感。

4）搔弹音：在腹部听诊搔弹音的改变可协助测定肝下缘和微量腹水，还可以用来测定扩张的胃界。

2.听诊方法 将听诊器置于腹壁上，全面地听诊各区，重点注意上腹部、脐部、右下腹部及肝、脾各区。

1）肠鸣音：将听诊器置于腹壁上或脐周围，听诊5分钟左右，或反复多次地进行听诊，并记录每分钟肠鸣音出现的次数。

2）血管杂音：将听诊器置于腹壁上，在上腹部或脐两侧听诊最清楚。

3）摩擦音：将听诊器平置于腹壁上，让被检查者作深呼吸，全面地听诊腹部各区。当病变累及局部腹膜时，于相应部位听到摩擦音。

4）搔弹音

（1）肝下缘的测定方法：取仰卧位，医生以左手持听诊器置于剑突下的肝左叶上，右手指沿右锁骨中线自脐向上轻弹或搔刮腹壁，搔弹处未达肝缘时，只听到遥远而轻微的声音，当搔弹至肝表面时，声音明显增强而近耳。此因实质性脏器对声音的传导优于空腔脏器之故。

（2）微量腹水的测定方法：用听弹法。患者取肘膝位，使腹水积聚于腹内最低处的脐区。将膜式听诊器体件贴于此处腹壁上，医生以手指在一侧腹壁轻弹腹壁，听其声响。然后将体件向对侧腹部移动，继续轻弹，如声音突然变响此时体件所在处即为腹水边缘。

（3）测定扩张胃界的方法：用听叩法。医生用左手将听诊器体件按于胃区腹壁上，右手示指弹叩腹壁，由胃区外逐渐叩向胃区，当到达胃缘时，声音由弱变强，由远转近。也可用搔划代替弹叩，当搔划至胃缘时，声音增强。由各个方向向胃区进行检查，即可查出胃体的边缘。

5）腹部振水音：检查时嘱被检查者仰卧，腹部尽量放松。检查者将两手置于其腰部或髂部，连续振摇数次，或以微屈的手指连续迅速冲击被检者上腹部，如腹部空腔脏器中存在大量液体和气体即可发生气、液撞击声。此时检查者侧耳贴近受检者腹部或用听诊器，即可听到腹部振水音。

3.临床意义

1）肠鸣音

（1）肠鸣音增强见于急性胃肠炎、服泻药后或胃肠道大出血时。如次数多且肠鸣音响亮、高亢，甚至呈叮当声或金属音，称肠鸣音亢进，见于机械性肠梗阻。此类患者肠腔扩大，积气增多，肠壁被胀大变薄，且极度紧张，与亢进的肠鸣音可产生共鸣，因而在腹部可听到高亢的金属性音调。如肠梗阻持续存在，肠壁肌肉劳损，肠壁蠕动减弱时，肠鸣音亦减弱。

（2）肠鸣音明显减少或数分钟才听到1次，称肠鸣音减弱，见于老年性便秘、腹膜炎、电解质紊乱（低血钾）、胃肠动力低下等。

（3）若持续听诊3~5分钟未听到肠鸣音，此时应重点听诊右下腹，并可用手指轻叩或搔弹腹部如仍无肠鸣音，称为肠鸣音消失，见于急性腹膜炎或麻痹性肠梗阻。

2）血管杂音

（1）动脉性杂音：①中腹部的收缩期血管杂音（喷射性杂音）常提示腹主动脉瘤或腹主动脉狭窄；②左、右上腹部的收缩期血管杂音，常提示肾动脉狭窄，可见于年轻的高血压患者；

③下腹两侧的杂音，应考虑髂动脉狭窄；④当左叶肝癌压迫肝动脉或腹主动脉时，亦可在包块部位听到吹风样血管杂音。

(2)静脉性杂音：为连续的嗡鸣声，无收缩期与舒张期性质。常出现于脐周或上腹部，尤其是腹壁静脉曲张严重时，此音提示门静脉高压有侧支循环形成。

3)摩擦音：脾梗死、脾周围炎、肝周围炎或胆囊炎累及局部腹膜等情况下，在深呼吸时，可于各相应部位听到摩擦音，严重时触诊亦有摩擦感。

十三、四肢与关节检查

四肢及其关节的检查常运用视诊与触诊，两者相互配合进行检查。

(一)检查内容

主要观察四肢及其关节的形态、肢体的位置、活动度及运动情况。注意四肢的对称性，有无畸形、静脉曲张、骨折，关节有无红肿、压痛，肌肉有无萎缩及肌力与肌张力有无变化等。

(二)检查方法

1.观察日常的活动及步态

2.运动功能检查

(1)检查各组肌肉的收缩力：嘱被检查者肢体用力运动，检查者从相反的方向测试被检查者对阻力的克服力量。手的肌力可用握力计测量，应注意双侧肌力的对比。

(2)检查各个关节的活动范围：①主动活动：指被检查者作肢体关节部分的伸屈动作，观察活动幅度与速度；②被动活动：指检查者用外力使关节作伸屈动作，观察活动幅度及力度。

3.骨折与关节脱位的检查 骨折局部有时可触到骨擦感或听到骨擦音。关节脱位后可有肢体位置改变，让患者作各种活动时，可见关节活动受限，如伸屈、内翻展或旋转功能发生障碍。

4.浮髌现象 病人平卧位，患肢伸直放松，检查者左手拇指和其他手指分别固定在肿胀关节上方两侧并加压，右手的拇指和其他手指分别固定于关节下方两侧并加压，使关节腔内的积液不能上、下流动，然后用右手示指将髌骨连续而垂直地向后方按压数次。当按压时有髌骨与股骨关节面的碰触感，松开时有髌骨随手浮起感，称为浮髌试验阳性。

(三)临床意义

1.形态异常

1)匙状甲：又称反甲，其特点为指甲中央凹陷，边缘翘起，指甲变薄，表面粗糙有条纹。多见于缺铁性贫血、高原疾病，偶见于风湿热及甲癣等。

2)杵状指(趾)：手指或足趾末端增生、肥厚，呈杵状彭大，称为杵状指或鼓槌状指(趾)。

(1)杵状指的特点　为末端指节明显增宽、增厚，指(趾)甲从根部到末端呈拱形隆起，使指(趾)端背面的皮肤与指(趾)甲所构成的基底角等于或大于 180 度。

(2)常见病因：①呼吸系统疾病：如支气管肺癌、支气管扩张、肺脓肿、脓胸、胸腔肿瘤及肺性肥大性骨关节病等；②某些心血管疾病：如紫绀型先天性心脏病、感染性心肌炎、亚急性感染性心内膜炎等；③营养障碍性疾病：如吸收不良综合征，Crohn 病、肝硬化等。
④其他　如锁骨下动脉瘤可引起同侧的单侧杵状指。

3)肢端肥大症：指在青春发育成熟之后(骨骺端已愈合)发生腺垂体功能亢进，生长激素分泌增多，而造成骨末端及其韧带等软组织增生、肥大，使肢体末端异常粗大。如腺垂体嗜酸细胞瘤或腺垂体嗜酸细胞增生等。

4)膝内、外翻:正常人双脚并拢直立时,两膝及双踝均能靠拢,如双脚的内踝部靠拢时两膝部向外分离而呈“O”形,称膝内翻或“O”形腿畸形。当两膝关节靠近时,两脚的内踝分离、两小腿斜向外方呈“X”形弯曲,称为膝外翻或“X”形腿畸形。膝内、外翻畸形可见于佝偻病和大骨节病等。

5)足内翻与足外翻:正常人当膝关节固定时,足掌可向内翻、外翻均达35度。若足掌部活动受限呈固定性内翻、内收畸形,称为足内翻。足掌部呈固定性外翻、外展,称为足外翻。足外翻或内翻畸形多见于先天性畸形及脊髓灰质炎后遗症。

6)骨折与关节脱位:骨折可使肢体缩短或变形,局部可有红肿、压痛。有时可触到骨擦感或听到骨擦音。关节脱位后可有肢体位置改变,关节活动受限,如伸屈、内翻外展或旋转功能发生障碍。见于外伤或先天性关节脱位。

7)静脉曲张:多见于小腿,主要是下肢的浅静脉(大、小隐静脉)血液回流受阻或静脉瓣功能不全所致。其特点为静脉如蚯蚓状怒张、弯曲,久立位时更明显,严重者有小腿肿胀感,局部皮肤颜色暗紫或有色素沉着,甚或形成溃疡经久不愈或遗留棕褐色瘢痕。常见于从事站立性工作者或栓塞性静脉炎患者。

2.关节异常

1)指关节形态异常

(1)爪形手:病人患手的拇指处于外展位,拇指末节指关节屈曲,食指伸直,小指与无名指的掌指关节过伸,指关节屈曲不能伸直,呈爪状畸形。且掌骨间隙及小鱼际肌明显凹陷。手指不能并拢、小指不能外展、手稍向桡侧偏斜,此种手部姿态称为“爪形手”。见于尺神经损伤、进行性肌萎缩、脊髓空洞症及麻风等。

(2)梭形关节:为指间关节增生、肿胀呈梭状畸形,为双侧对称性病变。见于类风湿性关节炎。

2)腕关节形态异常

(1)腱鞘滑膜炎:多发生在腕关节背面和掌面,关节部位呈结节状隆起,触之柔软,可有压痛,多影响关节活动。常由类风湿性关节炎或结核病变引起。

(2)腱鞘囊肿:多发生在腕关节背面或桡侧,为圆形无痛性隆起,触之坚韧,推之可沿肌腱的垂直方向稍微移动。常由肌腱拉伤或过度活动所致。

(3)腱鞘纤维脂肪瘤:多在腕关节背面,为圆形无痛性包块,触之柔软或柔韧,推动肌腱时可随之移动。

3)膝关节形态异常　常见疾病如下:

(1)炎症:两侧关节形态不对称,有红、肿、热、痛或影响运动,多为炎症所致,见于风湿性关节炎发作期。

(2)关节腔积液:指关节腔内有过多液体积聚。可见关节周围明显肿胀,当膝关节屈曲成90度时,髌骨两侧的凹陷消失。触诊浮髌试验阳性。若为结核性膝关节腔积液时,有一种如同触及绒垫的柔软感。

3.运动功能障碍 四肢的运动功能是在神经的协调下由肌肉、肌腱带动关节的活动来完成,神经肌肉或关节的损害均可引起运动功能障碍。因此检查应包括肌肉、关节和相关的神经功能等。运动功能障碍常见的疾病有：

(1)肌肉痉挛及挛缩。

(2)关节囊及其周围炎症、关节腔积液及肥厚粘连。

(3)关节弹响是指关节活动时出现响声可为无症状的生理性关节弹响。亦可因关节内病变,如膝关节半月板撕裂、关节软骨磨损、关节滑囊挤压、关节周围肌腱或韧带的响声等。

(4)各种原因所致的关节和肌肉疼痛均可致运动功能障碍。

(5)骨或软骨增生。

(6)骨性关节强直患者完全失去运动能力。

十四、运动功能检查

运动功能包括随意和不随意运动两种。随意运动由锥体束司理,不随意运动(不自主运动)由锥体外系和小脑司理。其检查主要包括随意运动、肌力、肌张力、不随意运动、共济运动等。

(一)检查内容

1.随意运动与肌力

1)随意运动:指意识支配下的动作。随意运动功能的丧失称为瘫痪。检查注意四肢运动情况有无瘫痪。

瘫痪由于表现不同,在程度上可分为完全性及不完全性瘫痪(轻瘫),在形式上又可分为单瘫、偏瘫、截瘫及交叉瘫痪。

(1)偏瘫:为一侧肢体随意运动丧失,并伴有同侧中枢性面瘫及舌瘫。

(2)单瘫:为单一肢体的随意运动丧失。

(3)截瘫:多为双侧下肢随意运动丧失。

(4)交叉瘫:为一侧脑神经损害所致的同侧周围性脑神经麻痹及对侧肢体的中枢性偏瘫。

(5)四肢瘫:为四肢随意运动全部丧失。

2)肌力:指肢体运动时肌肉最大的收缩力。除肌肉的收缩力量外,还可以用动作的幅度与速度衡量(见本篇第八章脊柱四肢检查)。

肌力的大小采用0~5级的六级记录法：

0级　肌肉完全瘫痪,触诊肌肉时完全无收缩力。

1级　病人肌肉可以收缩,但不能产生动作。

2级　肢体可以在水平面上活动,但不能对抗地心引力。

3级　能作对抗地心引力的活动,但不能对抗阻力。

4级　能对抗较大的阻力,但较正常者差。

5级　正常肌力。

2.肌张力 指肌肉静止状态下的紧张度。应注意肌张力有无增高和减弱。

3.不随意运动 亦称不自主运动。指患者随意肌不自主的收缩,所产生的一些无目的的异常动作。常见类型：

1)肌束颤动:指病人身体某处肌肉出现细小快速的或蠕动样的颤动。用叩诊锤轻度叩打肌肉可诱发。它是下运动神经元损害的重要体征,常作为神经原性肌萎缩与肌原性肌萎缩的鉴别依据。

2)震颤:为两组拮抗肌交替收缩引起的不自主动作。震颤可分为:

(1)静止性震颤:指在清醒静止状态下,身体某部有一系列不随意的较有规律的抖动,睡眠时震颤消失、作意向性动作时则减轻或消失。静止性震颤时手可呈搓丸样震颤动作,此种震颤可与其他类型的震颤合并出现。

(2)老年性震颤:常表现为点头、摇头或手抖动,一般不伴有肌张力的改变。与震颤麻痹相似,为静止性震颤。

(3)动作性震颤:又分姿势性震颤或意向性震颤,前者病人在保持某个姿势时出现震颤,静止时则消失。后者在发生动作时出现,愈近目的物时愈明显。

3)手足搐搦:发作时手足肌肉呈紧张性痉挛,在上肢表现为腕部屈曲、手指伸展、指掌关节屈曲、拇指内收靠近掌心并与小指相对,形成"助产士手"。在下肢时表现为踝关节与趾关节皆呈屈曲状。

4)手足徐动:又称"指划动作"。为肢体远端出现有规律的、重复的、缓慢而持续的扭曲动作,表现为各种程度的屈曲、伸直、外展、内收相混合的蠕虫样运动及各种奇特姿态,可重复出现且较有规则,睡眠时消失。是纹状体病变引起的综合征。

5)舞蹈样运动:为肢体的一种不规则的、快速、无目的、不对称的运动,持续时间不长,可因外界刺激、精神紧张而发作。睡眠时发作较轻或消失。可表现为眨眼、举眉、伸舌等作鬼脸的动作,四肢表现为不定向地大幅度运动,如上肢快速伸屈和上举,与其持续握手过程中,可感到时松时紧。

6)摸空症:为上肢以肘、腕、手关节为主的一种无意识摸索动作。

7)扭转痉挛:又称"扭转性肌张力障碍"。指肢体、颈部或躯干作顺纵轴呈畸形扭转的不随意动作。扭转时肌张力增高,扭转停止时肌力正常。

8)肌阵挛:指患者出现个别肌肉或多组肌肉群突发的、短促、快速、不规则、不自主的收缩。其机制可能与大脑皮质、齿状核、连合系、纹状体、中央顶盖束等病变有关。

4.共济运动　肌体任何一个简单的动作,都必需有主动肌、对抗肌、协同肌及固定肌等几组肌肉的协调一致的运动才能完成,这些肌群的协调一致主要靠小脑、前庭系统、锥体外系统等的协调和平衡。当上述结构发生病变,动作协调发生障碍,称为共济失调(ataxia)。共济失调根据病变部位不同可分为:

(1)小脑性共济失调:由小脑及其传入、传出纤维损害引起。主要表现为躯干性共济失调,位于小脑者表现为肢体运动性共济失调。

(2)前庭共济失调:主要表现为行走时向一侧倾倒、前庭性眼球震颤等前庭刺激症状。睁眼减轻、闭眼加重。

(3)脊髓性共济失调:由于深感觉传导障碍,患者不能正确了解肢体的确切位置和运动方向而导致共济失调。表现为走路高抬脚,落脚重,同时有深感觉减弱。睁眼较轻,闭眼时明显加重。

(4)大脑性共济失调:由于额叶桥脑小脑束及颞叶小脑桥脑束受损发生对侧小脑半球功能障碍,常致对侧肢体运动性共济失调,同时对侧肢体肌张力增高,病理反射阳性。

(二)检查方法

1.随意运动与肌力

(1)随意运动检查:嘱被检查者四肢向各方向作主动运动和被动运动,观察活动幅度与速度。

(2)肌力的检查:见本篇第九章四肢检查。

(3)肌张力检查:在病人肌肉完全松弛时,医生的双手握住病人肢体,用不同的速度和幅度,反复作被动的伸屈和旋转运动,同时作两侧肢体的对比。其次用手触摸肌肉,从其硬度中亦可测知其肌张力。

2.不随意运动检查 主要靠视诊,同时参考问诊。直接观察患者作各种随意运动时有否不自主的动作或询问患者情绪紧张、姿势、睡眠、疲劳等情况有无不自主运动的出现,同时根据不自主运动出现的时间及影响因素等确定其不自主运动的类型。

3.共济运动检查 首先可观察病人的日常动作如穿衣、系纽扣、取物、进食、站立、行走等是否正确协调,其运动的速度、范围、方向及力度有否发生障碍。常用的检查方法有:

(1)指鼻试验:先给患者做示范动作,手臂外展、伸直,以示指指端点触自己的鼻尖,手臂伸出的位置不断变化,速度先慢后快。然后让患者做同样的动作,先睁眼后闭眼,并进行双侧对比。正常人动作准确,共济失调患者指鼻动作笨拙、不协调、不平稳、动作经常失误。

(2)指指试验:嘱被检查者伸直示指,曲肘,然后伸直前臂以示指触碰对面医师的示指,先睁眼后闭眼,正常人可准确完成。

(3)轮替动作:嘱被检查者用一侧手掌和手背反复交替、快速地拍击另侧手背,或在床面或桌面上连续、快速地做拍击动作。

(4)跟-膝-胫试验:嘱被检查者仰卧,一侧下肢伸直,另一侧下肢依次做如下动作:第一,伸直抬起。第二,将足跟置于另侧膝盖上。第三,足跟沿对侧胫骨徐徐滑下。

(5)闭目难立征:嘱病人双足并拢直立,两臂向前伸平,观察有无站立不稳,然后闭目,注意闭目后的改变。

(三)临床意义

1.随意运动与肌力

(1)随意运动:①偏瘫:见于脑出血、脑动脉血栓形成、脑栓塞、蛛网膜下腔出血、脑肿瘤等;②单瘫:多见于脊髓灰质炎;③截瘫:见于脊髓外伤、脊髓炎、脊椎结核等;④交叉瘫:见于脑神经损害;⑤四肢瘫:见于颈段脊髓横断性损伤。

(2)肌力低下:①各种原因所致的神经系统疾病,如:大脑半球、脊髓或周围神经损害。②肌肉或骨骼损害:可引起相应肌群肌力减弱或瘫痪,如重症肌无力、进行性肌营养不良等。③低钾血症:亦可引起肌无力或瘫痪。

2.肌张力的改变

(1)肌张力增高:①痉挛性肌张力增高:见于锥体束损害;②强直性肌张力增高:见于锥体外系损害。

(2)肌张力减弱见于周围神经、脊髓前角灰质及小脑病变等。

3.不随意运动

(1)肌束颤动:可见于下运动神经元变性所致的继发肌萎缩,如肌萎缩性侧束硬化症、进行性脊肌萎缩症，进行性延髓麻痹等。亦可见于其他各种下运动神经元疾患，如脊髓空洞症、脊髓灰质炎、髓内或髓外肿瘤等。

(2)震颤：多由椎体外系损害所致。①典型的静止性震颤：见于帕金森病、肝豆状核变性、特发性震颤、震颤麻痹等；②老年性震颤：多见于老年动脉硬化患者；③动作性震颤：见于小脑疾患、扑翼样震颤及酒精、汞、烟酸等药物中毒，亦可见于慢性肝病、早期肝昏迷等；④手指的细微震颤，常见于甲状腺机能亢进。

(3)手足搐搦：见于低钙血症和碱中毒。

(4)手足徐动：可见于先天性双侧手足徐动症、婴儿大脑性瘫痪、脑炎、肝豆状核变性、脑动脉硬化伴脑软化、核黄疸、麻痹性痴呆症、脑穿通畸形等。

(5)舞蹈样运动：多见于儿童的脑风湿病变。

(6)摸空症：见于脑膜炎、伤寒及败血症的高热期有意识障碍者和肝昏迷病人。

(7)扭转痉挛：原发性者原因不明，部分为遗传性。症状性扭转痉挛，可见于流脑、一氧化碳中毒、肝豆状核变性、奋乃静反应等。痉挛性斜颈可为扭转痉挛的一种症状。

(8)肌阵挛：见于急慢性脑炎、脑膜炎、脑血管疾病、脑瘤及肌阵挛性癫痫。

4.共济失调

(1)指鼻试验：小脑半球的病变以病侧上肢的共济失调为明显，睁眼和闭眼时变化不大，称为小脑性共济失调。感觉性共济失调的特点是睁眼时仅见轻微障碍，闭目时由于失去了视觉的补偿，与睁眼时有很大差别，甚至找不到自己的鼻尖。

(2)指指试验：若指指相对总是偏向一侧，则提示该侧小脑或迷路有病损。

(3)轮替动作：一侧快速动作障碍则提示该侧小脑半球有病变。

(4)跟-膝-胫试验：共济失调患者出现动作不稳或失误。

(5)闭目难立征：感觉性共济失调的病人睁眼时能保持站立平衡，而闭眼时则有倾斜的表现。闭目睁目皆不稳提示小脑蚓部病变。

(6)小脑性共济失调常：伴有小脑损害的其他症状。

(7)前庭共济失调：由前庭系统损害引起。

(8)脊髓性共济失调：多由脊髓后根、后索及脑干内侧等部位损害引起。

(9)大脑性共济失调：为额叶及颞叶损伤。

十五、感觉功能检查

(一)检查内容

1.浅感觉 指皮肤、黏膜对疼痛、温度及触觉的反应。检查包括：①痛觉；②温度觉；③触觉。

2.深感觉 是肌肉、肌腱和关节等深部组织的感觉。检查包括：①位置觉；②运动觉亦称关节觉；③震动觉。

3.复合感觉 也称皮质感觉，又称皮层感觉，是经过皮层的分析、判断和综合才能完成的反应。检查内容包括皮肤定位觉、两点辨别觉、图形觉及实体觉。

(1)皮肤定位觉：是测定触觉定位能力的检查。

(2)实体觉：亦称形体觉　用来测试双手对实体物的大小、形状、性质的识别能力。

(3)两点辨别觉：身体各部皮肤对两点感觉的辨别能力。

(4)体表图形觉：身体各部皮肤对各种图形或数字的辨别能力。

(二)检查方法

1.浅感觉检查

(1)痛觉：嘱患者闭目，检查者用大头针的针尖以均匀的力量轻刺病人皮肤，让病人立即陈述具体的感受。测试时注意两侧对称部位的比较，检查后记录感觉障碍的类型（正常、过敏、减退、消失）和范围。

(2)温度觉：通常用盛有热水（40~50 摄氏度）及冷水（5~10 摄氏度）的试管测试，让病人回答自己的感受（冷或热）。

(3)触觉：用棉签轻触患者的皮肤或黏膜，让其回答有无一种轻痒的感觉。

2.深感觉检查

(1)位置觉：嘱患者闭目，检查者将其肢体摆放成某种姿势，让病人说出所放的位置或用对侧相应肢体摹仿。

(2)运动觉：检查者轻捏患者的手指或足趾两侧，上下移动 5 度左右，让病人说出肢体被动运动的方向（向上或向下）。幅度由小到大，以了解其减退的程度。

(3)震动觉：将震动着的音叉置于患者肢体的骨突起处（如内外踝、腕关节、髋骨、锁骨、桡骨等处）的皮肤上，让病人回答有无震动的感觉，检查时要上、下对比，左、右对比。

3.复合感觉

(1)皮肤定位觉：检查者用手指轻触皮肤某处，让病人用手指出被触位置。

(2)实体觉：嘱患者闭目，检查者将物体如铅笔、橡皮、钥匙等置于病人手中，让其触摸后说出物体的名称。检查时应先测试患侧。

(3)两点辨别感觉：嘱患者闭目，用分开的双脚规刺激两点皮肤，如病人有两点感觉，再将两脚规距离缩短，直到病人感觉为一点为止。身体各部对两点辨别感觉灵敏度不同，以舌尖、鼻端、手指最明显，四肢近端和躯干最差。

(4)体表图形觉：嘱患者闭目，检查者用竹签或笔杆在病人皮肤上画一几何图形（圆形、方形、三角形等）或数字，看病人能否识别。

(三)注意事项

1.检查感觉功能时，患者要意识清晰，检查者态度要和蔼，应耐心地向患者解释检查的方法、目的和意义，以取得患者的充分合作，但不能有任何暗示。

2.检查时环境应安静，要求患者闭目，最好在患者无疼痛的情况下检查。

3.检查时要注意双侧比较及远近比较。可由感觉障碍区向正常区逐步移行，如果感觉过敏也可由正常区向障碍区移行。

4.发现感觉障碍时，应注意障碍的程度、性质及范围。应反复检查核实，作出详细记录或图示，以利日后观察比较。

5.若患者意识状态欠佳又必须检查时，则只粗略地观察患者对检查刺激引起的反应，以估计患者感觉功能的状态。如呻吟、面部出现痛苦表情或回缩受刺激的肢体。

(四)临床意义

1.浅感觉

(1)痛觉：如为局部疼痛，则为炎性病变影响到该部末梢神经之故。如为烧灼性疼痛则见于交感神经不完全损伤。

(2)温度觉:正常人能明确辨别冷热的感觉。温度觉障碍见于脊髓丘脑侧束损伤。

(3)触觉:正常人对轻触感很灵敏。触觉障碍见于后索病损。

2.深感觉

(1)位置觉:正常人能说出肢体所放的位置,当肌肉、肌腱严重损伤时感觉迟钝。

(2)运动觉:运动觉障碍见于后索病损。

(3)震动觉:震动觉障碍见于脊髓后索损害。另外,正常老年人下肢的震动觉减退或消失也是常见的生理现象。

3.复合感觉

(1)皮肤定位觉障碍见于皮质病变。

(2)实体觉缺失时,病人不能辨别出是何物体,可见于皮质病变。

(3)两点辨别觉障碍而触觉正常,见于额叶病变。

(4)体表图形觉有障碍,提示为丘脑水平以上的病变。

十六、神经反射检查

(一)检查内容

1.浅反射 刺激皮肤或黏膜引起反应称为浅反射。临床常用的有:

(1)角膜反射:反射弧为三叉神经眼支经至桥脑,再由面神经核支配眼轮匝肌,引起眼睑闭合。

(2)腹壁反射:其反射的传入、传出神经皆为肋间神经,上腹壁为胸髓7~8节、中腹壁为胸髓9~10节、下腹壁为胸髓11~12节。

(3)提睾反射:其反射中枢在腰髓1~2节。

(4)跖反射:其反射的传入、传出神经为胫神经,中枢在骶髓1~2节。

(5)肛门反射:其反射中枢在骶髓4~5节。

2.深反射 刺激骨膜、肌腱引起的反应是通过深部感觉器完成的故称深部反射。临床常用的深反射有以下几种:

(1)肱二头肌反射:反射中枢在颈髓5~6节。

(2)肱三头肌反射:反射中枢在颈髓6~7节。

(3)桡骨膜反射:反射中枢在颈髓5~6节。

(4)膝反射:反射中枢在腰髓2~4节。

(5)踝反射:又称跟腱反射反射中枢在骶髓1~2节。

3.病理反射 只在中枢神经系统损害时才出现的异常反射称为病理反射。病理反射的出现是锥体束损害的确证,说明大脑失去了对脑干和脊髓的抑制功能。临床常用的病理反射有:

(1)巴彬斯基征:阳性表现为拇趾背屈,其余四趾呈扇形散开。

(2)奥本汉姆征:阳性表现同巴彬斯基征。

(3)戈登征:阳性表现同巴彬斯基征。

(4)查多克征:阳性表现同巴彬斯基征。

(5)冈达征:阳性表现同巴彬斯基征。

以上5种测试方法不同,但阳性结果表现及临床意义相同,在表现可疑时应测试以下几种以协助诊断。

(6)霍夫曼征:为上肢锥体束征。

(7)阵挛:在深反射亢进时可合并阵挛的出现。常见的阵挛,有踝阵挛和髌阵挛。

4.脑膜刺激征 为脑脊膜及神经根受激惹的体征。重要的脑膜刺激征有:①颈项强直指被动屈颈时有明显抵抗感;②克尼格征;③布鲁金斯基征。

5.拉塞格征 为脊神经根受刺激的检查体征。

(二)检查方法

1.浅反射

(1)角膜反射:嘱被检查者向内上方注视,医师用细棉签毛由角膜外缘向内轻触病人的角膜,正常时被检查者眼睑迅速闭合,称为直接角膜反射。如刺激一侧角膜,对侧也出现眼睑闭合反应,称为间接角膜反射。

(2)腹壁反射:嘱病人仰卧,两下肢稍屈以使腹壁放松,然后用火柴杆或钝头竹签按上、中、下三个部位轻划腹壁皮肤。正常人在受刺激的部位可见腹壁肌肉收缩。

(3)提睾反射:用火柴杆或钝头竹签由下向上轻划股内侧上方皮肤,在正常人可引起同侧提睾肌收缩,使睾丸上提。

(4)跖反射:嘱病人仰卧,髋及膝关节伸直,医师以手持病人踝部,用钝头竹签由后向前划足底外侧至小趾掌关节处再转向趾侧,正常表现为足跖向跖面屈曲。

(5)肛门反射:用针轻划肛门周围皮肤,正常反应为肛门外括约肌收缩。

2.深反射

(1)肱二头肌反射:患者前臂屈曲,检查者以左手托住该臂肘部,左拇指置于肱二头肌肌腱上,右手持叩诊锤叩击左手拇指,正常反应为肱二头肌收缩,前臂快速屈曲。

(2)肱三头肌反射:患者前臂屈曲,检查者以左手托住患者的肘部,然后以叩诊锤直接叩击鹰嘴上方的肱三头肌肌腱,反应为肱三头肌收缩,前臂稍伸展。

(3)桡骨膜反射:患者的前臂半屈半旋前位,检查者用叩诊锤轻叩其桡骨茎突。正常反应为屈肘、前臂的旋前。

(4)膝反射:病人取坐位,小腿完全松弛下垂与大腿成直角。仰卧位时检查者用左手在腘窝处托起两侧膝关节使小腿屈成120度。然后用右手持叩诊锤叩击股四头肌肌腱。正常反应为小腿伸展。若患者精神过于紧张,反射引不出时,可嘱病人两手扣起,用力拉紧再试即可引出。

(5)踝反射:病人取仰卧时,髋及膝关节稍屈曲,下肢取外旋外展位。检查者用左手托住被检查者足底,使足背曲成直角,右手持叩诊锤叩击跟腱。正常反应为腓肠肌收缩,足向跖面屈曲。如仰卧位不能测出时,可嘱病人跪于床面上,双足空悬床边,然后轻叩跟腱,反应同前。

3.病理反射

1)巴彬斯基征:检查方法同跖反射。阳性表现为拇趾背伸,其余四趾呈扇形散开。

2)奥本汉姆征:检查者用拇、示两指沿病人胫骨前缘由上向下加压推移。

3)戈登征:用拇指和其他四指分置于腓肠肌部位,然后以适度的力量捏压。

4)查多克征:用钝头竹签在外踝下方由后向前划至趾跖关节处为止。

5)冈达征:用手紧压第四趾或小趾,数秒钟后突然放开。

6)霍夫曼征:检查者用左手托住病人腕部上方,以右手中指和示指夹持病人中指,稍向上提,使腕部处于轻度过伸位,然后用拇指迅速弹刮患者中指的指甲,如患者拇指和其他手指掌屈,即为霍夫曼征阳性。

7)阵挛

(1)踝阵挛:患者取仰卧位,髋、膝关节稍屈曲,检查者左手持患者腘窝部并将下肢托起,右手握足前端,突然用力使足背屈并持续施压于足底,如出现腓肠肌节律性收缩即为踝阵挛阳性。

(2)髌阵挛:取仰卧位,下肢伸直,检查者用拇指和食指按住患者髌骨上缘,并用力向下快速推动数次,并保持向下的推力。如髌骨发生一连串节律性的上下颤动即为髌阵挛阳性。

4.脑膜刺激征

(1)颈项强直检查方法:病人仰卧,检查者一手按其胸部以固定其上身,另一手置于患者枕部,先向两侧轻轻转动,然后再将头部向前屈曲。正常时,颈部柔软,活动自如,并可使下颏抵达胸部,而且下肢不动,如患者颈项僵硬并有抵抗感,下颏不能触及胸部,即为颈部阻力增加或颈强直。

(2)克尼格征检查方法:患者仰卧,检查者先将其一侧髋关节和膝关节屈成直角,然后用手抬高小腿,正常人可将膝关节伸达135度以上。阳性表现为伸膝受限,并伴有疼痛与屈肌痉挛。

(3)布鲁金斯基征检查方法:被检查者仰卧,双下肢自然伸直,检查者一手托起被检查者枕部,另一手按于胸前。当前屈其颈部时发生双侧膝关节和髋关节一过性屈曲为阳性。

5.拉塞格征 嘱病人取仰卧位,两下肢伸直,医师一手置于膝关节上,另一手将下肢抬起。正常人可抬高70度以上。如抬高不到30度即出现下肢屈肌痉挛或由上而下沿坐骨神经走向的疼痛即为阳性。

(三)注意事项

1.检查反射时要求病人充分合作,消除紧张心理,肢体自然放松,摆放于适当位置。

2.如病人精神紧张或注意力集中于检查部位,可使反射受到抑制,影响检查结果。可向病人提出一些与检查无关的问题或嘱病人做深呼吸、咳嗽等动作,借以转移病人的注意力。

3.深反射检查时叩击力量要均匀,并进行双侧对比。

4.当出现双侧反射不对称时(一侧增强、减弱或消失)其临床意义较大。

5.临床上反射程度可如下表示:

(-)表示反射消失。

(+)表示反射存在,但无相应的关节活动,为反射减弱,可为正常或病理状况。

(++)表示肌肉收缩并导致关节活动,为正常反射状态。

(+++)反射增强,可为正常或病理状况。

(++++)反射增强并伴有非持续性的阵挛。

(+++++)反射明显增强并伴有持续性的阵挛。

(四)临床意义

1.浅反射

(1)角膜反射:直接与间接角膜反射均消失见于患侧三叉神经病变(传入障碍)。直接反射消失,间接反射存在,见于患侧面神经瘫痪(传出障碍)。角膜反射完全消失见于深昏迷病人。

(2)腹壁反射:上部反射消失见于胸髓 7~8 节病损,中部反射消失见于胸髓 9~10 节病损,下部反射消失见于胸髓 11~12 节病损。双侧上、中、下三部反射均消失见于昏迷或急腹症患者。一侧腹壁反射消失见于同侧椎体束病损。另外,肥胖者、老年人及经产妇由于腹壁过于松弛,也会出现腹壁反射的减弱或消失。

(3)提睾反射:双侧反射消失见于腰髓 1~2 节病损。一侧反射减弱或消失见于椎体束损害。此外还可见于老年人或局部病变,如腹股沟疝、阴囊水肿、精索静脉曲张、睾丸炎、附睾炎等。

(4)跖反射:反射消失,说明骶髓 1~2 节有病损。

(5)肛门反射:反射消失说明,骶髓 4~5 节有病损。

2.深反射

(1)肱二头肌、桡骨膜反射减弱或消失说明颈髓 5~6 节有病损。

(2)肱三头肌反射减弱或消失说明颈髓 6~7 节有病损。

(3)膝反射减弱或消失可能为患者精神过于紧张或腰髓 2~4 节有病损。

(4)踝反射减弱或消失可能为骶髓 1~2 节有病损。

3.病理反射 1 岁以内的婴儿由于神经系统发育不完善,也可出现病理反射阳性,但不属病理性。成人如出现巴彬斯基征、奥本汉姆征、戈登征、查多克征等病理反射阳性则说明椎体束有病损。霍夫曼征为上肢椎体束征,一般较多见于颈髓病变。阵挛:①踝阵挛阳性,意义同巴彬斯基征;②髌阵挛阳性,意义同巴彬斯基征。

4.脑膜刺激征

(1)颈项强直:见于脑膜炎、蛛网膜下腔出血和颅压增高等疾病。也见于颈椎病、颈椎关节炎、颈椎结核、骨折、脱位、肌肉损伤、咽后脓肿等。

(2)克尼格征:该征阳性提示腰骶神经根有刺激现象。见于各种脑膜炎、脑膜脑炎、蛛网膜下腔出血等。

(3)布鲁金斯基征:该征多见于急性(化脓性)软脑膜炎、结核性脑膜炎等。

5.拉塞格征 见于坐骨神经痛、腰椎间盘突出或腰骶神经根炎。

第三节　产科检查

一、基础体温测定

基础体温又称静息体温,是指人经过 6~8 小时的睡眠以后,比如在早晨从熟睡中醒来,体温尚未受到运动、饮食或情绪变化影响时所测出的体温。基础体温通常是人体一昼夜中的最低体温。

(一)目的

1.判断是否排卵。

2.诊断早孕和判断孕早期安危。

3.观察黄体功能。

(二)适应证

1.不孕症病人。

2.自测早孕者。

3.采取安全期避孕措施者。

(三)操作前准备

1.环境准备 室内环境安静清洁,光线柔和,不影响休息。

2.用物准备 治疗盘内盛放75%酒精棉球、消毒好的专用体温计、基础体温记录单、笔。

3.病人准备 了解BBT测量的目的和意义,主动养成规律的生活方式,保证睡眠充足。

(四)操作步骤

1.睡前 将消毒好的体温计甩至35摄氏度以下,放至枕边伸手可及之处。

2.每天清晨醒后 不起床,不做其他任何活动,立即将体温计放在舌下,5分钟后拿出来读数,并记录在基础体温记录单上。

3.测量完毕 以75%酒精棉球擦拭备用。

(五)注意事项

1.基础体温 是病人在静息状态下,不受运动、进食等影响的情况下所测量到的体温,因此应向病人做好详细的健康宣教,保证所测到的体温数据精准。

2.测量体温前 严禁起床、解大小便、进食、说话等。

3.应记录有无影响基础体温的诸多因素,如感冒、失眠、饮酒、服药、情绪等。

4.月经来潮和同房日须附加记号标示。

5.指导 怀孕的基础体温测定一般需3个周期以上,找准排卵日,从而合理安排自己的同房日期,达到成功受孕的目的。

6.卵泡期 基础体温一般较低,排卵后上升0.3~0.5摄氏度,持续14天,为双相型。若单相型,提示无排卵。

7.基础体温如果持续18天以上,提示有可能怀孕,需到医院进行相关的检查。在孕早期,如果基础体温曲线逐渐下降,表示黄体功能不足或胎盘功能不良,有流产倾向。

二、孕妇评估

(一)健康史

1.一般资料

(1)年龄:年龄过小易发生难产;年龄较大,尤其是35岁以上的高龄初产妇,妊娠高血压综合征,产力及产道异常的发病率较高。

(2)职业:妊娠早期接触有毒物质及放射线容易发生流产和胎儿畸形。

(3)学历:学历较高的孕妇多数能积极阅读资料,便于孕期指导的开展;学历较低的孕妇则是孕期教育的重点对象。

(4)民族和信仰:不同的民族有不同的风俗习惯,会影响孕妇营养的摄入,所以要注意评估孕妇的饮食情况,包括有无异食癖,有无择食习惯及食物的烹调方式是否合理等。

(5)经济:经济收入较高的家庭能很好地满足孕妇的营养需要,而低收入家庭的孕妇营养状况往往较差,应注意指导孕妇合理安排饮食。

(6)药物接触:评估孕前经常服用的药物及停药时间,有无成瘾药物。是否有烟酒嗜好,是否经常处于被动吸烟环境中。

(7)支持系统:了解孕妇家庭支持系统的情况很重要,家庭功能较好的孕妇,其心理承受能力强,也便于接受怀孕的事实。

(8)丈夫的健康状况:着重咨询有无遗传性疾病史。

2.家族史 询问家族中有无高血压、糖尿病、双胎、结核病以及夫妻双方有无遗传性疾病。

3.既往史 有无高血压、心脏病、糖尿病或肾脏病史,有无肝炎、结核病史及接触史,若有此类疾病,还需了解发病及治疗经过。既往有无手术、外伤史。

4.月经、婚育史

(1)月经史:包括初潮年龄、月经周期、持续时间等,有助于准确的计算预产期。记录方式为:初潮年龄,持续时间/月经周期。例如妇女月经初潮 12 岁,月经周期为 28~31 天,持续时间为 3~5 天,则记录为 12(3–5)/(28–31)天。同时,还应了解每次月经量的多少,有无痛经,痛经的程度,以及末次月经第 1 天的日期,以便推算预产期。

(2)婚育史:初婚年龄,丈夫的健康状况,妊娠次数,流产次数(自然流产和人工流产,包括药物流产),生产次数,有无存活子女及其健康情况。既往妊娠、分娩和产褥经过,分娩方式,时间及有无合并症和治疗情况等。

5.本次妊娠经过 有无晨起恶心、呕吐等妊娠反应;有无感冒、发热及用药情况;有无放射线接触史;胎动开始的时间;妊娠过程中有无阴道流血、头痛、头晕、心悸、气短、水肿的情况。

(二)身体评估

1.一般性全身检查 了解孕妇的发育营养状况、身高、体重、步态、有无水肿;重要器官如心、肝、肺、肾、脑有无病变,乳房发育情况及有无结节、乳头凹陷等;四肢有无畸形。了解孕妇的生命体征,观察体温、脉搏、呼吸及血压。注意有无水肿情况,休息后水肿是否可以消失。妊娠晚期每周体重增长不应超过 500 克,超过者多有水肿或隐性水肿。

2.产科检查 包括腹部检查、盆骨测量、阴道检查、肛门检查以及绘制妊娠图。

1)腹部检查:借以了解胎儿大小、胎产式、胎先露和胎方位。

(1)视诊:观察腹部大小、形状,有无妊娠纹、手术瘢痕及水肿。如孕妇腹部向前突出(尖腹,多见于初产妇)或向下悬垂(悬垂腹,多见于经产妇)应考虑有骨盆狭窄的可能。

(2)触诊:检查腹部肌肉紧张程度,有无腹直肌分离情况。运用四步触诊法了解胎儿大小、胎产式、胎方位、胎先露及羊水情况等。

(3)听诊:即听诊胎心音,可在胎儿背部侧的母体腹壁上清楚地听到胎心音。枕先露时,胎心音在脐下方右侧或左侧;臀先露时,胎心音在脐上方右侧或左侧;肩先露时,胎心音在脐部下方听得最清楚。

2)盆骨测量:了解骨产道情况,以判断胎儿能否经阴道分娩。骨盆测量分为外测量和内测量两种。骨盆外测量常测量髂棘间径、髂嵴间径、骶耻外径、坐骨结节间径和耻骨弓角度。骨盆内测量适用于骨盆外测量有狭窄者,常测量对角径、坐骨棘间径、坐骨切迹宽度。

3)阴道检查:确诊早孕时即应做阴道检查,妊娠最后1个月以及临产后,应避免不必要的检查。如确实需要,则需外阴消毒及戴消毒手套,以防感染。

4)肛门检查:可以了解胎先露部、骶骨前面弯曲度、坐骨棘及坐骨切迹宽度以及骶骨关节活动度。

5)绘制妊娠图:将各项检查结果如血压、体重、宫高、腹围、胎位、胎心率等填于妊娠图中,绘成曲线图,及早发现及处理孕妇或胎儿的异常情况。

(三)高危因素评估

重点评估孕妇是否存在下列高危因素:年龄<18岁或>35岁;残疾;遗传性疾病史;既往有无流产、异位妊娠、早产、死胎、难产、畸胎史;有无妊娠合并症如心脏病、肾脏病、肝脏病、高血压、糖尿病等;有无妊娠并发症如妊高征、前置胎盘、胎盘早剥、羊水异常、胎儿宫内发育迟缓、过期妊娠、母儿血型不符等。

(四)心理社会评估

1.妊娠早期 重点评估孕妇对妊娠的态度是积极的还是消极,有哪些影响因素。

2.妊娠中期和晚期 评估孕妇对妊娠有无不良的情绪反应,对分娩有无焦虑和恐惧。

3.评估支持系统 评估孕妇的家庭经济情况、居住环境、宗教信仰以及孕妇在家庭中的角色等。尤其是丈夫对此次妊娠的感受和态度,针对性地协助其承担父亲角色,从而成为孕妇强有力的支持者。

三、高危妊娠及监护管理

高危妊娠是指妊娠期有个人或社会不良因素及有某种并发症或合并症等,可能危害孕妇、胎儿及新生儿,或者导致难产者。高危妊娠的范畴广阔,基本涵盖了所有的病理产科。

(一)对高危妊娠的监护措施

完整的高危妊娠的监护包括婚前、孕前的保健咨询工作,对不宜结婚不宜生育者做好说服教育工作;孕前及早孕期的优生咨询及产前诊断工作;于孕中期即开始筛查妊娠并发症或合并症;孕晚期监护和评估胎儿生长发育及安危情况,监测胎儿-胎盘功能、评估胎儿成熟度。

1.人工监护

(1)确定孕龄:根据末次月经、早孕反应的时间、胎动出现时间等推算孕龄。

(2)宫底高度及腹围:根据子宫底高度及腹围数值估算胎儿大小,简单易记的估算方法为:胎儿体重(克)=宫底高度(厘米)×腹围(厘米)+200。

(3)高危妊娠评分:通过采用高危评分法对孕妇进行动态监护,以早期识别高危人群。在孕妇第一次接受产前检查时,就根据其病史及体征按“高危妊娠评分指标”(修改后的Nesbitt评分指标)进行评分(见表3-5)。评分指标的总分为100分,低于70分者属高危妊娠范畴。属于高危妊娠的孕妇应给予高危监护。随着妊娠的进展,可予重新评分。

(4)胎动计数:进行胎动监测可以判断胎儿宫内的状态。

2.妊娠图 将每次产前检查所得的血压、体重、宫底高度、腹围、胎头双顶径值、水肿、尿蛋白、胎位、胎儿心率等数值记录于妊娠图上,绘制成标准曲线,观察动态变化。其中宫底高度曲线是妊娠图中最主要的曲线。

3.仪器监护 ①B超;②胎心听诊;③胎心电子监护;④胎儿心电图监测;⑤羊膜镜检查。

表 3–5　修改后的 Nesbitt 评分指标

1.孕妇年龄	
15~19 岁	–10
20~29 岁	0
30~34 岁	–5
35~39 岁	–10
40 岁及以上	–20
2.婚姻状况	
未婚或离婚	–5
已婚	0
3.产次	
0 产	–10
1~3 产	0
4~7 产	–5
8 产以上	–10
4.过去分娩史	
流产 1 次	–5
3 次以上	–30
早产 1 次	–10
2 次以上	–20
死胎 1 次	–10
2 次以上	–30
新生儿死亡 1 次	–10
2 次以上	–30
先天性畸形 1 次	–10
2 次以上	–20
新生儿损伤:骨骼	–10
神经	–20
骨盆狭小:临界	–10
狭小	–30
先露异常史	–10
剖宫产史	–10
5.妇科疾病	
月经失调	–10
不育史:少于 2 年	–10
多于 2 年	–20
子宫颈不正常或松弛	–20
子宫肌瘤:大于 5 厘米	–20
黏膜下	–30
卵巢肿瘤(>6 厘米)	–20
子宫内膜异位症	–5
6.内科疾病与营养	
全身性疾病	
急性:中度	–5
重度	–15
慢性:非消耗性	–5
消耗性	–20
尿路感染:急性	–5
慢性	–25
糖尿病	–30
慢性高血压:中度	–15
重度	–30
合并肾炎	–30
心脏病:心功能Ⅰ~Ⅱ级	–10
心功能Ⅲ~Ⅳ级	–30
心力衰竭史	–30
贫血:Hb10~11 克	–5
9~10 克	–10
<9 克	–20
血型不合:ABO	–20
Rh	–30
内分泌疾病:	
垂体、肾上腺、甲状腺疾病	–30
营养:不适当	–10
不良	–20
过度肥胖	–30

4.实验室检查

(1)雌三醇测定:①孕妇尿雌三醇(E3):测定用于判断胎盘功能,一般测 24 小时尿雌三醇含量,需连续动态的观察,也可用孕妇随意尿测得雌激素/肌酐(E/C)比值;②孕妇血清游离:雌三醇测定连续 3 次确定血清游离雌三醇值可协助确定胎龄。

(2)孕妇血清胎盘生乳素(HPL)测定用于检查胎盘功能。

(3)孕妇血清妊娠特异性 β 糖蛋白测定用于检测胎盘功能。

(4)阴道脱落细胞检查用于检查胎盘功能。

(5)羊水检查:①羊水中卵磷脂/鞘磷脂比值(L/S):用于评估胎儿肺成熟度,是最常用方法。也可用羊水泡沫试验或振荡试验,得到结果更迅速。羊水混有胎粪或血污染时不宜采用;

②羊水中肌酐值、胆红素类物质含量、淀粉酶值及脂肪细胞出现率：分别用于胎儿肾、肝、唾液腺及皮肤成熟度评估。

(6)胎儿头皮 pH 测定：用于检测胎儿缺氧情况。产程中宫颈扩张 1.5 厘米以上时，取胎儿头皮血 pH 测定。此法常与胎儿监护仪联合使用。

(7)甲胎蛋白测定：甲胎蛋白(AFP)主要产生于卵黄囊和胎儿肝，由肝脏进入血液循环，经肾脏排到羊水中，又经胎盘渗透到孕妇血液循环或由胎血直接通过胎盘进入母体血液循环。测定 AFP 值帮助检查胎儿有无开放性神经管缺损。

(二)评估

1.健康史 评估询问孕妇年龄、生育史、疾病史、早孕时是否用过药，有何不良作用，是否接触过放射线检查，是否患过病毒性感染的疾病，佝偻病等影响此次怀孕的病。

2.身心状况评估 了解孕妇一般情况，如身高、步态、体重、血压、骨盆测量的大小；胎位有无异常，胎儿大小的估计；对上述高危因素动态观察，筛出的高危孕妇要进行重点监护；数胎动，正常胎动每小时 3~5 次，如果 12 小时的胎动≤10 次或低于自我测胎动规律的 50%，在排除药物的作用后应考虑胎儿缺氧；胎儿严重缺氧，胎动减弱或消失，一般胎动消失 12~24 小时后胎心音消失。

高危孕妇在妊娠的早期就担心流产和胎儿畸形，以后担心早产、胎死宫内等并发症，产生焦虑，甚至恐惧、烦躁不安的情绪；也可因为不可避免的流产、死胎、死产、胎儿畸形而产生悲哀和无助感。

3.了解辅助检查情况

1)实验室检查：红细胞及血红蛋白、尿常规；肝功能、肾功能；血糖及糖耐量；出血和凝血时间、血小板计数等。

2)B 超检查：通常从妊娠第 22 周起，每周双顶径增加 0.22 厘米。如双顶径达 8.5 厘米以上，则 91%的胎儿体重超过 2500 克。通过 B 超，还可及时了解胎儿有否畸形。

3)听胎心：正常胎心率为 120~160 次/分钟。当胎心率<120 次/分钟或>160 次/分钟时，应勤听胎心，因当胎盘功能不良时或子宫胎盘血流有障碍或胎儿脐带循环受阻时，可导致胎儿缺氧出现胎心异常。

4)胎心电子监护

(1)胎心率的监测：监护仪记录的胎心率可有两种基本变化，基线胎心率及周期性胎心率(详见“胎心监护”内容)。

(2)预测胎儿宫内储备能力：①无应激试验，正常情况下，20 分钟内至少有 3 次以上胎动伴胎心率加速>15BPM，持续时间>15 分钟称 NST 有反应型。加速少于 3 次或胎心率加速不足 15BPM 称 NST 无反应型，应延长试验时间至 40 分钟，若仍无反应，表明胎儿胎盘储备功能差，孕周又>36 周时应再做缩宫素激惹试验；②宫缩压力试验(CST)或缩宫素激惹试验(OCT)，是通过子宫收缩造成的胎盘一过性缺氧负荷试验来测定胎儿储备能力的试验。临产后连续描绘宫缩与胎心率共 10 分钟作为基数，若无宫缩则静脉滴注小剂量缩宫素使子宫出现规律性子宫收缩。每次收缩 30 秒，再连续观察至少 3 次宫缩以判断结果。阴性：胎心率无晚期减速，胎动后无胎心率改变。CST 阳性表明胎盘功能减退，胎儿宫内窘迫(1:2000)静脉点滴。滴速自 8 滴/分钟开始，逐渐增加，调至有效宫缩 3 次/10 分钟后行监护。

5）胎儿心电图：如羊水过多时 R 波低；过期妊娠、羊水过少时 R 波可高达 50~60 毫伏，振幅超过 40 毫伏表示胎盘功能不全。

6）羊膜镜检查：如羊水呈黄绿色、绿色提示胎儿窘迫。胎死宫内时羊水呈棕色、紫色或暗红色混浊状。

7）孕妇尿雌三醇（E3）测定：如妊娠期连续多次测得比值<10 毫克/天，表示胎盘功能低下。如测孕妇随意尿 E/C 比值<10 为危险值。

8）孕妇血清游离雌三醇测定：若连续每周 2~3 次，发现 E3 值持续缓慢下降可能为过期妊娠；下降较快者可能为重度妊娠期高血压疾病或胎儿宫内发育迟缓；急骤下降或下降>50%时，应警惕胎儿宫内死亡。

9）孕妇血清胎盘生乳素（HPL）测定：如于足月妊娠时该值<4 毫克/升或突然降低 50%，则提示胎盘功能低下。

10）孕妇血清妊娠特异性 β 糖蛋白测定：若该值于足月妊娠时<170 微克/毫升，提示胎盘功能障碍。

11）羊水检查：卵磷脂/鞘磷脂比值（L/S）>2 提示胎儿肺成熟，羊水泡沫试验见试管羊水液面均有完整泡沫环表示 L/S>2；肌酐值≥176.8 微摩尔每升提示胎儿肾成熟；胆红素类物质值<0.02 提示胎儿肝成熟；淀粉酶值≥450U/L 提示胎儿唾液腺成熟；脂肪细胞出现率达 20%则提示胎儿皮肤已成熟。

12）胎儿头皮血 pH 值测定：如 pH 值在 7.20~7.24 提示胎儿可能轻度酸中毒，pH 值<7.20 则胎儿有严重酸中毒存在。

13）甲胎蛋白（AFP）测定：多胎妊娠、死胎及胎儿上消化道闭锁等也伴有 AFP 值的升高。

（三）处置原则

对于遗传性疾病做到早期发现，及时处理，预防为主。积极预防和治疗妊娠期并发症及合并症。提高胎儿对缺氧的耐受力，间歇吸氧，每天 3 次，每次 30 分钟。预防早产，指导孕妇避免猛烈地运动和活动，必要时遵医嘱使用药物尽量延长怀孕时间。选择适当的时间用引产或剖宫产方式终止妊娠；对需要终止妊娠而胎儿成熟度较差者，可于终止妊娠前用肾上腺皮质激素促进肺表面活性物质的形成和释放，促进胎儿肺成熟，预防新生儿呼吸窘迫综合征。产时严密观察胎心变化，给予吸氧。尽量少用麻醉镇静药物，避免加重胎儿缺氧。从阴道分娩者应尽量缩短第二产程，如有胎儿窘迫的症状和体征时应尽早结束分娩，并做好新生儿的抢救准备。高危儿应加强产时产后的监护。

（四）高危孕妇的护理

1.一般护理

（1）加强围生期保健宣传定期检查的重要性，坚持孕妇家属均进“孕妇学校”；及早筛选出高危孕妇，以便系统管理及监护。

（2）动态评估孕妇的心理状态，鼓励孕妇本人诉说出自己心里不愉快的事，用语言或非语言的行为做好心理护理。

（3）左侧卧位，每天胎动计数 3 次，即早、中、晚各 1 次，每次 1 小时，加强营养，补充钙、铁及多种氨基酸。

2.饮食护理 健康及营养状态对胎儿的生长发育极为重要。胎盘功能减退及胎儿宫内发育迟缓的孕妇应给予高蛋白、高能量饮食,并补充足够的维生素和铁、钙。

3.病情观察 对高危孕妇做好观察记录,配合医师尽早发现妊娠的合并症、并发症,及时的治疗与监护;产前需与相关科室共同监护,观察胎心及产兆。尤其是待产、产时、产后更需严密观察与护理,产时描绘好产程图,利用产程图进行产时监护与处理。

4.认真执行医嘱,合血输血,血尿标本留置,间歇吸氧,各种仪器设备检查、监护的准备及操作都需要配合好;若是手术分娩需做好手术前后的护理,以及家属、亲友的沟通工作和新生儿抢救的准备工作,高危妊娠分娩的新生儿均属高危儿,因此均需特殊护理及专人护理。

5.整个孕妇围生期均需严密观察好生命体征外,还需严密观察胎心率及孕产妇的身心状况,如有改变,随时与医师联系。

6.如果胎儿或新生儿死亡,协助产妇及家属顺利度过悲伤期,使其接受现实,以良好的心态面对下一次妊娠。

四、胎心监护

胎儿监护仪已在临床上广泛应用,其优点是不受宫缩影响,能连续观察并记录胎儿心率的动态变化,且同时有子宫收缩描记、胎动记录,故能反映三者间的关系。胎心监护有内、外两种形式,能监测胎心率及预测胎儿宫内储备能力。

(一)目的

1.监测胎心率 是用胎儿监护仪记录胎心率。它有两种基本变化,即基线胎心率及周期性胎心率。

2.预测胎儿宫内储备能力 包括无应激试验、宫缩压力试验及缩宫素激惹试验。

(二)适应证

1.妊娠32周以上孕妇。

2.胎动或胎心率异常者。

3.高危妊娠于妊娠末期及临产后。

(三)操作前准备

1.环境准备 相对安静的环境,根据季节调节好室温,用屏风遮挡好孕妇。

2.用物准备 胎儿监护仪、耦合剂、避污纸。

3.操作者准备 着工作装,清洁洗手。

4.孕妇准备 了解胎心监护的目的、意义及配合方法,排空膀胱。

(四)操作步骤

1.评估孕妇孕周,向孕妇介绍如何判断胎动并准确记录胎动的意义,主动配合。

2.孕妇取半仰卧位或半坐卧位。

3.暴露腹部,在腹部胎心音区放置涂有耦合剂的多普勒胎心探头,另一压力探头放在宫底两横指处,用专用腹带固定。

4.描记胎心率的同时孕妇自觉有胎动时,手按机钮在描记胎心率的纸上做记号,至少连续记录20分钟,如20分钟内无胎动再延长20分钟监护时间,以等待睡眠中的胎儿醒来。

5.监护完毕整理床单位，胎心监护仪探头上的耦合剂用纸巾轻拭，保持清洁。

(五)注意事项

1.向孕妇解释胎心监护的目的及配合方法。

2.专人守护，及时观察胎心音变化。

3.注意孕妇的自觉症状，有胸闷、气促、头晕等症状时及时调整或改变体位。

五、胎动计数

胎动反映了胎儿在母体子宫内的安危状态，如果胎动出现异常，则很可能是出现胎儿宫内缺氧，是孕妇自我监测胎儿宫内情况的一种重要手段。

(一)目的

通过教会孕妇自测胎动，并做好记录，了解胎儿宫内情况，及时发现胎儿宫内缺氧。

(二)适应证

妊娠 28 周以上孕妇。

(三)操作前准备

1.环境准备 相对安静的环境，根据季节调节好室温，用屏风遮挡好孕妇。

2.用物准备 适量计数用工具(如衣扣等)。

3.操作者准备 着工作装、清洁洗手。

4.孕妇准备 了解胎动计数的目的、意义及配合方法，排空膀胱。

(四)操作步骤

1.评估孕妇孕周 向孕妇介绍如何判断胎动并准确记录胎动的意义，主动配合。

2.孕妇取舒适的卧位或坐位，将计数工具放在随手可及处。

3.腹部脂肪较厚者 可将手掌置于腹部，自感胎儿动 1 次，将计数工具拿出 1 个便于计数。

4.1 小时后统计 计数工具(如衣扣等)的数量，或 1 个小时内孕妇自觉胎动的次数。

5.1 小时后了解胎动计数情况，并将其胎动计数记录在护理记录单上。

(五)注意事项

1.胎动计数时间为每天早、中、晚固定时间、安静的状态下，各数 1 小时，并做好记录。

2.每小时胎动数应不少于 3 次，若 12 小时内胎动数少于 10 次，提示胎儿宫内缺氧，应及时报告医师，并作相应护理处置(嘱左侧卧位、吸氧等)。

六、听诊胎心音

听诊胎心音是产前检查的一项重要内容。因为用多普勒听诊胎心音时，孕妇自己可以听到，增加安全感，医护人员也觉得操作方便，因此现在基本取代传统的听诊器听胎心。

(一)目的

1.了解胎心音是否正常。

2.判断胎儿在子宫内情况。

(二)适应证

孕 10 周以上的孕妇。

(三)操作前准备

1.环境准备 相对安静的环境，根据季节调节好室温，用屏风遮挡好孕妇。

2.用物准备 治疗盘内盛放多普勒胎心仪、耦合剂、卫生纸。

3.操作者准备 着工作服、戴工作帽、洗手。

4.孕妇准备 了解多普勒听胎心的目的、意义及配合方法，排空膀胱。

(四)操作步骤

1.评估孕妇孕周，判断胎背位置，确定胎心听诊区。

2.孕妇取平卧位或半仰卧位。

3.适当暴露腹部，在腹部胎心音区涂耦合剂。

4.一手持多普勒，另一手将探头轻轻在胎心听诊区移动，直到听到清晰的胎心。

5.听诊胎心音 1 分钟后，记录胎心音计数，用纸巾擦干净腹部耦合剂。

6.为孕妇整理好衣服与床单位。

(五)注意事项

1.保持环境安静，听胎心音时，需与子宫杂音、腹主动脉音、胎动音及脐带杂音相鉴别。

2. 若孕妇的胎心音少于 120 次/分钟 (应当立即触诊孕妇脉搏作对比鉴别)，或者大于 160 次/分钟，必要时吸氧，改变孕妇体位(左侧卧位)，进行胎心监护，报告医师。

3.选择宫缩间隙期听诊胎心音。

4.多普勒胎心探头保持清洁。

七、阴道指检

阴道指检是产科医护人员的基本操作之一，通过检查可动态观察产程，估计子宫颈口直径，直径以厘米或横指计算，每横指相当于 1.5 厘米。过去是进行肛门指检，但过频的肛门指检可增加产褥感染的机会，故消毒后的阴道检查得以推广。

(一)目的

了解宫口扩张程度、胎膜是否破裂、先露的高低，以便判断产程进展状况。

(二)适应证

适用于无禁忌证的临产后的待产妇。

完全性前置胎盘的孕妇忌用。

(三)操作前准备

1.环境准备 关好门窗、室内环境整洁、安静，根据季节调节室温 24~28 摄氏度。用床帘或屏风遮挡孕(产)妇，保护其隐私。

2.用物准备 治疗盘内盛放 0.5%络合碘棉球、无菌手套。

3.操作者准备 着入室工作服、鞋，戴入室帽、洗手、戴口罩。

4.待产妇准备 待产妇及陪伴亲属了解阴道指检的目的、意义及配合方法。

(四)操作步骤

1.帮助待产妇脱去一侧裤腿，取仰卧位于待产床上，双腿弯曲分开，臀下铺垫清洁卫生纸。

2.0.5%络合碘棉球依次消毒待产妇的阴道口、小阴唇、大阴唇两遍。

3.操作者戴无菌手套，用 0.5%络合碘棉球消毒右手示指。

4.操作者将右手示指伸入待产妇阴道内，在宫缩时检查宫口大小、胎膜破否、先露高低。

5.检查完毕，撤去待产妇臀下卫生纸，为其穿好裤子，取舒适的体位。

6.整理床单位与用物。

（五）注意事项

1.操作前应向产妇及陪伴亲属说明做阴道指检的目的，以取得配合。

2.关心体贴产妇，态度和蔼亲切，操作时，动作应轻柔，气温低时注意保暖。

3.遮挡待产妇，注意保护其隐私。

4.将检查结果告知待产妇和陪伴亲属。

5.按要求做好护理记录。

八、产科肛门指检

产科肛门指检是在孕晚期临产时，常用于了解骨盆、宫颈、确定胎位以及胎头下降程度的一种专科的检查方法。

（一）目的

1.了解胎先露部、骶骨前面弯曲度、坐骨棘及坐骨切棘宽度以及骶尾关节活动度。

2.了解宫颈软硬程度、厚薄，宫口扩张程度(其直径以厘米计算)，是否破膜，骨盆腔大小。

（二）适应证

1.妊娠 24 周以上的孕妇。

2.临产前后的孕产妇。

3.分娩后产妇，疑有产后出血，检查是否有阴道壁血肿情况。

（三）禁忌证

1.患有妊娠期并发症，如前置胎盘、胎盘早剥孕妇禁用。

2.疑有先兆早产孕妇慎用。

3.确诊为胎膜早破孕妇应尽量减少肛门指检的次数。

（四）操作前准备

1.环境准备 关好门窗、室内环境整洁、安静，根据季节调节室温 24~26 摄氏度。用床帘或屏风遮挡孕产妇，保护其隐私。

2.用物准备 治疗盘内盛放医用棉签、消毒石蜡油、一次性肛门检查指套、消毒卫生纸。

3.操作者准备 着工作装、戴工作帽、洗手、戴口罩。

4.孕产妇准备 了解肛门指检的意义及配合方法，排空膀胱。

（五）操作步骤

1.向孕产妇解释肛门指检的目的及配合方法。

2.嘱孕产妇取仰卧位，协助脱下一条裤腿，两腿屈曲分开，臀下垫消毒卫生纸。

3.检查前用消毒纸覆盖阴道口避免粪便污染阴道。

4.操作者右手示指戴一次性肛门检查指套缓缓伸入直肠内，拇指伸直，其余各指屈曲以利示指深入。示指向后触及尾骨尖端，了解尾骨活动度，再触摸两侧坐骨棘是否突出并确定胎头高低，然后用指端掌侧探查宫口，摸清其四周边缘，估计宫口扩张厘米数。宫口近开全时仅能摸到一个窄边。当宫口开全时，则摸不到宫口边缘。未破膜者在胎头前方可触及有弹性的胎胞，已破膜者能直接触及胎头，若无胎头水肿，还能扪清颅缝及囟门位置，有利于确定胎位。

5.告知孕产妇肛门指检的情况,并安置好其休息。

6.整理好肛门指检用物,做好终末料理。

(六)注意事项

1.肛门指检前,先以医用棉签蘸消毒石蜡油润滑一次性肛门检查指套,再行肛门指检。

2.轻轻按摩孕妇肛门待肛门括约肌松弛时,再轻轻深入,不可用蛮力插入。

3.临产后行肛门指检应在产妇宫缩时进行,肛查次数不应过多。潜伏期每 2~4 小时检查记录 1 次,活跃期每 1~2 小时检查记录 1 次,经产妇或宫缩频者应缩短间隔时间。

九、骨盆外测量

骨盆是产道的最重要的组成部分,分娩的快慢和顺利与否,都和骨盆的大小与形态是否异常有密切的关系。骨盆的大小,是以各骨之间的距离—即骨盆径线大小来表示。骨盆的大小与形态,因各人的身体发育情况、营养状况、遗传因素及种族差异而不同。

(一)目的

了解骨盆的大小及形态。

(二)适应证

孕期所有孕妇。

(三)操作前准备

1.环境准备 室内环境安静,根据季节调节好室温。用床帘或屏风遮挡孕妇,保护其隐私。

2.用物准备 骨盆测量器、汤姆斯骨盆下口测量器、刻度尺,治疗盘内盛放医用棉签、一次性肛门检查指套、一次性垫巾、消毒石蜡油。

3.操作者准备 着工作服、戴工作帽、洗手并温暖双手。

4.孕妇准备 了解骨盆测量的意义及配合方法,排空膀胱。

(四)操作步骤

1.操作前嘱孕妇排空膀胱,取头高仰卧位,双腿平伸。检查者两手温暖,站在孕妇右侧,面向孕妇,用骨盆测量器测量以下径线。

2.髂棘间径 孕妇取伸腿仰卧位,测量两髂前上棘外缘间的距离,正常值为 23~26 厘米。

3.髂嵴间径 孕妇取伸腿仰卧位,测量两髂嵴外缘最宽的距离,正常值为 25~28 厘米。以上两径线可以间接推算骨盆上口横径的长度。

4.粗隆间径 孕妇取伸腿仰卧位,测量两股骨粗隆外缘间的距离,正常值为 28~31 厘米。此径线可以测量中骨盆横径的长度。

5.骶耻外径 孕妇取左侧卧位,右腿伸直,左腿屈曲,测量第 5 腰椎棘突凹陷处至耻骨联合上缘中点的距离,正常值为 18~20 厘米。

注:第 5 腰椎棘突下,相当于米氏菱形窝的上角,或相当于骨嵴后连线中下 1.5 厘米。此径线可以间接推测骨盆上口前后径的长度,是骨盆外测量中最重要的径线。

6.坐骨结节间径或出口横径 孕妇取仰卧位,两腿弯曲,双手抱双膝,使髋关节和膝关节全屈,测量两坐骨结节内侧缘的距离,正常值为 8.5~9.5 厘米。

7.出口后矢状径 为坐骨结节间径中点至骶骨尖端的长度。检查者戴指套的右手示指伸入孕妇肛门向骶骨方向,拇指置于孕妇体外骶尾部,两指共同找到骶骨尖端,用尺放于坐骨结节径线上。用骨盆出口测量器一端放于坐骨结节间径中点，另一端放于骶骨尖端处，即可测得骨盆出口后矢状径值，正常值为 8~9 厘米。如出口后矢状径值与坐骨结节间径值之和大于 15 厘米，表示骨盆出口狭窄不明显。

8.耻骨弓角度 两手拇指指尖斜着对拢放置在耻骨联合下缘，左右两手 4 指平放在耻骨降支上，测量两拇指间角度，为耻骨弓角度，正常值为 90 度，小于 80 度为不正常。

(五)注意事项

1.关心体贴孕妇，态度和蔼亲切，注意保暖，室温适宜(22~26 摄氏度)。动作轻柔。

2.作出口后矢状径测量时，先以医用棉签蘸消毒石蜡油润滑一次性肛门检查指套，再伸入孕妇肛门并嘱放松。

3.注意保护孕妇的隐私，用屏风遮拦。

4.检查完后，应将测量结果告知孕妇与其陪伴家属。

十、产科四步触诊法

产科四步触诊法是产科医务人员必须掌握的基本技能之一，可检查子宫大小；了解胎方位、胎先露及胎先露是否衔接；子宫肌的敏感度。在做前“三”步手法时，检查者面向孕妇，做第四步手法时，检查者应面向孕妇足端。

(一)目的

通过产科四步触诊能检查孕妇腹部肌肉紧张程度，了解胎儿大小，胎产式、胎先露、胎方位及胎先露是否衔接。

(二)适应证

所有孕期孕妇。

(三)操作前准备

1.环境准备 相对安静的环境，根据季节调节好室温，遮挡孕妇，保护其隐私。

2.用物准备 一次性垫巾或卫生纸。

3.操作者准备 着工作装、洗手并温暖双手。

4.孕妇准备 了解产科四步触诊的意义及配合方法，排空膀胱。

(四)操作步骤

1.第一步手法 检查者站在孕妇右侧面向孕妇，两手置于子宫底，检查子宫外形并测得宫底高度，估计胎儿大小与妊娠月份是否相符。然后两手指腹相对轻推，判断在宫底的胎儿部分，若为胎头则硬而圆，有浮球感；若为胎臀则软而宽，形状略不规则。

2.第二步手法 检查者两手分别置于孕妇腹部左右侧，一手固定，另一手轻轻深按检查，两手交替进行，判断胎背及胎儿肢体的准确位置。平坦饱满者为胎背，并确定胎背向前、向侧或向后；高低不平，有活动结节感者为胎儿肢体部分。

3.第三步手法 检查者右手拇指与其余 4 指分开，置于耻骨联合上方握住胎先露部，左右推动，进一步证实是胎头或胎臀，先露是否衔接。如先露可左右移动，表示尚未入盆，若已入盆，则先露部不能被推动。

4.第四步手法 检查者面向孕妇足端，左右手分别置于胎先露的两侧，沿骨盆入口向下深按，进一步核实胎先露部的诊断是否正确，并确定先露部入盆的程度。若胎先露已衔接，头、臀难以鉴别时,可做肛门指检,以协助诊断。

(五)注意事项

1.孕妇取头高仰卧位,双腿略屈曲分开,使腹部放松。

2.检查者站在孕妇右侧。检查者先面向孕妇,做第四步手法再面向孕妇足端。

3.注意检查者的力度,不可太过用力,使孕妇不感到痛为宜。

4.注意保护孕妇的隐私。

十一、会阴擦洗

会阴擦洗是妇产科临床护理工作中最常用的护理技术,通过会阴擦洗,护士可以观察会阴伤口愈合情况及分泌物性质,并能促进孕产妇(病人)舒适。

(一)目的

1.保持孕产妇(病人) 会阴及肛门部清洁。

2.促进孕产妇(病人) 舒适和会阴伤口的愈合。

3.防止生殖系统、泌尿系统的逆行感染。

(二)适应证

1.产科或妇科手术后留置导尿管者。

2.产后会阴有伤口者。

3.陈旧性会阴裂伤修补术后。

4.急性外阴炎病人。

5.长期卧床病人。

6.外阴手术后病人。

7.长期阴道流血的病人。

(三)操作前准备

1.环境准备 相对安静的环境,根据季节调节好室温,用屏风遮挡好孕产妇(病人)。

2.用物准备 会阴擦洗盘 1 个,盘内放置消毒弯盘 2 个,消毒止血钳或镊子 2 把,0.5%聚维酮碘擦洗液 500 毫升,无菌干棉球,一次性垫巾,卫生纸等。

3.操作者准备 着工作服、戴工作帽、清洁洗手、戴口罩、戴乳胶手套。

4.孕产妇(病人)准备 了解会阴擦洗的目的意义,排空膀胱。

(四)操作步骤

1.备齐用物至床旁,协助病人取屈膝仰卧位。

2.脱下一条裤腿并用被单遮盖保暖,臀下垫一次性垫巾或数层卫生纸。嘱其两腿分开暴露会阴,注意保护其隐私。

3.将会阴擦洗盘放至床边,给孕产妇(病人)臀下垫一次性垫巾或数层卫生纸。

4.用消毒止血钳或镊子从 0.5%聚维酮碘棉球敷料缸内夹取药液棉球,用另一把消毒止血钳或镊子夹住棉球进行擦洗。一般擦洗 3 遍,擦洗的顺序:①第 1 遍自耻骨联合一直向下擦至臀部,先擦净一侧后换一药液棉球同样擦净对侧。再换另一棉球自阴阜向下擦净中间。自上而下,自外向内,初步擦净会阴部的污垢、分泌物和血迹等;②第 2 遍的顺序为自内向外,或以伤口为中心向外擦洗,其目的为防止伤口、尿道口、阴道口被污染。擦洗时均应最后擦洗肛门，并将擦洗后的棉球丢弃；③第 3 遍顺序同第 2 遍。必要时可增加擦洗次数，直至擦净，最后用干无菌棉球擦干。

5.擦洗结束后，为孕产妇(病人)更换消毒会阴垫，穿好裤子，盖上被单，并整理好床铺。

(五)注意事项

1.每次擦洗会阴操作的前后，操作者均需清洁双手。

2.行会阴擦洗前，应注意观察会阴部及会阴伤口周围组织有无红肿、分泌物及其性质和伤口愈合情况。

3.行会阴擦洗时，严格无菌操作，动作轻稳，顺序清楚，应用屏风遮挡，以保护孕产妇(病人)隐私，并注意保暖。

4.对有留置导尿管者，应注意查看导尿管是否通畅，避免脱落或打结。

5.注意有伤口感染的孕产妇(病人)安排到最后擦洗，以避免交叉感染。

6.会阴擦洗结束后，为孕产妇(病人)更换消毒会阴垫，协助其穿好裤子，盖上被单，并整理好床铺。

十二、会阴冲洗

会阴冲洗是所有经阴道手术和分娩必不可少的一步，是常用的消毒方法。

(一)目的

通过用消毒液冲洗会阴，保持会阴部清洁，为手术、分娩和检查做准备，预防感染。

(二)适应证

1.适用于阴道分娩的产妇。

2.需经阴道施手术(如人工破膜术、人工剥离胎盘术)或阴道检查者。

(三)禁忌证

产后阴道分娩的产妇。

(四)操作前准备

1.环境准备 相对安静的环境，根据季节调节好室温，用屏风遮挡好孕产妇(病人)。

2.用物准备 两个冲洗壶(分别盛 38~42 摄氏度温开水、0.5%聚维酮碘液)，无菌容器内盛无菌血管钳、无菌棉球、纱布。

3.操作者准备 着入室工作服、鞋，戴工作帽、洗手、戴口罩。

4.产妇准备 了解会阴冲洗的目的、意义及配合方法。

(五)操作步骤

1.备齐用物带至产床旁，向产妇及陪伴家属解释其目的，以取得合作。

2.协助产妇取膀胱截石位于产床上，充分暴露外阴部，下接污水装置。

3.将产床调节成床尾稍向下倾斜，并将产妇腰下的衣服向上拉，以防冲洗时将衣服淋湿。

4.操作者手持无菌钳夹无菌棉球，用温开水由内向外冲洗，依次冲洗阴阜、阴道前庭、左右小阴唇、左右大阴唇、左右大腿内侧上 1/3、会阴体、两侧臀部、肛周。

5.换钳用无菌棉球或纱布擦干水渍，顺序为阴道前庭、左右小阴唇、左右大阴唇、阴阜、左右大腿内侧上 1/3、会阴体、两侧臀部、肛周。

6.用无菌钳夹无菌棉球用 0.5%聚维酮碘液按顺序擦洗阴阜、阴道前庭、左右小阴唇、左右大阴唇、左右大腿内侧上 1/3、会阴体、两侧臀部、肛周。

7.整理床单位与用物。

(六)注意事项

1.关心体贴孕产妇(病人),态度和蔼亲切,注意保暖,室温适宜(22~26 摄氏度)。

2.冲洗水的温度一般为 38~42 摄氏度。冲洗前,操作者应先将冲洗水淋自己手背试温,因过冷引起产妇不适,过热易引起产妇会阴皮肤烫伤。

3.操作时动作轻巧、准确,不要浸湿孕产妇的衣服。

4.遮挡孕产妇,注意保护孕产妇(病人)隐私。

十三、会阴湿热敷

会阴湿热敷可促进血液循环,增强局部白细胞的吞噬作用和组织活力,有助于消炎、消肿、减轻疼痛,刺激局部组织的生长和修复。会阴湿热敷常用于会阴水肿、血肿、伤口硬结及早期感染等产妇(病人)。

(一)目的

1.消除会阴部水肿,促进血肿吸收。

2.软化伤口硬结。

(二)适应证

1.会阴部水肿。

2.陈旧性血肿。

3.伤口硬结及早期感染等病人。

(三)操作前准备

1.环境准备 室内环境安静清洁,关闭门窗,根据季节调节好室温。拉上床帘或屏风遮挡病人,注意保护隐私。

2.用物准备 治疗盘内盛放消毒弯盘 2 个、镊子 2 把、医用纱布数块、消毒棉垫、一次性垫巾、常用溶液如 50%硫酸镁等。

3.操作者准备 着工作服、戴工作帽、洗手、戴口罩。

4.产妇(病人)准备 了解会阴湿热敷的目的和意义。

(四)操作步骤

1.行会阴擦洗,清洁局部。

2.把所需的热溶液倒人消毒盘内,将医用纱布浸透并拧至不滴水,然后用镊子将纱布放于水肿部位,外面再盖以消毒棉垫。

3.每 3~5 分钟更换热敷垫 1 次,亦可将热水袋放在棉垫外,延长更换热敷料的时间,一次热敷可持续 15~30 分钟。

4.热敷完毕,更换清洁会阴垫并整理床铺。

(五)注意事项

1.热敷面积应是病损面积的 2 倍。

2.湿热敷的温度一般为 45 摄氏度左右,注意防止烫伤。操作者可用手腕掌侧皮肤试温,应无烫感。对休克、虚脱、昏迷及术后感觉不灵敏者应特别谨慎。

3.有伤口或创面者,须按无菌技术处理伤口。

4.在热敷过程中,操作者应随时评价热敷效果,天凉时注意保暖。

十四、会阴药液坐浴

会阴药液坐浴可以软化局部组织硬结和杀灭细菌,常用于治疗阴道炎、外阴及肛周软组织炎症、前庭大腺囊肿等,同时,也是作为会阴、阴道手术前的一种常规的局部准备方法。用于会阴坐浴的药液通常有 1:5000 高锰酸钾溶液及一些中药或中成药制剂等。

(一)目的

杀灭会阴部及阴道内细菌,消除炎症。

(二)适应证

1.患细菌性或滴虫性阴道炎的病人。

2.患外阴及肛周软组织炎症、脓肿的病人。

3.会阴、阴道手术前后的病人。

(三)禁忌证

月经期、产后、人工流产或清宫术后等阴道流血期间禁药液坐浴。

(四)操作前准备

1.环境准备 室内环境安静清洁,关闭门窗,根据季节调节好室温。拉上床帘或屏风遮挡病人,注意保护隐私。

2.用物准备 治疗盘内盛放医用长棉签、坐浴药物或药液、一次性手套,坐浴盆(内盛 1/2 的温开水)、毛巾。

3.操作者准备 着工作服、戴工作帽、洗手。

4.病人准备 了解会阴坐浴的目的和意义,坐浴前如厕排空膀胱,用温开水清洗外阴。

(五)操作步骤

1.坐浴前病人需排空膀胱,清洁会阴,以免影响坐浴的效果。

2.将坐浴盆准备好,倒入温开水 1/2 盆左右,加入药物或药液适量(具体以药物的说明为准)。

3.用医用长棉签将药液搅匀。

4.测试水温(42 摄氏度左右)合适后,坐浴 15~20 分钟。

5.擦干会阴部,清洁用物备用。

注:常用药液高锰酸钾溶液的配制方法。①在盆内倒入冷开水适量;②加入高锰酸钾颗粒少许,用医用长棉签搅匀,直到药液变为淡紫色;③再加入少量开水使温度适宜即可。

(六)注意事项

1.药液坐浴不可以长期使用,需在医师的指导下进行,以免过度坐浴导致菌群失调等并发症的发生。

2.高锰酸钾遇热会加速氧化,降低药效,因此配制时需用冷开水调试好,然后再加热至适当温度。

3.高锰酸钾溶液的浓度要掌握准确,过高的浓度会造成局部腐蚀溃烂。

4.外阴阴道假丝酵母菌病时不应使用高锰酸钾溶液坐浴,以免加重病情。

5.年老体弱的病人坐浴时需注意安全,旁边应有人看护,并使用坐便凳,起立时注意扶持,防止直立性低血压、跌倒等意外的发生。

十五、阴道灌洗

阴道灌洗可以清洁阴道,缓解局部充血,常用于治疗阴道炎和宫颈炎。同时,作为妇科手术的一种常规的阴道准备的方法之一,在临床上应用越来越广泛。通过阴道灌洗,可有效的防止手术过程中的上行感染,促进会阴部及阴道内伤口的尽快愈合。

(一)目的

清洁阴道,治疗阴道炎、宫颈炎。

(二)适应证

1.阴道炎和宫颈炎。

2.某些妇科手术前。

3.妇科恶性肿瘤根治性放射治疗前后。

(三)禁忌证

1.有阴道出血者。

2.孕期、月经期、产褥期、人工流产或清宫术后1个月。

(四)操作前准备

1.环境准备 室内环境安静清洁,关闭门窗,根据季节调节好室温。拉上床帘或屏风遮挡病人,注意保护隐私。

2.用物准备 医用长棉签、灌洗筒(内盛灌洗药液)、带调节夹的橡皮导管、一次性灌洗头、弯盘、一次性垫巾、盛水桶。

注:常用的阴道灌洗液有0.2%~0.5%聚维酮碘溶液、1:5000高锰酸钾溶液、生理盐水、4%硼酸溶液、1%乳酸溶液、0.5%醋酸溶液、2%~4%碳酸氢钠溶液等。

3.操作者准备 着工作服、戴工作帽、洗手、戴口罩。

4.病人准备 了解阴道灌洗的目的和意义,排空膀胱。

(五)操作步骤

1.向病人解释阴道灌洗的目的和配合方法。

2.置病人于膀胱截石位,臀下垫一次性垫巾。

3.将灌洗筒挂于距离床沿60~70厘米的高处,先排出管内空气,试水温适当后备用。

4.先用灌洗液冲洗外阴部,然后将小阴唇分开,把灌洗头沿阴道纵侧壁方向插入至后穹隆处,开始灌洗。操作时,注意将灌洗头在阴道内上下左右移动。

5.灌洗液即将流完时(约剩100毫升),拔出灌洗头,再一次冲洗外阴部,然后扶病人坐起,使阴道内存留的液体流出。

6.用医用长棉签拭干外阴部水渍。

7.整理床单位及用物。

(六)注意事项

1.灌洗药液温度以42摄氏度左右为宜,温度过低,病人不舒服,温度过高易烫伤。

2.灌洗筒与床沿的距离不超过70厘米,以免压力过大,水流过速,使液体或污物进入子宫腔,或灌洗液与局部作用时间不够,影响治疗效果。

3.灌洗头插入不宜过深,灌洗时动作要轻柔,勿损伤阴道及宫颈组织。

4.必要时可用窥阴器将阴道打开,在妇科检查床上进行灌洗。灌洗时,轻轻旋转窥阴器,使灌洗液到达阴道各部。

十六、阴道或宫颈外口上药

阴道上药常用于阴道炎、宫颈炎及宫颈术后的治疗,在妇科护理操作技术中应用广泛,既可在门诊由护士操作,也可以教会病人在家中自己上药。

(一)目的

治疗阴道及宫颈的炎症。

(二)适应证

1.阴道炎、宫颈炎等。

2.妇科手术前后。

(三)禁忌证

月经期或大量阴道流血时禁用。

(四)操作前准备

1.环境准备 室内环境安静清洁,关闭门窗,根据季节调节好室温。拉上床帘或屏风遮挡病人,注意保护隐私。

2.用物准备 阴道灌洗用品,治疗盘内盛放医用长棉签或棉球、灭菌长镊子或止血钳、药品、一次性窥阴器、一次性手套。

3.操作者准备 着工作服、戴工作帽、洗手、戴口罩。

4.病人准备 了解阴道上药的目的和意义,根据需要选择合适的药片或栓剂。

(五)操作步骤

1.上药前应先行阴道冲洗,用医用长棉签拭干外阴部水渍。

2.戴一次性手套,用窥阴器将阴道撑开,用医用长棉签拭去宫颈黏液或阴道分泌物。

3.用灭菌镊子或医用长棉签将药片或栓剂放于阴道后穹隆,使药物直接接触炎性组织面而取得疗效。

4.取出窥阴器,嘱病人平卧,不宜立即下床活动,防止药丸掉出。

5.几种阴道炎症的上药方法

(1)滴虫性阴道炎:①阴道冲洗。用1:5000高锰酸钾溶液行阴道灌洗后,用医用长棉签或棉球拭干;②阴道上药。于后穹隆处放甲硝唑0.2克,每天1次,7~10天为1个疗程。

(2)假丝酵母菌性阴道炎:①阴道冲洗。用2%~4%碳酸氢钠溶液行阴道灌洗后,用医用长棉签或棉球拭干;②阴道上药。将制霉菌栓或片剂放于后穹隆处,每天1次,7~10天为1个疗程。

(3)非特异性阴道炎或老年性阴道炎:①阴道冲洗。用0.5%醋酸溶液或1%乳酸溶液冲洗后,用医用长棉签或棉球拭干;②喷撒粉剂及消炎药。如磺胺嘧啶、呋喃西林、已烯雌酚等或冲洗后涂药膏,如新霉素、氯霉素药膏、已烯雌酚软膏等。

(六)注意事项

1.上药时,应转动窥阴器,使阴道四壁均能涂上药物。

2.有阴道流血者不宜行阴道上药。

3.给未婚女子上药时,可用医用长棉签涂抹,禁忌使用窥阴器。

4.使用医用长棉签涂药前,需将棒上的棉花捻紧,涂药时须顺时针方向转动,防止棉花掉入阴道内不易取出。

5.告知病人上药期间禁止性生活,以防感染。

6.指导病人在家自行上药方法 睡前先清洁外阴,再药液坐浴后,洗净双手,戴指套,两腿分开呈半蹲状,右手示指和中指夹持药丸或药片放至阴道深处(后穹隆部位)。

十七、手法挤奶

在许多情况下挤奶是有益的,重要的是它使得母亲能够在开始母乳喂养或继续母乳喂养时用到,因此应让所有乳母都学会手法挤奶,使她们在一旦需要的时候知道如何去做。

(一)目的

1.缓解奶胀或解除乳腺管堵塞及乳汁淤积。

2.喂养低体重儿(不会吸吮)或病婴(吸吮力差)。

3.在母亲或婴儿生病时,需保持泌乳。

4.在母亲因工作或外出时,留母乳给婴儿。

5.防止乳头及乳晕干燥、皲裂。

(二)适应证

所有母乳喂养的母亲。

(三)禁忌证

孕期孕妇。

(四)操作前准备

1.环境准备 关闭门窗,室内环境安静、整洁、光线柔和。根据季节将室温调至24~26摄氏度,播放柔美的轻音乐。

2.用物准备 专用于清洁脸盆1个、长毛巾2条、水温计1支、带盖盛奶容器(大口径的、灭菌的)1个、小毛巾(揩奶巾)2条。

3.护理者准备 取下手表、修剪指甲(必要时)、清洁并温暖双手。

4.乳母准备 修剪指甲(必要时)、清洁并温暖双手。

(五)操作步骤

1.向乳母解释挤奶的目的及操作方法。

2.帮助乳母进行促进射乳反射措施。

3.让乳母根据身体情况选择挤奶的体位姿势(坐或站着均可),以她自己感到舒适为准。将大口径的、灭菌的盛奶容器靠近乳房。

4.指导乳母的身体略向前倾,用手将乳房托起,将乳头对着容器的开口。

5.开始手法挤奶操作。

(1)指导乳母将拇指和示指分别放在乳房的上下方,距乳头根部2厘米的乳晕上。

(2)将拇指与示指先向胸壁方向(内侧)轻轻下压,压力应作用在拇指与示指间乳晕下方的乳腺组织上,然后向外有节奏挤压,放松,放松时手不应离开皮肤。如此数次,重复进行。

(3)以逆时针的顺序沿着乳头,依次按照同样挤奶的手法将乳晕下方主输乳导管的乳汁挤出。

6.挤(吸)出的母乳按要求储存。

7.安置好乳母休息,整理挤(吸)奶的用物,做好终末料理。

(六)注意事项

1.挤奶应让乳母自己做,不应让他人代劳。只是在示教时方可轻轻触摸其乳房(事先应征得同意),动作要轻柔。

2.指导乳母挤奶操作时不应引起疼痛。否则说明操作手法不正确。

3.热敷乳房的水温<50 摄氏度,环绕乳房热敷的毛巾不要捻的太干,要有一定湿润度,同时注意避开乳晕与乳头。

4.挤奶时,不要挤压乳头,因为乳汁是储存于乳晕下方的主输乳导管内,故挤乳头是无用的。

5.一侧乳房挤压 3~5 分钟,待乳汁少了,就可挤另一侧乳房。如此反复交替进行,双手可交换使用,以免疲劳。

6.由于分娩后的头几天,泌乳量有限,因此一次持续挤奶的时间以 15~30 分钟为宜。

7.若为多人居住房间,操作时应将床围帘拉上或用屏风遮挡,注意隐私保护。

8.促进射乳反射的措施

(1)乳母好的感受:帮助母亲放松(最好坐在带扶手的靠椅上)。

(2)乳母有自信心:①让乳母和孩子在一起,如将孩子放在母亲双腿上或身旁;②使其随时都能看孩子、听到孩子的声音、想着孩子的可爱、抚摸孩子。

(3)让乳母喝一杯热饮料:如牛奶、果汁等。

(4)指导乳母热敷乳房或热水淋浴。

(5)按摩乳母的颈部和背部。

(6)指导乳母轻柔地按摩乳房。

(7)指导乳母刺激乳头皮肤。

第四节　产褥期健康检查

从胎盘娩出至生殖器官完全恢复的一段时间,称为产褥期。一般约需 6~8 周,由于妊娠及分娩所引起的生殖系统及全身各器官的明显变化在产褥期渐复常态, 而乳腺在妊娠期变化的基础上,开始分泌乳汁。WHO 的全球策略提出的“2015 年人人享有生殖健康”,妊娠、分娩、产褥是生殖健康的重要组成部分。“十月怀胎,一朝分娩”。孕产妇对即将诞生一个可爱的小宝宝感到既愉快、幸福,又紧张、焦虑,这种复杂的心理,影响到产妇的身心健康。对于医护人员怎样尽可能防患于未然,做好身心护理,使产妇安全度过产褥期,显得十分重要。产褥期健康检查的主要包括子宫复旧不良、生殖系统感染、产后抑郁症、血栓性静脉炎、哺乳、避孕、性生活咨询等。

一、产褥期母体主要变化

产褥期主要的母体变化如下:

1.生殖系统变化 胎盘娩出后,子宫立即收缩成硬实的略扁球体,重900~1000克,约17×12×8立方厘米大小。子宫腔扁平,前后互相靠拢。整个产褥期由于子宫不断缩复,子宫血管受压变窄,或形成栓塞而闭锁。浆膜层皱折,由多血、红润、变为苍白、缺血。肌细胞数目大致不变,但长度及体积显著缩小,多余的胞浆发生变性自溶,转化为多肽、蛋白胨、最后成为氨基酸,由血液及淋巴管带至肾脏排出。故产后数日内尿中肌酸、肌酐增加,形成负氮平衡。子宫的纤维组织也发生同样变化。先是透明变性自溶,后由吞噬细胞移除,有部分弹力纤维继续存在。子宫消失的大部分为水及电解质。由于以上种种变化,故产后1周子宫重量已减至500克左右,2周减至300~500克,一般经6~8周,子宫恢复至8×5.5×3立方厘米大小,重60~80克,稍大于孕前。全部过程称为子宫复旧。

产后子宫内膜迅速修复。胎盘、胎膜自子宫蜕膜的海绵层分离娩出后,遗留的蜕膜厚薄不一,有的接近肌层,特别在胎盘附着部位,明显高低不平。2~3天后遗留的蜕膜分为两层,其分界线由渗出的多核白细胞、淋巴细胞层构成,以防御感染。表层发生退行性变、坏死脱落,与恶露同时排出体外。新的内膜自遗留的腺体间质迅速再生,被内膜覆盖。整个产褥期,内膜间质有淋巴细胞、浆细胞浸润,有的持续至产后100天左右。

胎盘附着部位的子宫内膜修复较缓慢,需6周以上。开始形同暴露的创面,直径约9厘米,随着子宫壁强力收缩及缩复,丰富的螺旋状血管断端及静脉窦被压迫,闭锁,在正常凝血功能影响下,形成血栓。大多数血管发生透明性变,自溶吸收,或纤维机化,少数以新生的小血管代替。新的子宫内膜除由留存的内膜底层腺体及间质再生外,也从胎盘附着处内膜的边缘向内潜行生长。产后6~8周创面完全修复。产后子宫颈外口呈袖管状,紫红、水肿、肌壁很薄,次日逐渐恢复肌张力。2~3天后宫口仍可容2指,1周后方恢复外形,10天左右内口关闭,2周末仅能进入最小的刮匙。初产后,颈口两侧有不可避免的轻度裂伤,失去原有圆形,而呈横裂。

分娩结束后,阴道变为松弛的管道。阴道周围组织及阴道壁水肿、松弛。阴道粘膜皱襞消失、郁血呈紫蓝色。子宫的支持组织,包括圆韧带、阔韧带、骶韧带、主韧带、盆底肌肉与筋膜,会阴体及外阴部均呈松弛状态。并因压迫与过度扩张而致水肿、隐性损伤或撕裂,若裂伤当时未能正确修补,可成为日后子宫脱垂及阴道壁膨出的原因。如无损伤,则一周内水肿、郁血迅速消失,阴道及盆腔支持组织张力恢复。产后3周阴道皱褶出现,但不能完全恢复至未产前紧张度。处女膜仅余痕迹、会阴部舟状窝消失。

2.乳房变化 产后1~2天,乳房仍与妊娠末期相同,只有少量黄稀乳汁,称为“初乳”。2~3天后初乳增多,乳房增大,胀痛、皮肤紧张,静脉充盈、粗大、乳房硬实而热。腋下副乳腺也肿大,疼痛。重者,腺管阻塞,乳汁不能外流,乳头紫黑、水肿,产妇体温升高,但一般不超过38摄氏度,且多在12小时内自然下降,称为乳热。不哺乳者,则乳腺迅速塌陷,而逐渐复旧。

初乳稀薄,黄色,含糖及脂肪较少,蛋白质及矿物质较多,且多为球蛋白,含多量吞噬细胞(即“初乳小体”)。以后逐渐变为灰白色,比重1.026~1.036,含脂肪渐多,蛋白质、矿物质渐少,固体成分约占13%、水分87%。母乳含丰富的抗体IgA,可使新生儿增加抗病能力。母乳温度适合,含有丰富的营养物质及维生素、酶类,适合婴儿消化能力及需要。大多数药物可经母血渗入乳汁,如止痛退热药、麻醉剂、酒精、镇静解痉剂,冬眠灵,抗生素、磺胺药,利尿药,抗组织胺类等。一般在乳汁内量甚微，达不到治疗或中毒浓度。但应注意，有的药如抗生素类在乳汁中浓度较高，氯霉素、链霉素、四环素族可达血浓度的 80~100%。乳儿的肝、肾对药物解毒功能差，血脑屏障未完善，使原来难以通过的水溶性药物如巴比妥类进入中枢神经系统，特别是早产儿，可引起昏睡、昏迷、呼吸麻痹、高胆红素血症等相应药物的毒性反应，故在哺乳期给产妇用药应考虑到各类药物特性，对婴儿有无不良作用。一般认为服甾体激素类避孕药，如炔雌醇不大于 50 微克，19-去甲睾丸酮衍生物不大于 2.5 毫克，则对乳儿无害。

正常哺乳可帮助母体生殖器官复旧，但若哺乳期过长，则可造成生殖器官萎缩而继发闭经，尤其是哺乳期从未复经者。产后 6 个月后乳汁的分泌量已逐渐减少，不敷婴儿生理所需量，而此时婴儿的消化能力已达正常，故断乳时间应在生后 6~8 月，最迟不超过一年为宜。

3.内分泌系统的变化 产后母体内分泌系统改变，主要为适应母体复旧变化及泌乳功能。产后血浆中雌激素、孕激素水平突然下降，如 17-β 雌二醇在产后一小时下降至分娩时水平的 21%，孕酮在产后 24 小时降至 2 微克/毫升，至产后 6 日降至月经周期滤泡期水平。故可减少子宫充血，利于复旧中子宫肌细胞多余胞浆的变性，吸收及水分与电解质等的移除，并促进子宫内膜退行性变与脱落，以利再生。

产褥期血中催产素酶水平降低，使原来半衰期仅数分钟的催产素活性增加、子宫复旧需要催产素使肌纤维收缩；乳汁排出亦需要催产素使乳腺小管肌收缩，增加小管内压。

妊娠期乳房受母体及胎盘生乳素、生长激素、雌激素、孕激素、肾上腺素、甲状腺素、以及胰岛素的作用，乳腺小叶进一步发育完善。至胎盘娩出后，雌激素、孕激素水平突然下降，解除对垂体生乳素的抑制，生乳激素分泌增加，生乳激素与肾上腺激素共同作用于乳房，使乳腺分泌乳汁。但乳汁的排出，要靠婴儿的吸吮刺激和催产素对乳腺管肌的收缩作用。婴儿吸吮使乳房排空的刺激，对泌乳内分泌变化起着主要作用。吸吮刺激使下丘脑生乳抑制因子(PIF)分泌减少，导致垂体生乳激素(PRL)分泌增加。实验证明，在产后 10~40 天期间，哺乳30 分钟后，血中生乳激素上升 10~100 倍，然后迅速下降至原有水平。同时刺激肾上腺分泌促肾上腺皮质激素(ACTH)，促进乳腺泌乳。吸吮刺激由感觉神经经脊髓传导到下丘脑的视上核、室旁核，借下丘脑-垂体神经内分泌经路，触发垂体后叶神经部，分泌催产素，以排空乳汁。

生乳激素在产后迅速下降，产后 3 周降至非孕水平，只是在婴儿吸吮时方上升，但至产后 3 个月左右，吸吮刺激造成的上升反应也消失。此时泌乳功能，只是依靠婴儿规律的吸吮与排空，母体充足的睡眠以及适宜的营养维持，故凡精神紧张、恐怖刺激或不规律哺乳、不吸空乳房，乳汁分泌便可减少或终止。如不哺乳，下丘脑-垂体-卵巢轴功能多在产后 6 周开始恢复。一般在 6~8 周月经复潮。初 1~2 次月经常为无排卵性。3 个月左右恢复有排卵的正常月经。实验证明，哺乳者在产后期 4 周内卵巢感受性低下，至 5 周后卵巢功能开始恢复。由于血浆内有间断性生乳激素增多，抑制下丘脑促性腺激素释放激素(Gn-RH)的分泌，加以生乳激素可直接抑制雌激素对垂体-下丘脑的正反馈作用，致月经中期缺乏黄体生成激素(LH)高峰值而无排卵亦无月经。产后 2~3 月后，由于哺乳引起的生乳激素增高反应逐渐消失，下丘脑-垂体-卵巢轴恢复功能，黄体生成激素出现高峰值，卵巢开始排卵。由于个体差异，有的可早在产后 8 周即行经，但大多数哺乳妇女须至产后 5~6 月后方恢复月经。

4.血液及循环系统变化 妊娠期形成的血液及循环系统变化，至产褥期恢复正常。产后子宫-胎盘血循环消失，加以此时已无妊娠子宫的压迫，下腔静脉回流血增加，下肢静脉充盈及毛细血管通透性增加现象恢复，循环血量立即增加约15~30%，并反射性引起脉搏减慢，每分60~70次左右。此后血容量逐渐减少，其中75~90%为血浆，因而血液稀释情况得以恢复。循环血量一般在产后2~6周恢复至正常。心电图左移情况消失。产后白细胞可增高至每立方毫米15000~30000，于产后1~2周恢复。产时组织损伤物质释入血液，使血浆球蛋白及纤维蛋白原量增加，使红细胞凝集力增强，血沉继妊娠末期增速达50mmH2O/h，产后6~12周方恢复正常。其他凝血因子如凝血活酶、凝血酶原浓度也显著上升，妊娠末期下降的血小板数在产后回升。加以下腔静脉血流缓慢，易于形成血栓。产褥期贫血很常见，或为妊娠期贫血的继续，或由于产后出血造成。

5.呼吸、消化系统改变 产后因膈肌下降，腹压恢复。呼吸深而减慢为每分钟14~16次，胸式呼吸转为腹胸式。原有的轻度呼吸性碱中毒消失，动脉血二氧化碳分压上升5~10毫米汞柱。妊娠期胃酸减少，产后10天左右恢复。产后腹壁及骨盆底肌肉松弛，活动少，因而易发生便秘。

6.泌尿系统变化 妊娠期母体泌尿系统的变化，需在产后4~6周复原。产时膀胱及膀胱三角区受压，发生水肿、充血、郁血、易致产后尿潴留；或因外阴产伤性疼痛反射，加以腹壁松弛，也易引起尿潴留、残余尿，这些都是尿路感染的因素。

7.腹壁变化 妊娠期下腹白线的色素沉着。于产褥期逐渐消退。初产妇紫红色的妊娠纹变为白色。被过度扩张断裂的腹壁弹力纤维和分裂的腹直肌，需较长的复旧时间，但多数遗留松弛的腹壁，甚至腹直肌分离。

8.代谢变化 产后因全身各系统复旧，进行着营养物质及水、电解质复杂而旺盛的新陈代谢改变。产后尿量多，出汗多，以排除多余水分。血液氨基酸浓度、三酸甘油酯磷酯及总酯量增加，肌酐排泄量多，并排除多余氮和脂类。胆固醇酯在产后第一天即下降。基础代谢率一般在产后10天恢复正常。由于哺乳，糖耐量在产褥早期增高，常出现营养性糖尿及乳糖尿。通过产褥期新陈代谢复旧改变，体重丧失约10千克，其中绝大部分为水分，包括细胞外潴留的水分，血浆内水分及恶露。

产褥期的临床表现为：①产后24小时内由于体力消耗及组织代谢反应，体温可升高，多在38摄氏度以下，24小时内转为正常；②产妇皮肤排泄功能旺盛，排汗甚多(即褥汗)；③胎盘娩出后子宫位于脐下1~2横指处，产后第一天骨盆底及子宫下段肌肉收缩缩复，子宫底反而高于脐平，此后则子宫底随着复旧每天下降1~2厘米，产后10~14天子宫底降入盆腔，而不复能在腹部触及；④初产妇产后保持持续性子宫收缩复旧过程，一般不觉疼痛，经产妇特别是多产妇，因子宫壁肌纤维组织中的结缔组织增多，产后宫缩常有阵发性松弛及阵发性强烈收缩，以至引起疼痛，哺乳时更明显，称为宫缩痛，也称“后阵缩”，一般在产后2~3天后逐渐减轻而消失；⑤产后由生殖器官排出的阴道分泌物称为恶露。初3天为血性恶露（红恶露)，含新鲜血液，血块及脱落的蜕膜、羊水、胎脂等。以后颜色渐淡，为浆液性恶露，含血液渐少且陈旧，但白细胞、坏死蜕膜及宫腔、宫颈、阴道的浆液、粘液相对增多，并混有细菌。正常情况下，6天内恶露量为250~500毫升，但个体差异较大。一般7~10天，恶露血量已甚少，主要为浆液性黄白色，含大量白细胞及蜕膜细胞，称白恶露，约在产后3~6周停止。正常恶露具有血腥味。

正常产褥期虽属生理范围，但是机体各系统经过一次重大变动。子宫胎盘附着面及软产道有着或多或少的创面。分娩时体力消耗、失血、精神紧张等，也使机体防御能力降低，加以旺盛的泌乳功能，若稍有不慎，易致疾病。所以产褥期的处理非常重要。产后至少严密观察1~2小时，反复轻柔地按摩子宫，注意收缩程度、宫底高度及阴道出血量。若一切正常，一小时后测脉率、血压及体温；若子宫体软、收缩缩复不良，则用手按摩宫底使之收缩变硬。收集出血，以正确判断出血量。必要时给催产素10~20u或麦角新碱0.4毫克，肌注，或两者并用。观察至子宫收缩良好，确实无出血危险时，送入产后休养室。

产后4~6小时应鼓励产妇小便，以防尿潴留而影响子宫收缩，引起产后出血。若产后8小时无过多出汗但仍未排尿且膀胱明显充盈时，可用热水冲洗外阴或下腹放置热水袋等方法诱导排尿。新针气海透曲骨、三阴交透悬钟或三阴交、阳陵泉穴封；推拿利尿穴，仍无效时，留置导尿管48~72小时后行间歇放尿，给予抗生素预防感染。产后为预防便秘，可多吃蔬菜，便秘者可服通便药。

产后需注意外阴清洁，以1:5000高锰酸钾或1:2000新洁而灭等缓和消毒液擦洗之，置无菌会阴垫。伤口疼痛者需注意有否血肿形成。随时注意恶露性状、气味、色质，伤口有无硬结、红肿、脓性分泌物及伤口愈合情况。浅表缝线3~4日拆除、会阴切口缝线5~6天拆除。

产后应进易消化、富有营养、高维生素饮食。以半流质为宜。注意皮肤清洁，4周内不宜坐浴，可擦浴。衣服应宽畅、清洁。产后6~12周内不宜性生活。

产后数天应每日测体温、脉搏、呼吸、血压至少一次，有发热者则需每4小时测一次体温。产后宫缩痛严重时，可行新针治疗(三阴交、合谷、中极、曲骨)或服生化汤。产后应给予安静环境、充足睡眠。如无禁忌、即使是剖宫产者，亦可于产后第2天起床。产后运动，可促进大小便通畅、增进食欲、易于入睡，避免恶露潴留及下肢静脉血栓形成，有利于迅速恢复健康，并促进子宫支持韧带、盆底组织紧张度的恢复。但在产后月内应避免久立、久蹲及重体力劳动。并及时治疗能增加腹压的疾病，如久咳、便秘等。

产后8小时可开始喂乳，以促进泌乳。哺乳前应洗净双手及乳头，每隔3~4小时哺乳一次，夜间减去一次，每次吸乳不超过15分钟。双乳要轮流吸空，哺乳时勿使乳房堵塞婴儿鼻孔。当乳房胀痛硬满而乳腺管不通时，可服生化汤加减以通乳散结，或肌注催产素10u，15分钟后吸乳。产后3~4日后，乳房不胀、乳汁不足，母体体质较弱者，可服养血益气通乳的方剂或针刺双侧少泽、足三里，艾灸膻中。因病不能哺乳或因其它原因需断乳者，应在产后及早回乳，可用芒硝半斤分装两袋分别敷两乳房，同时煎服炒麦芽，连用3天，此期间不宜另进流汁饮食、吸乳、挤乳；或用乙蔗酚5毫克，1日3次，共3天口服或肌注。初产妇或乳头凹陷者易发生乳头皲裂，可局部涂10%复方安息香酊或10%鱼肝油铋剂，中药黄柏、白芷、香油糊、蜂蜜等均有效。

产后还应指导避孕措施。要求绝育者，可在产后48小时进行手术。

产后6~8周进行健康检查(产后检查)，了解生殖器官及全身恢复情况，哺乳情况，以便及时纠正异常。检查内容包括：①生殖器官检查，观察外阴、阴道、子宫颈分泌物，检查裂伤愈合情况，会阴、骨盆底支持组织的恢复情况，子宫大小、位置、有无复旧不全，附件炎症等。如有炎症应及时治疗。凡有子宫后位、阴道壁膨出、子宫脱垂、盆底松弛者,可指导应用肛提肌、腹肌运动及膝胸卧式,常能获得佳效;②一般健康检查,包括检查乳房、腹壁有无异常;测血压、体重、验血、尿常规等以了解妊娠高血压综合征患者的恢复情况,有无后遗症;及其他妊娠合并症如心、肾疾病等。帮助确定以后的治疗。

平产假56天(某些地区已改为70天),难产、双胎、并发症者再增加2周。

二、产褥期健康检查

产褥期母体各系统变化很大,虽属生理范畴,但子宫内膜有较大创面,乳腺分泌功能旺盛,容易发生感染,甚至其他病理情况,及时发现异常并进行处理十分重要。

(一)产后2小时内的检查

产后2小时内易发生严重并发症:如产后出血、子痫等,故应在产房内严密观察产妇,若有异常及时处理。

1.严密观察血压、脉搏 产后应立即测血压和脉搏,以后每半小时测一次,离产房前再测量一次。

2.观察子宫收缩情况及阴道出血量 胎盘娩出后应定时按压子宫底部,最好每隔15~30分钟一次,以协助排出积血,有利于子宫收缩。最好用弯盘或塑料袋置于产妇臀下,收集子宫、会阴、阴道伤口的出血,以便准确计算出血量。当出现宫缩乏力的临床表现时,应该及时应用宫缩剂,加强宫缩。若产妇出现肛门坠胀感时,应该及时作阴道检查,注意有无阴道血肿。若出现阴道血肿,应该清除血肿后缝合创面。缝合时,必须超过创口上缘1厘米,以防止因血管漏扎或退缩再次引起血肿,甚至向上延伸,波及盆腔,危及产妇生命。

(二)体温

产后一周内应注意体温变化,至少每日测体温2~3次。正常产后24小时内,因产时疲劳及失血、失液等原因,体温可以一过性升高,但是低于38摄氏度。在产后第2~第4天时,由于乳房的充胀,体温也会升高,甚至达到38.5摄氏度以上,但一般不会超过24小时。若超过24小时仍发热,必须注意检查子宫、外阴伤口、乳房及其有无引起发热的病因,例如泌尿系统、上呼吸道感染等。

(三)大小便

由于分娩过程中,胎头对膀胱的压迫导致黏膜水肿以及产后膀胱肌、腹肌、盆底肌肉松弛、产道的损伤等,都可以引起排尿困难,发生尿潴留,并且影响子宫收缩。因此,产后4小时内应该鼓励产妇主动排尿。当发生排尿困难时,可用温水洗外阴、下腹置热水袋、按摩膀胱等方法诱导排尿。无效者还可用新斯的明1毫克肌肉注射或足三里穴位注射、针灸、理疗等方法,若仍旧无效者可留置导尿1~2天,并给予抗生素预防感染。

产后由于卧床休息,活动少,肠蠕动减少,加之食物中缺少纤维素,产褥早期腹肌、盆底肌张力下降,易引起便秘。因此,要仔细询问病史,对于有便秘倾向的产妇,要鼓励多吃蔬菜,多下床活动,防止便秘。

(四)检查子宫复旧及恶露情况

产后一周内应详细记录子宫底高度和恶露情况。每日尽量在同一时间带检测宫底高度,以了解子宫复旧情况。检查前嘱产妇排空膀胱后,取仰卧位,两腿屈曲放松,先按摩子宫,使其收缩后，再测量耻骨联合上缘至宫底的距离。每日观察恶露的颜色、量、有无异味，以确定子宫复旧是否良好，有无感染等。

（五）会阴检查

产后应该用1:5000的高锰酸钾溶液、1:2000的新洁尔灭溶液或5%PVP擦洗外阴，每日2次。对于会阴侧切的患者，应观察会阴伤口有无红肿、出血、硬结、异常的分泌物等，如愈合良好，产后3~5天拆线，有感染者须提前拆线。产后4周内，由于子宫颈口尚未完全闭合，不宜坐浴。

（六）乳房检查

1.乳房胀痛 初产妇发生较多，系由血管充血和/或乳汁淤积所引起。表现为乳房肿胀、有硬块、疼痛、触痛，多发生在产后第2~第4天。腋窝部有副乳腺者也可发生肿胀。乳房肿胀者，可给予热敷或用拇指及食指自乳头旁2厘米处用压挤的方法，协助乳汁的排出。同时还可用橡皮吸奶器或服用中药协助排乳。使得乳汁排出通畅，以确保乳腺的正常分泌。

2.乳头有无异常 注意乳头有无凹陷、平坦、过大、过小。乳头平坦、内陷者，可在妊娠晚期开始用手指轻轻向外牵引乳头，哺乳时还可用中指、食指按压乳晕部，以便使乳头凸出，易于婴儿吸吮乳头或可加用乳罩喂奶。

3.乳头皲裂 好发于初产妇，轻者可继续哺乳，在哺乳前先将乳头洗净，哺乳后再洗净乳头，并予皲裂处涂10%复方安息香酸酊或蓖麻油秘糊剂，下次哺乳前洗净再哺乳。皲裂严重者可用乳头罩哺乳或用吸奶器将乳汁吸出，以免影响乳汁分泌。

（七）观察情绪变化

产妇在妊娠、分娩及产后整个过程中，机体内环境发生很大的变化，体内激素水平变化也很大。产妇在产褥期感情脆弱，依赖性强，心理承受能力差，任何刺激都可以引起产妇焦虑。医务人员要做好基础护理，重视心理疏导，帮助产妇解决实际问题，精神上获得满足，情绪上保持稳定，改善不良心理状态，顺利渡过产褥期，防止产后忧郁症的发生。

（八）其他

1.产后痛 在产褥期有的产妇发生阵发性子宫收缩痛。疼痛时，子宫呈强直性收缩，称为产后痛。经产妇多于初产妇，多发生哺乳时，一般并非因血块或胎盘、胎膜残留宫腔所致，检查时下腹部可触及子宫一般无压痛。疼痛剧烈难忍可服止痛药，一般持续1~2天或更长些，疼痛程度逐渐减弱。

2.腰痛 产褥期腰痛的原因有：腰椎前弯、骨盆关节松弛的骨盆环不稳定型（有耻骨联合分离、耻骨骨炎等）、骨质疏松、盆腔炎症、哺乳姿势不当导致疲劳以及精神性、植物神经性因素。注意休息，补钙和维生素D，局部对症治疗有一定的疗效。

3.下肢痛 由于下肢深静脉血栓形成，临床常表现患侧肢体有不同程度的肿胀疼痛或有大隐静脉曲张。以往本病只靠临床表现和血管造影诊断，后者属创伤性检查，易产生并发症。目前使用彩色多普勒超声检查为诊断本病提供了简便、易行、无创的方法。

4.头痛 产褥期如出现头痛、肢体瘫痪或抽搐者，应高度警惕颅内静脉系统血栓形成，该病病情凶险，发展迅速，常因急性颅内压升高，脑疝死亡，应及时作头颅CT及MRI+MRAC（头颅磁共振检查）。

(九)产后检查(包括产后访视和产后检查)

1.产后访视 产妇出院后,社区或医院保健人员在产妇出院3日内以及产后14日、28日,分别作3次产后访视,了解产妇及新生儿的健康状况。

2.产后检查 产后42天,应对产妇做一次全面检查。包括全身健康状态、盆腔器官的恢复、婴儿的生长发育以及哺乳情况等。

(1)全身检查:包括血压、脉搏和血尿常规检查,心肺情况,了解产后运动及其坚持情况,若有内科合并症或产科合并症作相应检查。

(2)盆腔检查:包括用阴道窥阴器检查,双合诊、阴道分泌物的检查及外阴伤口的愈合情况等。阴道分泌物的检查,要注意分泌物的量、颜色、气味和性质。阴道检查时,应了解盆底和肛提肌恢复的情况,有无阴道和/或直肠膨出等,并通过双合诊检查子宫的大小、位置、子宫颈有无裂伤、炎症以及附件和子宫周围组织有无炎症包块等。

在产后检查中,如发现异常应积极治疗。在产褥期出现的并发症,以生殖道炎症和伤口感染发生率最高,剖宫产、阴道助产者较自然分娩者多见。国外报道,剖宫产后子宫内膜炎的发生率为38.5%,而阴道分娩者为1.2%。国内报道,剖宫产后子宫内膜炎的发生率为2%~8%。产后由于雌激素水平较低,子宫颈上皮再生过程较慢,故对产后子宫颈糜烂不应急于治疗。Mclaren认为,产后复查中发现的子宫颈糜烂,有四分之三可在产后28周完全消失。因此至少在产后4个月后再检查,以决定是否需要治疗。

轻度的膀胱膨出和/或子宫脱垂者,产褥期至产褥期以后如能坚持盆底肌锻炼,大多数病例可获永久性治愈。

(十)计划生育指导

计划生育是我们国家的基本国策。我国提倡一对夫妇只生一个孩子。因此产后计划生育的指导尤为重要。

产后6周禁止性生活,在生殖器尚未完全恢复情况下,容易造成损伤和增加感染的机会。

避孕:一般原则是产后哺乳期用工具避孕,不宜用口服避孕药,因其可影响乳汁分泌。不哺乳者,工具避孕或药物避孕均可使用。不宜再妊娠者,如心脏病、慢性肾炎等,在产后2~3天内行绝育术。阴道分娩后3个月,剖宫产术后6个月可以放置节育环。

第五节 新生儿体检

新生儿是人类发育的基础阶段,又是胎儿的继续。故新生儿学既属儿科学范畴,又是围产医学的一部分。对新生儿进行全面而详细的检查可以得到新生儿第一手的健康资料,为新生儿的疾病防治提供必要的参考。

新生儿是婴儿生后适应外界环境的阶段,此时小儿开始独立生活,内外环境发生剧烈变化,由于其生理调节和适应能力还不够成熟,因此发病率和死亡率都比较高(占婴儿死亡率的1/2~2/3),尤其生后第一周的死亡率最高。而新生儿死亡多数是可以预防的,对新生儿进行体格检查,做到预防为主,对减少死亡,减轻病残,提高人口素质有着积极的意义。

在我国现行的计划生育的政策下,每个家庭都希望生一个健康的宝宝,新生儿的健康和发育状况是家长迫切想知道的。对新生儿进行详细的体格检查,及时了解新生儿的健康状况以解家长和医务人员之急。

一、新生儿分类

过去对新生儿分类只根据婴儿出生的体重,凡2500克以下称早产儿,2500克以上称足月儿。但胎儿成熟并不完全取决于体重,与胎龄也有密切关系。足月的低出生体重儿的生活能力比早产的同样体重儿要强,因此对新生儿的分类有各种不同方法,分别根据胎龄、体重和胎龄的关系、出生体重等,具体分类方法有:

1.根据胎龄分类

(1)足月儿:指胎龄满37周至不满42周(260~293天)的新生儿。

(2)早产儿:胎龄满28周至不满37周(196~259天),其中第37周(253~260天前一瞬间)的早产儿成熟度已接近足月儿,故又称为过渡足月儿。

(3)过期产儿:指胎龄满42周(294天)以上的新生儿,其中不少是由于宫内发育迟缓引起,羊水被胎粪污染,新生儿瘦小,称为过熟儿。

2.根据体重与胎龄关系的分类 根据出生时体重与该胎龄平均体重的比较而定

(1)小于胎龄儿:指出生体重在相同胎龄平均体重的第10个百分位以下的婴儿。我国将胎龄已足月,但体重在2500克以下的婴儿称足月小样儿,是小于胎龄儿中发生率较高的一种。

(2)适于胎龄儿:指出生体重在相同胎龄平均体重的第10~第90个百分位者。如果胎龄已足月且无任何疾病,则为正常新生儿。

(3)大于胎龄儿:指出生体重在相同胎龄平均体重的第90百分位以上的婴儿。

3.根据出生体重分类

(1)低出生体重儿:指初生1小时内测量体重不足2500克(≤2499克)的新生儿,不论是否足月或过期。其中体重不足1500克者又称极低出生体重儿,他们的特点比一般低出生体重儿更为突出,在保暖、营养、喂养及预防感染等方面都有特殊要求,是护理和监测的重点。低出生体重儿包括早产儿和小于胎龄儿两种。

(2)正常体重儿:指体重在2500~3999克之间的婴儿。

(3)巨大儿:指体重≥4000克者,包括正常和有疾病(如糖尿病母亲的婴儿)的巨大儿。

4.根据出生后周龄分类

(1)出生后1周以内的新生儿称早期新生儿,不论其属于哪种分类,早期新生儿属于围产儿,是从胎儿转变为独立生活的新生儿的适应阶段,发病率和病死率最高。护理、治疗和监测都特别重要。

(2)出生后第2周开始至第4周末称晚期新生儿,此时新生儿已完成初步最重要的适应阶段,但发育尚不够成熟,仍需继续适应,护理仍很重要。

此外,还有高危新生儿,指有可能发生危重情况的新生儿(当时情况并不一定危重),也包括已出现危象的新生儿。定为高危新生儿的有:①高危妊娠孕母的婴儿;②孕母过去有死胎、死亡史的婴儿;③孕母在妊娠期有疾病史的新生儿包括各种轻重不同的感染性疾病、妊娠高血压综合征、糖尿病、心脏病、慢性肾炎等;④异常分娩的新生儿,如各种难产和手术产;⑤婴儿在出生过程中或出生后发生不正常现象如Apgar评分低;⑥兄姐中在新生儿期有因严重畸形或其他疾病死亡者;⑦胎龄不足 37 周或超过 42 周;⑧出生体重在 2500 克以下;⑨小于胎龄儿或大于胎龄儿;⑩有疾病的新生儿;⑪其他。

二、新生儿体格发育的特点及规律

1.与胎龄的关系 孕 42 周以前体格发育相关指标的增值,均随胎龄的增加而增加,42 周以后增长缓慢或反而下降。由于各胎龄组间均值的差异均有显著性,故在判断体格发育指标是否正常时,应按不同的胎龄进行评价才为合理。

2.性别差异 从 9 市城郊及 10 省(自治区)农村统计资料可知,出生时及新生儿期足月儿体格发育指标,均为男大于女。各个不同胎龄组间,据 15 城市的调查,除少数几个小胎龄组外,亦为男大于女。

3.产次差异 出生时足月经产儿的体重平均比足月初产儿重,各胎龄组间差异有显著性。但在早产儿中,经产儿的体重常常小于初产儿。足月经产儿的身长比足月初产儿略长,其差异一般无显著性。

4. 城乡及城郊差异 出生时及新生儿期足月儿体格发育指标城郊及城乡之间非常接近,差别不大。新生儿期之后,随着年龄的增加,目前我国城区仍大于郊区及农村。

5.地区差异 以秦岭淮河为界,出生时我国北方绝大多数足月儿及过期产儿,在体重、身长、顶臀长、胸围、上臂围指标中,其均值大于南方。但头围出生时大多数胎龄组是南方大于北方。我国地域辽阔,上述出生时的差异,示在宫内已经形成。故与遗传及环境因素的影响均有关系。

6.不同时期的差异 国内外不少学者对人类体格发育总趋势的研究中发现,随着时间的推移,环境条件(包括社会环境、经济条件、生活水平、营养及健康水平等)的改善,生长发育有逐渐加速的现象。过去一般学者认为,在正常生活条件下,约每隔 10 年儿童平均身高就增加 1 厘米,这几成自然规律。近年来的统计,不少地区已超过了这个尺度。据 Salzler 调查前东德初生儿的身长,1948 年平均男为 50 厘米,女为 49 厘米;而 10 年后男为 52.4 厘米(增长 2.4 厘米),女为 51.6 厘米(增长 2.6 厘米)。据湖南长沙市 1955 年的调查,足月新生儿的身长比 20 年前略有增长。从 15 城市的调查可知,我国早产儿与足月儿体重、身长的平均分界值,已分别由 2500 克以下及不足 47 厘米上升到 2700 克及 47.5 厘米以上,这也反映了生长发育加速的趋势。这种加速趋势,当然不可能永久持续下去,必然会有一个极限。由于遗传及环境因素的影响,各国开始出现长期加速趋势的时间及达到发育极限的时间各不相同。对于我国的胎儿及新生儿来说,今后不同时期在发育上的差异,将有待我们继续观察研究,并作出记录。

7.其他差异 影响新生儿体格发育的因素,除上述各项差异外,还与遗传因素(如种族、家族中父母体型等)及环境因素中的营养、疾病、气候、季节、居住区海拔高度、社会经济文化和生活环境等有关。这些复杂因素相互作用不同,必然造成新生儿生长发育上的差异。

三、新生儿病史和体格检查

病史和体格检查是诊断疾病的重要资料,必须正确对待。对所得资料要加以分析,去伪存真,由此及彼,由表及里,加以整理和补充,辅以实验室检查,可得正确诊断。新生儿体格检查(下称体检)的项目虽与儿科相仿,但也有不少特点。新生儿病情常比较严重,变化快,入院时可先问简略病史和作必要的体检，及时进行治疗，紧急处理妥善后再详细询问病史和作全面体检，以免延误治疗。

(一)新生儿病史特点

新生儿病史通常由其父母或其他亲属提供，要耐心听取，然后根据需要提示和提问，不可完全以提问方式采取病史。在产院或医院中出生的新生儿家属对孕妇产前检查史、分娩史和婴儿生后数天的病史不够清楚，新生儿病室可备一询问病情简信向出生单位了解情况，提出的问题要简明，容易回答。新生儿由于各组织器官尚未成熟，症状容易泛化，不够典型，家属提供的病史虽极重要，但还需靠医务人员的仔细分析观察，加以补充。

(二)病史的各项内容

1.一般记录

(1)姓名，不少新生儿尚未取名，要加注母亲姓名，以免发生错误。

(2)性别，外观不易区别，应检查外阴加以证实。

(3)年龄，可记录日龄或周龄，务求准确，有助于判断与体重的关系，有利于计算奶量和药物剂量。

(4)出生年、月、日，更可供年龄的对照。

(5)出生地点，在产院或医院中出生者需写出单位名称。

(6)种族和籍贯，有些疾病与种族或地区有关。

(7)家庭住址及电话号，以便病情发生变化时及时通知家属。

(8)住院号在病史页的上方，切勿遗漏，以便病史页失散时归入病历。

2.主诉 是家属带病儿就诊的主要原因及经过时间，以 1~2 句文字简明表达。

3.现病史 是病史的主要部分，要确切描述各症状的起病、轻重和发展过程。新生儿的病史比较短。症状不够典型，相同的疾病症状可以多样化，不同的疾病又可有相似的症状，询问症状时要较全面。常出现的症状：

(1)哭声的改变，有病时少哭或哭声低弱，有时不哭，终日沉睡，中枢神经系统有病时哭声可以短促，呈高音调尖叫。

(2)吃奶的改变，不肯吃奶，有时吐奶。

(3)体温的改变，较大新生儿患感染性疾病时可以发热，高低不一，但早期新生儿或低出生体重儿患病时体温常不升，皮肤发凉，以上三种症状简称“三不”症，即不哭、不吃和不升。

(4)皮肤颜色改变：最常见的是黄疸，新生儿黄疸有生理性和病理性之分。由于新生儿胆红素代谢的特点，50%~60%的足月新生儿和>80%的早产儿生后 2~3 天出现黄疸，4~5 天达高峰；一般情况良好，足月儿 2 周内消退，早产儿可延长到 3~4 周。黄疸深、时间长属病理性黄疸。既往提出的新生儿生理性黄疸的血清胆红素上限是：足月儿<205.2 微摩尔/天(<12 毫克/天)，早产儿<257 微摩尔/天(<15 毫克/天)。目前，部分学者对较小的早产儿的胆红素标准存在争议。

(5)惊厥：可表现为两眼凝视，眼角和口角抽动或手指足趾抽动，严重者四肢抽动，早期新生儿和早产儿可表现为呼吸暂停。

(6)各系统症状：如呼吸系统和心血管系统疾病时的呼吸困难；消化系统疾病时的腹泻、

便血等。但由于新生儿症状容易泛化，一个系统的疾病可涉及其他系统，也常出现全身症状，因此病史既要有重点，又要全面。

4.个人史

(1)出生史：包括胎次和产次、出生体重、出生时胎龄、出生时1分钟和5分钟Apgar评分，如有窒息史询问急救方法，围产儿可将这段病史写在现病史中。

(2)喂养史：何时开始喂糖水，何时开奶，询问乳品的品种及量。

(3)曾患过的疾病史。

(4)预防接种史：主要是卡介苗和乙肝疫苗接种的日期，以便检查。

(5)母亲的妊娠和分娩史：孕母在妊娠期中的营养、健康、工作和疾病史。孕母疾病中早期以感冒、风疹和疱疹等病，后期以妊娠高血压综合征、高血压和肝炎等病史为重点。

5.家族史 父母的年龄、健康和工作(有害物质的接触)，是否近亲结婚，双方家庭有无遗传疾病，兄姐的健康情况，如有死亡不论宫内或生后都要问明死因，也需询问父母的文化程度、居住条件、经济情况及对新生儿的护理知识等，但要解释这些情况与疾病的关系，以免引起误会。

(三)新生儿体格检查特点

检查前，医务人员需先洗手，必要时戴口罩，检查室内温度，应保持在25~30摄氏度。使用的工具要小巧，先温暖后使用，检查时动作要轻软，速度要快，不可将婴儿暴露过久。 总之，检查者要注意消毒，尽可能减少对婴儿的不良刺激。

(四)检查项目

1.一般检查 注意新生儿的发育、反应、神志和仰卧时的姿态，注意皮肤颜色，有无黄疸及黄疸的深浅度，皮肤有无瘀点、瘀斑和深部脓肿，特别注意骶尾部、背部有无皮下坏疽，颈部、腋下和腹股沟处有无褶烂，检查髋部是否有先天性髋关节脱臼。

2.测量

(1)需测量：体重、身长、头围、胸围和腹围，测量工具要规范化，测量时间以早晨沐浴后为妥。

(2)体重：每天或每3天测1次，至少每月2次，以电子称或杠杆称较准确。

(3)体温：1日测2~4次，必要时增加测量次数。最好同时测腹部体表和肛内温度，正常体温皮肤36.5~37摄氏度，肛温37~37.8摄氏度。

(4)测血压：可用监听或超声波多普勒(Doppler)血压表，简易测血压的方法是潮红法，将普通血压计袖带松松绑在手腕上部，紧捏袖带下部的手，使血流向袖带上部，使手发白，然后迅速打气到10.64千帕(80毫米汞柱)以上，徐徐放气，同时注意血压表上的数字，当新生儿手开始转红时的血压即为收缩压近似值。此法不能测舒张压，用此法也可测下肢血压。

(5)呼吸和脉搏：在新生儿安静入睡时，正常新生儿呼吸30~45次/分钟，脉搏110~140次/分钟，呼吸脉搏之比为1:3。数脉搏时注意节律是否整齐。

3.头面部和颈部 观察头颅大小和形状，有无血肿和颅骨缺损，检查囟门大小和紧张度，头颅骨缝是否重叠还是分开。眼有无结膜炎或脓性分泌物，有无斜视，巩膜是否有黄疸，耳有无溢脓，鼻有无鼻翼煽动，有无血性分泌物，口腔是否张口呼吸，黏膜有无鹅口疮，有无兔唇和腭裂，注意舌大小，是否伸出口腔外或退缩在口腔后部，下颌骨是否太小。颈部有无斜颈。上呼吸道感染时需检查颈淋巴结是否肿大和有无压痛。

4.胸部 检查胸廓有无畸形，呼吸时两侧肋下缘和胸骨上下软组织是否下凹，新生儿胸壁薄，呼吸音较响，叩诊要轻，胸腔积液时呼吸音降低可能不很明显，但叩诊已呈浊音。心界大小有时不易叩得，可用中指尖直接叩心界，心脏第一音和第二音几乎相等：杂音在呼气时较清楚，注意杂音的传导，向颈部或向背部。

5.腹部 注意脐部有无脐膨出，脐残留端是否脱落，有无红肿和渗液，脐上、下部有无脐尿管或有无卵黄管残留端的开口处。注意腹部大小，有无胃蠕动波和肠型。检查肝脾大小，新生儿因腹壁薄，浅压比深压更容易触及肝脾边缘，肝在肋下 2 厘米，脾在肋下刚扣及为正常体征。注意是否存在其他肿块。

6.脊柱和四肢 检查是否有脊柱裂，注意四肢的位置和肌张力。

7.肛门及外生殖器 检查肛门有无肛门闭锁、尿道下裂、外生殖有无假两性畸形，男婴有无隐睾，包皮是否过紧，有无腹股沟疝等。

第六节 预防接种服务

一、接种原则

（一）一般原则

1.起始免疫年（月）龄 免疫程序表所列各疫苗剂次的接种时间，是指可以接种该剂次疫苗的最小接种年（月）龄。

2.儿童年（月）龄达到相应疫苗的起始接种年（月）龄时，应尽早接种，建议在下述推荐的年龄之前完成国家免疫规划疫苗相应剂次的接种：

（1）乙肝疫苗第 1 剂：出生后 24 小时内完成。

（2）卡介苗：<3 月龄完成。

（3）乙肝疫苗第 3 剂、脊灰疫苗第 3 剂、百白破疫苗第 3 剂、麻风疫苗、乙脑减毒活疫苗第 1 剂或乙脑灭活疫苗第 2 剂：<12 月龄完成。

（4）A 群流脑多糖疫苗第 2 剂：<18 月龄完成。

（5）麻腮风疫苗、甲肝减毒活疫苗或甲肝灭活疫苗第 1 剂、百白破疫苗第 4 剂：<24 月龄完成。

（6）乙脑减毒活疫苗第 2 剂或乙脑灭活疫苗第 3 剂、甲肝灭活疫苗第 2 剂：<3 周岁完成。

（7）A 群 C 群流脑多糖疫苗第 1 剂：<4 周岁完成。

（8）脊灰疫苗第 4 剂：<5 周岁完成。

（9）白破疫苗、A 群 C 群流脑多糖疫苗第 2 剂、乙脑灭活疫苗第 4 剂：<7 周岁完成。

如果儿童未按照上述推荐的年龄及时完成接种，应根据下述疫苗补种通用原则和每种疫苗的具体补种要求尽早进行补种。

3.国家免疫规划疫苗补种通用原则 未按照推荐年龄完成国家免疫规划规定剂次接种的 14 岁以下的儿童，应尽早进行补种，在补种时掌握以下原则：

(1)对未曾接种某种国家免疫规划疫苗的儿童,根据儿童当时的年龄,按照该疫苗的免疫程序,以及下文对该种疫苗的具体补种原则中规定的疫苗种类、接种间隔和剂次进行补种。

(2)未完成国家免疫规划规定剂次的儿童,只需补种未完成的剂次,无需重新开始全程接种。

(3)应优先保证儿童及时完成国家免疫规划疫苗的全程接种,当遇到无法使用同一厂家疫苗完成全程接种情况时,可使用不同厂家的同品种疫苗完成后续接种(含补种)。疫苗使用说明书中有特别说明的情况除外。

(4)针对每种疫苗的具体补种建议以及2007年国家扩大免疫规划(以下简称扩免)后新增疫苗的补种原则,详见下列具体疫苗的补种原则部分。

4.国家免疫规划疫苗同时接种原则

(1)不同疫苗同时接种:现阶段的国家免疫规划疫苗均可按照免疫程序或补种原则同时接种,两种及以上注射类疫苗应在不同部位接种。严禁将两种或多种疫苗混合吸入同一支注射器内接种。

(2)不同疫苗接种间隔:两种及以上国家免疫规划使用的注射类减毒活疫苗,如果未同时接种,应间隔≥28天进行接种。国家免疫规划使用的灭活疫苗和口服脊灰减毒活疫苗,如果与其他种类国家免疫规划疫苗(包括减毒和灭活)未同时接种,对接种间隔不做限制。

(3)如果第一类疫苗和第二类疫苗接种时间发生冲突时,应优先保证第一类疫苗的接种。

5.流行季节疫苗接种建议 国家免疫规划使用的疫苗都可以按照免疫程序和预防接种方案的要求,全年(包括流行季节)开展常规接种,或根据需要开展补充免疫和应急接种。

6.人类免疫缺陷病毒(HIV)感染母亲所生儿童接种疫苗建议对于HIV感染母亲所生儿童的HIV感染状况分3种:

(1)HIV感染儿童。

(2)HIV感染状况不详儿童。

(3)HIV未感染儿童。

由医疗机构出具儿童是否为HIV感染、是否出现症状、或是否有免疫抑制的诊断。HIV感染母亲所生<18月龄婴儿在接种前不必进行HIV抗体筛查,按HIV感染状况不详儿童进行接种。

对不同HIV感染状况儿童接种国家免疫规划疫苗的建议(见表3-6)。

7.除HIV感染者外的其他免疫缺陷、免疫功能低下或正在接受免疫抑制治疗者,不予接种减毒活疫苗。

(二)接种禁忌

1.一般禁忌证 预防接种的一般禁忌证是指适用于各种疫苗接种的禁忌证,包括某些生理状态和病理状态。

1)生理状态

(1)妊娠期妇女:妊娠期妇女不能接种活疫苗,如甲肝减毒活疫苗,麻疹、风疹、水痘、腮腺炎等疫苗。

(2)某种传染病流行时或流行季节:如百日咳疫苗的接种可诱发乙型脑炎,故乙型脑炎流行

表 3-6 HIV 感染母亲所生儿童接种国家免疫规划疫苗建议

疫苗	HIV 感染儿童		HIV 感染状况不详儿童		HIV 未感染儿童
	有症状或有免疫抑制	无症状和无免疫抑制	有症状或有免疫抑制	无症状	
乙肝疫苗	√	√	√	√	√
卡介苗	×	×	暂缓接种	暂缓接种	√
脊灰灭活疫苗	√	√	√	√	√
脊灰减毒活疫苗	×	×	×	×	√
百白破疫苗	√	√	√	√	√
白破疫苗	√	√	√	√	√
麻风疫苗	×	√	×	√	√
麻腮风疫苗	×	√	×	√	√
乙脑灭活疫苗	√	√	√	√	√
乙脑减毒活疫苗	×	×	×	×	√
A 群流脑多糖疫苗	√	√	√	√	√
A 群 C 群流脑多糖疫苗	√	√	√	√	√
甲肝减毒活疫苗	×	×	×	×	√
甲肝灭活疫苗	√	√	√	√	√

注:暂缓接种:当确认儿童 HIV 抗体阴性后再补种,确认 HIV 抗体阳性儿童不予接种;“√”表示“无特殊禁忌”,“×”表示“禁止接种”。

(1)HIV 感染母亲所生儿童在出生后暂缓接种卡介苗,当确认儿童未感染 HIV 后再予以补种;当确认儿童 HIV 感染,不予接种卡介苗。

(2)HIV 感染母亲所生儿童如经医疗机构诊断出现艾滋病相关症状或免疫抑制症状,不予接种含麻疹成分疫苗;如无艾滋病相关症状,可接种含麻疹成分疫苗。

(3)HIV 感染母亲所生儿童可按照免疫程序接种乙肝疫苗、百白破疫苗、A 群流脑多糖疫苗、A 群 C 群流脑多糖疫苗和白破疫苗等。

(4)HIV 感染母亲所生儿童除非已明确未感染 HIV,否则不予接种乙脑减毒活疫苗、甲肝减毒活疫苗、脊灰减毒活疫苗,可按照免疫程序接种乙脑灭活疫苗、甲肝灭活疫苗、脊灰灭活疫苗。

(5)非 HIV 感染母亲所生儿童,接种疫苗前无需常规开展 HIV 筛查。如果有其他暴露风险,确诊为 HIV 感染的,后续疫苗接种按照表 3-6 中 HIV 感染儿童的接种建议。

季节不宜进行百日咳疫苗的接种。另外,许多疫苗在妇女的月经期也不宜接种,如伤寒疫苗。

(3)最近曾进行被动免疫者:最近 4 周曾注射过丙种球蛋白、免疫球蛋白或其他被动免疫制剂者,为防止被动抗体的干扰,应推迟活疫苗的接种。近期用甾体类激素、细胞毒性药物、特异性免疫抑制剂等的人,应推迟疫苗接种。

(4)有既往病史者:患过某种传染病,可获得较长期的病后免疫,在近期内可不予接种相应的疫苗。

2)病理状态。

(1)发热:除一般的呼吸道感染外,发热很可能是某些传染病的先兆。接种疫苗后可以加剧发热性疾病,且有可能错把发热性疾病的临床表现当作疫苗反应而妨碍以后的接种。因此,正在发热,特别是高热的人,应暂缓接种疫苗。

(2)急性传染病的潜伏期、前驱期、发病期及恢复期(一般指病后 1 个月内):除可以进行应急接种的疫苗外,其他传染病在潜伏期、前驱期接种疫苗可能诱发、加重原有病情,在发病期接种亦可能会加重病情。在传染病流行时，密切接触传染病病人者，也不宜马上接种疫苗。

(3)过敏性体质：有过敏性体质的人接种疫苗，常可能引起过敏性反应。对有过敏性皮炎、支气管哮喘、荨麻疹、血小板减少性紫癜、食物过敏史者，在接种疫苗前应详细了解过敏原，属于含有该过敏原的疫苗不应予以接种，不含该过敏原的疫苗可予以接种。

(4)重症慢性病患者：如活动性肺结核、心脏代偿功能不全、急慢性肝肾脏病变、糖尿病、高血压、肝硬化、血液系统疾患、活动性风湿病、严重化脓性皮肤病等病人，在接种局部有严重皮炎、牛皮癣、湿疹的病人，接种疫苗后可能加重原有病情或使反应加重，应暂缓接种；对于患有上述疾病，目前病情已长期稳定，甚至成为"既往史"的人，可以接种反应较小的疫苗，如麻疹疫苗、脊髓灰质炎疫苗等。

(5)神经系统疾病和精神病：对脑或神经发育不正常或患有癫痫、癔症、脑炎后遗症、抽搐等疾患或有既往史者，接种疫苗时应慎重，尤其是接种乙脑疫苗、百白破联合疫苗和流脑多糖疫苗时，更应慎重。

(6)严重营养不良：尤其是1岁以下的婴儿严重营养不良、严重先天畸形、严重佝偻病、消化功能紊乱及障碍者。

2.特殊禁忌证 特殊禁忌证是指对某种疫苗所特有的禁忌，并不是对所有的疫苗都不能接种。不同疫苗的特殊禁忌也有不同，如怀孕初期不能接种风疹疫苗、水痘疫苗、腮腺炎疫苗等；有神经系统疾病史(包括脑炎、癫痫、脊髓灰质炎等疾病和症状)的人，或在流行性脑炎和脊髓灰质炎流行期间，不宜接种百白破联合疫苗；近1周内腹泻4次以上者，不宜服用脊髓灰质炎活疫苗；患有湿疹等严重皮肤病的人，不宜接种卡介苗；有免疫功能低下或缺陷的人，如吞噬细胞功能缺陷病、抗体缺陷病、补充缺陷病、联合免疫缺陷病等不能接种活疫苗。

二、每种疫苗的使用说明

1.重组乙型肝炎疫苗(乙肝疫苗，HepB)

1)免疫程序与接种方法

(1)接种对象及剂次：共接种3剂次，其中第1剂在新生儿出生后24小时内接种，第2剂在1月龄时接种，第3剂在6月龄时接种。

(2)接种部位和接种途径：上臂外侧三角肌或大腿前外侧中部，肌肉注射。

(3)接种剂量：①重组(酵母)HepB每剂次10微克，不论产妇HBsAg阳性或阴性，新生儿均接种10微克的HepB；②重组(CHO细胞)HepB每剂次10微克或20微克，HBsAg阴性产妇的新生儿接种10微克的HepB，HBsAg阳性产妇的新生儿接种20微克的HepB。

2)其他事项

(1)在医院分娩的新生儿由出生的医疗机构接种第1剂乙肝疫苗，由辖区预防接种单位完成后续剂次接种。未在医疗机构出生儿童由辖区预防接种单位全程接种乙肝疫苗。

(2)HBsAg阳性或不详母亲所生新生儿应在出生后24小时内尽早接种第1剂乙肝疫苗；HBsAg阳性或不详母亲所生早产儿、低体重儿也应在出生后24小时内尽早接种第1剂乙肝疫苗，但在该早产儿或低体重儿满1月龄后，再按0、1、6月程序完成3剂次乙肝疫苗免疫。

(3)HBsAg阴性的母亲所生新生儿也应在出生后24小时内接种第1剂乙肝疫苗，最迟应在出院前完成。

(4)危重症新生儿,如极低出生体重儿、严重出生缺陷、重度窒息、呼吸窘迫综合征等,应在生命体征平稳后尽早接种第 1 剂乙肝疫苗。

(5)HBsAg 阳性母亲所生新生儿,可按医嘱在出生后接种第 1 剂乙肝疫苗的同时,在不同(肢体)部位肌肉注射 100 国际单位乙肝免疫球蛋白(HBIG)。

(6) 建议对 HBsAg 阳性母亲所生儿童接种第 3 剂乙肝疫苗 1~2 个月后进行 HBsAg 和抗-HBs 检测。若发现 HBsAg 阴性、抗-HBs<10mIU/ml,可按照 0、1、6 月免疫程序再接种 3 剂乙肝疫苗。

3)补种原则

(1)若出生 24 小时内未及时接种,应尽早接种。

(2)对于未完成全程免疫程序者,需尽早补种,补齐未接种剂次即可。

(3)第 1 剂与第 2 剂间隔应≥28 天,第 2 剂与第 3 剂间隔应≥60 天。

2.皮内注射用卡介苗(卡介苗,BCG)

1)免疫程序与接种方法

(1)接种对象及剂次:出生时接种 1 剂。

(2)接种部位和接种途径:上臂外侧三角肌中部略下处,皮内注射。

(3)接种剂量:0.1 毫升。

2)其他事项:严禁皮下或肌肉注射。

3)补种原则

(1)未接种卡介苗的<3 月龄儿童可直接补种。

(2)3 月龄~3 岁儿童对结核菌素纯蛋白衍生物(TB-PPD)或卡介菌蛋白衍生物(BCG-PPD)试验阴性者,应予补种。

(3)≥4 岁儿童不予补种。

(4)已接种卡介苗的儿童,即使卡痕未形成也不再予以补种。

3.脊髓灰质炎(脊灰)减毒活疫苗(脊灰减毒活疫苗,OPV)、脊灰灭活疫苗(IPV)

1)免疫程序与接种方法

(1)接种对象及剂次:共接种 4 剂次,其中 2 月龄接种 1 剂灭活脊灰疫苗(IPV),3 月龄、4 月龄、4 周岁各接种 1 剂脊灰减毒活疫苗(OPV)。

(2)接种部位和接种途径

IPV:上臂外侧三角肌或大腿前外侧中部,肌肉注射。

OPV:口服接种。

3)接种剂量:

IPV:0.5 毫升。

OPV:糖丸剂型每次 1 粒;液体剂型每次 2 滴,约 0.1 毫升。

(2)其他事项

(1)2016 年 5 月 1 日之前使用三价 OPV(tOPV),2016 年 5 月 1 日开始使用二价 OPV(bOPV),该日期之后,不得使用 tOPV。

(2)以下人群建议按照说明书全程使用 IPV:原发性免疫缺陷、胸腺疾病、有症状的 HIV 感染或 CD4T 细胞计数低、正在接受化疗的恶性肿瘤、近期接受造血干细胞移植、正在使用具有免疫抑制或免疫调节作用的药物(例如大剂量全身皮质类固醇激素、烷化剂、抗代谢药物、TNF-α 抑制剂、IL-1 阻滞剂或其他免疫细胞靶向单克隆抗体治疗)、目前或近期曾接受免疫细胞靶向放射治疗。

(3)如果儿童已按疫苗说明书接种过 IPV 或含脊灰疫苗成分的联合疫苗,可视为完成相应剂次的脊灰疫苗接种。

3)补种原则

(1)对于脊灰疫苗迟种、漏种儿童,补种相应剂次即可,无需重新开始全程接种。<4 岁儿童未达到 3 剂(含补充免疫等),应补种完成 3 剂;≥4 岁儿童未达到 4 剂(含补充免疫等),应补种完成 4 剂。补种时两剂次脊灰疫苗之间间隔≥28 天。

(2)IPV 疫苗纳入国家免疫规划以后,无论在补充免疫、查漏补种或者常规免疫中发现脊灰疫苗为 0 剂次的目标儿童,首剂接种 IPV。

(3)2016 年 5 月 1 日后,对于仅有 bOPV 接种史(无 IPV 或 tOPV 接种史)的儿童,补种 1 剂 IPV。

(4)既往已有 tOPV 免疫史(无论剂次数)而无 IPV 免疫史的迟种、漏种儿童,用现行免疫规划用 OPV 补种即可,不再补种 IPV。

4.吸附无细胞百白破联合疫苗(百白破疫苗,DTaP)

1)免疫程序与接种方法

(1)接种对象及剂次:共接种 4 剂次,分别于 3 月龄、4 月龄、5 月龄、18 月龄各接种 1 剂。

(2)接种部位和接种途径:上臂外侧三角肌或臀部,肌肉注射。

(3)接种剂量:0.5 毫升。

2)其他事项:如儿童已按疫苗说明书接种含百白破疫苗成分的其他联合疫苗,可视为完成相应剂次的 DTaP 接种。

3)补种原则

(1)3 月龄~5 岁未完成 DTaP 规定剂次的儿童,需补种未完成的剂次,前 3 剂每剂间隔≥28 天,第 4 剂与第 3 剂间隔≥6 个月。

(2)≥6 岁接种 DTaP 和白破疫苗累计<3 剂的儿童,用白破疫苗补齐 3 剂;第 2 剂与第 1 剂间隔 1~2 月,第 3 剂与第 2 剂间隔 6~12 个月。

(3)根据补种时的年龄选择疫苗种类,3 月龄~5 岁使用 DTaP,6~11 岁使用吸附白喉破伤风联合疫苗(儿童用),≥12 岁使用吸附白喉破伤风联合疫苗(成人及青少年用)。

5.吸附白喉破伤风联合疫苗(白破疫苗,DT)

1)免疫程序与接种方法

(1)接种对象及剂次:6 周岁时接种 1 剂。

(2)接种部位和接种途径:上臂外侧三角肌,肌肉注射。

(3)接种剂量:0.5 毫升。

2)其他事项:6~11 岁使用吸附白喉破伤风联合疫苗(儿童用),≥12 岁使用吸附白喉破伤风联合疫苗(成人及青少年用)。

3)补种原则

(1)>6 岁未接种白破疫苗的儿童,补种 1 剂。

(2)其他参照无细胞百白破疫苗的补种原则。

6.麻疹风疹联合减毒活疫苗(麻风疫苗,MR)

1)免疫程序与接种方法

(1)接种对象及剂次:8 月龄接种 1 剂。

(2)接种部位和接种途径:上臂外侧三角肌下缘,皮下注射。

(3)接种剂量:0.5 毫升。

2)其他事项

(1)满 8 月龄儿童应尽早接种 MR。

(2)如果接种时选择用 MMR,可视为完成 MR 接种。

(3)MR 可与其他的国家免疫规划疫苗按照免疫程序或补种原则同时、不同部位接种。

(4)如需接种多种疫苗但无法同时完成接种时,则优先接种 MR 疫苗,若未能与其他注射类减毒活疫苗同时接种,则需间隔≥28 天。

(5)注射免疫球蛋白者应间隔≥3 个月接种 MR,接种 MR 后 2 周内避免使用免疫球蛋白。

(6)当针对麻疹疫情开展应急接种时,可根据疫情流行病学特征考虑对疫情波及范围内的 6~7 月龄儿童接种 1 剂 MR,但不计入常规免疫剂次。

3)补种原则

(1)扩免前出生的≤14 岁儿童,如果未完成 2 剂含麻疹成分疫苗接种,使用 MR 或 MMR 补齐。

(2)扩免后出生的≤14 岁适龄儿童,应至少接种 2 剂含麻疹成分疫苗、1 剂含风疹成分疫苗和 1 剂含腮腺炎成分疫苗,对未完成上述接种剂次者,使用 MR 或 MMR 补齐。

7.麻疹腮腺炎风疹联合减毒活疫苗(麻腮风疫苗,MMR)

1)免疫程序与接种方法

(1)接种对象及剂次:18 月龄接种 1 剂。

(2)接种部位和接种途径:上臂外侧三角肌下缘,皮下注射。

(3)接种剂量:0.5 毫升。

2)其他事项

(1)满 18 月龄儿童应尽早接种 MMR 疫苗。

(2)MMR 疫苗可与其他的国家免疫规划疫苗同时、不同部位接种,特别是免疫月龄有交叉的甲肝疫苗、百白破疫苗等。

(3)如需接种多种疫苗但无法同时完成接种时,则优先接种 MMR 疫苗,若未能与其他注射类减毒活疫苗同时接种,则需间隔≥28 天。

(4)注射免疫球蛋白者应间隔≥3 个月接种 MMR,接种 MMR 后 2 周内避免使用免疫球蛋白。

3)补种原则

(1)参照 MR 的补种原则。

(2)如果需补种两剂次含麻疹成分疫苗,接种间隔≥28 天。

8.乙型脑炎减毒活疫苗(乙脑减毒活疫苗,JE-L)

1)免疫程序与接种方法

(1)接种对象及剂次:共接种 2 剂次。8 月龄、2 周岁各接种 1 剂。

(2)接种部位和接种途径:上臂外侧三角肌下缘,皮下注射。

(3)接种剂量:0.5 毫升。

2)其他事项

(1)青海、新疆和西藏地区无免疫史的居民迁居其他省份或在乙脑流行季节前往其他省份旅行时,建议接种 1 剂乙脑减毒活疫苗。

(2)注射免疫球蛋白者应间隔≥3 个月接种 JE-L。

(3)补种原则:扩免后出生的≤14 岁适龄儿童,未接种乙脑疫苗者,如果使用乙脑减毒疫苗进行补种,应补齐 2 剂,接种间隔≥12 个月。

9.A 群脑膜炎球菌多糖疫苗 (A 群流脑多糖疫苗,MPSV-A)、A 群 C 群脑膜炎球菌多糖疫苗(A 群 C 群流脑多糖疫苗,MPSV-AC)

1)免疫程序与接种方法

(1)接种对象及剂次:A 群流脑多糖疫苗接种 2 剂次,分别于 6 月龄、9 月龄各接种 1 剂。A 群 C 群流脑多糖疫苗接种 2 剂次,分别于 3 周岁、6 周岁各接种 1 剂。

(2)接种部位和接种途径:上臂外侧三角肌下缘,皮下注射。

(3)接种剂量:0.5 毫升。

2)其他事项

(1)A 群流脑多糖疫苗两剂次间隔≥3 个月。

(2)A 群 C 群流脑多糖疫苗第 1 剂与 A 群流脑多糖疫苗第 2 剂,间隔≥12 个月。

(3)A 群 C 群流脑多糖疫苗两剂次间隔≥3 年。3 年内避免重复接种。

(4)当针对流脑疫情开展应急接种时,应根据引起疫情的菌群和流行病学特征,选择相应种类流脑疫苗。

(5)对于≤18 月龄儿童,如已按流脑结合疫苗说明书接种了规定的剂次,可视为完成流脑疫苗基础免疫;加强免疫应在 3 岁和 6 岁时各接种 1 剂流脑多糖疫苗。

3)补种原则:扩免后出生的≤14 岁适龄儿童,未接种流脑疫苗或未完成规定剂次的,根据补种时的年龄选择流脑疫苗的种类

(1)<24 月龄儿童补齐 A 群流脑多糖疫苗剂次。

(2)≥24 月龄儿童补齐 A 群 C 群流脑多糖疫苗剂次,不再补种 A 群流脑多糖疫苗。

(3)补种剂次间隔参照本疫苗其他事项要求执行。

10.甲型肝炎减毒活疫苗(甲肝减毒活疫苗,HepA-L)

1)免疫程序与接种方法

(1)接种对象及剂次:18 月龄接种 1 剂。

(2)接种部位和接种途径:上臂外侧三角肌下缘,皮下注射。

(3)接种剂量:0.5 毫升或 1.0 毫升,按照疫苗说明书使用。

2)其他事项

(1)甲肝减毒活疫苗不推荐加强免疫。

(2)注射免疫球蛋白者应间隔≥3 个月接种 HepA-L。

3)补种原则:扩免后出生的≤14 岁适龄儿童,未接种甲肝疫苗者,如果使用甲肝减毒活疫苗进行补种,补种 1 剂。

11.乙型脑炎灭活疫苗(乙脑灭活疫苗,JE-I)

1)免疫程序与接种方法

(1)接种对象及剂次:共接种 4 剂次。8 月龄接种 2 剂,间隔 7~10 天;2 周岁和 6 周岁各接种 1 剂。

(2)接种部位和接种途径:上臂外侧三角肌下缘,皮下注射。

(3)接种剂量:0.5 毫升。

2)其他事项:无

3)补种原则:扩免后出生的≤14 岁适龄儿童,未接种乙脑疫苗者,如果使用乙脑灭活疫苗进行补种,应补齐 4 剂,第 1 剂与第 2 剂接种间隔为 7~10 天,第 2 剂与第 3 剂接种间隔为 1~12 个月,第 3 剂与第 4 剂接种间隔≥3 年。

12.甲型肝炎灭活疫苗(甲肝灭活疫苗,HepA-I)

1)免疫程序与接种方法

(1)接种对象及剂次:共接种 2 剂次,18 月龄和 24 月龄各接种 1 剂。

(2)接种部位和接种途径:上臂外侧三角肌,肌肉注射。

(3)接种剂量:0.5 毫升。

2)其他事项:如果接种 2 剂次及以上含甲肝灭活疫苗成分的联合疫苗,可视为完成甲肝灭活疫苗免疫程序。

3)补种原则

(1)扩免后出生的≤14 岁适龄儿童,未接种甲肝疫苗者,如果使用甲肝灭活疫苗进行补种,应补齐 2 剂,接种间隔≥6 个月。

(2)如已接种过 1 剂次甲肝灭活疫苗,但无条件接种第 2 剂甲肝灭活疫苗时,可接种 1 剂甲肝减毒活疫苗完成补种。

第七节　中国高血压基层管理指南解读

高血压是最常见的慢性病,是重要的心脑血管疾病危险因素,长期高血压可损伤重要脏器,如心、脑、肾的结构和功能,最终导致这些器官的功能衰竭。目前,我国高血压的患病率呈逐年升高趋势,高血压是我国人群脑卒中和冠心病发病及死亡的主要危险因素,所以,控制高血压可显著降低心脑血管病的发病及死亡风险。

自新医改政策实行以来，国家愈加重视高血压的基层管理，为了适应新医改的需求，2009年，在原卫生部疾病预防控制局的主导下，国家心血管病中心和高血压联盟组织有关临床、预防、社区防治专家共同编制了《中国高血压防治指南(2009年基层版)》，随后，为了适应高血压基层管理的新需求，在国家卫生和计划生育委员会疾病预防控制局及基层卫生司的支持下，国家心血管病中心和中国高血压联盟于2013年10月又启动了对《中国高血压防治指南(2009年基层版)》的重新修订，并更名为《中国高血压基层管理指南(2014年修订版)》。

一、定期测量血压

高血压的检出是提高人群高血压知晓率、治疗率和控制率("三率")的首要步骤，而我国目前的高血压防治现状，"三率"仍然较低。大多数高血压病人通常无自觉症状，长期的血压升高未得到控制可使病人发生心、脑、肾等器官损害，导致脑卒中、冠心病等事件，甚至死亡，可以说它是一种"慢性无声的杀手"，所以，提高高血压的检出率至关重要，及时检出高血压，并给予早期的预防和治疗，才能最大程度地保护心、脑、肾等靶器官，降低心脑血管事件的发生率。

1.血压的测量 血压值是诊断与评估治疗水平、预后的主要依据，推广规范化的血压测量极其重要。根据《中国高血压基层管理指南(2014年修订版)》推荐，建议有条件者使用经国际标准认证合格的上臂式自动(电子)血压计，以减少因汞(水银)可能对环境造成的污染，但无条件者近期仍可使用台式水银血压计。

2.高血压的检出 高血压的检出主要通过对广大人群进行血压测量而发现，新版《中国高血压基层管理指南(2014年修订版)》中提出了根据不同类别的人群而确定的筛查时间与次数。

对于普通人群高血压的筛查：建议健康成年人每2年至少测量1次血压，最好每年测量1次，并充分利用各种机会测量血压，如单位组织体检、定期到血压测量站测量血压、利用公共场所放置的公益性血压计测量血压等。而且建议各级医疗机构对年龄≥35岁的病人实行首诊血压测量制度。

对高血压易患人群的筛查：包括年龄≥55岁，超重[体质量指数(BMI)24.0~27.9千克/平方米]、肥胖(BMI≥28千克/平方米)及腹型肥胖(男性腰围≥90厘米，女性腰围≥85厘米)人群，血压处在高值水平[收缩压130~139毫米汞柱和(或)舒张压85~89毫米汞柱]的人群，长期高盐饮食者，长期吸烟者，长期过量饮酒[白酒≥100毫升(2两/d)]者，以及有高血压家族史者，要求每半年测量1次血压，并建议这类人群进行家庭血压自测及利用各种机会测量血压。

二、综合评估

对高血压病人综合评估，根据其心血管总危险度决定治疗时机和措施。

1.高血压的诊断 新版《中国高血压基层管理指南(2014年修订版)》中对高血压的诊断标准指在未使用抗高血压药物的情况下，非同日3次测量血压，收缩压≥140毫米汞柱和(或)舒张压≥90毫米汞柱，可诊断为高血压。病人既往有高血压病史，现在正在服用抗高血压药物，即使血压值<140/90毫米汞柱，仍诊断为高血压。

初次测量血压升高者，如为重度血压升高[收缩压≥180毫米汞柱和(或)舒张压≥110毫米汞柱]，在安静休息后，并排除其他干扰因素，重复测量血压仍为重度升高者，可诊断为高血压；如为轻中度高血压[140 毫米汞柱≤收缩压<180 毫米汞柱和(或)90 毫米汞柱≤舒张压<110 毫米汞柱]者，建议于 1 个月内重复测量血压 2 次，若均达到高血压诊断标准，则诊断为高血压；重复测量血压如未达到高血压诊断标准者，则增加血压的测量次数(每 3~6 个月至少 1 次)；有条件者，可以进行动态血压监测或家庭血压自测。

目前，仍以诊室测得血压作为高血压诊断的主要依据。有条件者应同时采用动态血压或家庭血压来诊断高血压。动态血压白天平均值≥135/85 毫米汞柱，或 24 小时平均值≥130/80 毫米汞柱，可诊断为高血压；家庭血压≥135/85 毫米汞柱可诊断为高血压。

在血压水平分级上，沿用之前版本指南的标准，对>18 岁成年人的血压按不同水平分级(见表 3–7)。

表 3–7　>18 岁成年人的血压按不同水平分级

级别	血压水平(毫米汞柱)
正常血压	收缩压<120 和舒张压<80
正常高值血压	收缩压 120~139 和(或)舒张压 80~89
高血压	收缩压≥140 和(或)舒张压≥90
1 级高血压(轻度)	收缩压 140~159 和(或)舒张压 90~99
2 级高血压(中度)	收缩压 160~179 和(或)舒张压 100~109
3 级高血压(重度)	收缩压≥180 和(或)舒张压≥110
单纯收缩期高血压	收缩压≥140 和舒张压<90

注：如果收缩压与舒张压分属于不同级别时，以其中较高的级别为准；单纯收缩期高血压可按照收缩压的水平分为 1、2、3 级。

2.按影响高血压病人预后的因素进行危险程度分层 影响高血压病人预后的因素包括高血压病人的血压水平、心血管病的危险因素、靶器官损害及并存的临床疾病。

新版《中国高血压基层管理指南(2014 年修订版)》根据高血压病人血压水平、现存的危险因素、靶器官损害、并发的临床疾病进行危险分层，将病人分为低危、中危、高危三层(见表 3–8)。

表 3–8　高血压的危险程度分层

级别	血压水平(毫米汞柱)
分层	血压水平及危险因素
低危	1 级高血压，且无其他危险因素
中危	2 级高血压；1 级高血压并伴 1~2 个危险因素
高危	3 级高血压；1 级或 2 级高血压伴≥3 个危险因素；任何级别高血压伴任何一项靶器官损害(如左心室肥厚、颈动脉内膜增厚或斑块、血肌酐轻度升高、眼底视乳头水肿、眼底出血等)；任何级别高血压并存任何一项临床疾病(心脏病、脑血管病、肾脏病、糖尿病、周围血管病、视网膜病变等)

除了上述标准外，还应排除继发性高血压的可能。临床上约 5%~10%的高血压病人为继发性高血压，常见的继发性高血压有：肾实质性疾病、肾血管疾病(如肾动脉狭窄)、原发性醛固酮增多症、皮质醇增多症、嗜铬细胞瘤、大动脉疾病(如主动脉缩窄)、睡眠呼吸暂停综合征及药物引起的高血压等。

下面几种情况应警惕继发性高血压的可能，应及时转至上级医院行进一步检查以明确诊断：①高血压发病年龄较年轻化，通常<30 岁；②中、重度高血压病人；③降压治疗包括多种药物联合治疗效果差，且血压相对不容易控制；④有血尿、蛋白尿或有肾脏疾病史；⑤血压升高伴肢体肌无力或麻痹，常呈周期性发作，或伴不明原因的低血钾；⑥阵发性高血压，发作时伴头痛、心动过速、面色苍白及出汗等；⑦上臂血压升高，而下肢血压不高或降低，双侧上肢血压差值>20 毫米汞柱，股动脉等搏动减弱或不能触及，腹部或大动脉部位听诊有血管杂音；⑧夜间睡眠时打鼾并出现呼吸暂停；⑨长期口服避孕药或其他能使血压升高药物者。

3.对高血压病人的评估 对初次诊断为高血压的病人应通过全面详细地询问病史、系统的体格检查及完善各项相关的辅助检查后，找出影响预后的因素，并对高血压病人是否伴有其他心血管危险因素、靶器官损害及相关临床疾病做出评估。

(1)病史采集：①现病史：病人的年龄、性别，初次发现血压升高的时间，血压最高水平和一般水平，有哪些伴随症状，是否接受过降压药的治疗、降压药的使用情况及治疗反应，尤其注意有无继发性高血压的症状；②既往史：询问既往有无冠心病、心肌梗死、心力衰竭、脑血管病、周围血管病、肾脏疾病、糖尿病、痛风、血脂异常、支气管哮喘、睡眠呼吸暂停综合征等病史；③个人史：了解个人生活方式，包括饮食习惯(油脂、盐的摄入)和嗜好(吸烟、饮酒情况等)，体力活动量、运动情况，体重变化；女性应注意询问其月经史及是否有使用避孕药的情况；④家族史：询问有无高血压、糖尿病、冠心病、血脂异常、脑卒中等疾病的家族史及相关家族成员的发病年龄、治疗情况等；⑤社会心理因素：包括家庭情况、工作情况、个人心理及文化程度；⑥药物治疗史：询问有无使用能使血压升高的药物，如避孕药、类固醇激素、滴鼻剂等。

(2)体格检查：①测量血压，注意老年人需同时测量坐位、立位血压；②测量身高、体重、腰围、臀围；③全面的心肺检查，尤其注意心率、心律；④其他必要的体检，如大动脉搏动及大血管杂音等。

(3)辅助检查：①常规检查：血常规(尤其注意血细胞计数、血红蛋白)；尿常规(尤其注意尿白蛋白、尿糖和尿沉渣镜检)；血生化，如血钾、空腹血脂[总胆固醇、低密度脂蛋白胆固醇(LDL-C)、高密度脂蛋白胆固醇(HDL-C)、甘油三酯]、空腹血糖、肾功能(主要是血肌酐)、肝功能、血尿酸；心电图；②选择性检查：有条件者可做 24 小时动态血压监测、超声心动图、颈动脉超声、胸部 X 线、眼底、餐后血糖、血同型半胱氨酸、尿白蛋白/肌酐、脉搏波传导速度等。

(4)评估有无靶器官损害：有以下症状或体征者提示可能存在靶器官损害，应行进一步检查。①心脏：心悸、胸痛、心脏杂音、下肢水肿；②脑：头晕、眩晕、感觉和运动异常；③眼：视力下降；④肾脏：眼睑浮肿、血尿、泡沫尿、夜尿增多、腹部肿块、腰部及腹部血管杂音；⑤周围血管：四肢血压不对称、脉搏异常、间歇性跛行、血管杂音、足背动脉搏动减弱。通过上述病史采集、体格检查及辅助检查的结果，对高血压病人进行综合、仔细、全面地评估，从而对高血压所带来的总体心血管风险有具体的了解，以便决定合理的治疗时机和措施。

三、合理用药

1.高血压治疗的目标 基本目标是使血压水平达标，最大程度地减少心脑血管病发病及死亡的总危险。血压达标的要求如下：

(1)目标血压：一般高血压病人血压降至<140/90 毫米汞柱；老年(≥65 岁)高血压病人

的血压降至<150/90 毫米汞柱，如果能耐受，可进一步降至<140/90 毫米汞柱。一般来说，糖尿病或慢性肾脏病病人的目标血压值可以再适当降低，目标血压值为<130/80 毫米汞柱。

(2)高血压药物治疗的时机：高血压病人经初步诊断后，均应立即开始非药物治疗即生活方式干预，高危病人应立即开始使用降压药物治疗，中低危病人可分别随访 3 个月和 1 个月，如果多次测量血压仍≥140/90 毫米汞柱，推荐开始使用降压药物治疗。

(3)血压达标的时间：在病人能耐受的情况下，推荐尽早使血压达标，并维持长期达标。在开始治疗 2~4 周后，观察血压是否达标，如达标，则继续目前治疗；如未达标，应及时调整治疗方案。对 1、2 级高血压病人，一般建议在治疗后 4~12 周达标；对于治疗耐受性差的病人或高龄老年病人，达标时间可根据具体情况适当延长。

2.高血压病人的非药物治疗 高血压一经诊断后，所有病人均应立即开始非药物治疗，进行生活方式干预并长期坚持，考虑到大多数病人需长期使用降压药物治疗，因此，提倡高血压病人要格外重视非药物治疗，因为非药物治疗是高血压治疗的基石，而药物治疗则是使血压达标的关键，二者相辅相成，缺一不可。非药物治疗包括倡导健康的生活方式，如低盐低脂饮食、规律适量的运动等，通过改善不利于身体和心理健康的行为习惯，达到降压目的，并降低其他心血管疾病的发病风险。研究证实，非药物治疗有明确的轻度降压作用，如超重或肥胖者体重减轻 10 千克，可使收缩压下降 5~20 毫米汞柱；限盐饮食(食盐每天小于 6 克)，可使收缩压下降 2~8 毫米汞柱；同时，规律适量的运动及戒烟、限制饮酒等也均可使血压下降。特别强调限盐饮食是预防和治疗高血压的十分重要而有效的非药物治疗手段。对于高血压病人及易患人群，应尽早开始非药物治疗，进行生活方式及行为习惯的改善，并长期坚持。

3.高血压的药物治疗原则

(1)小剂量开始：初始治疗时通常采用较小的有效剂量，并根据需要逐步增加剂量或联合用药，以获得疗效而使不良反应最小为目的。但对于>2 级的高血压病人，起始可用常规剂量。

(2)尽量用长效药物：尽可能使用每天给药 1 次而有 24 小时持续降压作用的长效药物，要求每天 24 小时血压控制在目标范围内，以有效减少靶器官损害。若使用中效或短效制剂，每天需给药 2~3 次，以达到平稳控制血压的目的。

(3)联合用药：可以采用两种或两种以上不同作用机制的降压药联合治疗，以使降压效果增大而不增加不良反应。>2 级高血压或高于目标血压 20/10 毫米汞柱或高危病人要达到目标血压，常需联合治疗。

(4)个体化治疗：根据病人的具体情况、药物有效性和耐受性，兼顾病人经济条件及个人意愿，选用更适合该病人的降压药。

(5)常用的降压药种类：《中国高血压基层管理指南(2014 年修订版)》中推荐常用于降压的药物主要有以下五类：钙拮抗剂(CCB)、血管紧张素转换酶抑制剂(ACEI)、血管紧张素Ⅱ受体拮抗剂(ARB)、噻嗪类利尿药、β 受体阻滞剂。以上五类降压药及固定低剂量复方制剂都可作为高血压初始及维持治疗的选择药物。必要时还可以选择 α 受体阻滞剂及其他类降压药。

钙拮抗剂(CCB)：钙拮抗剂分为二氢吡啶类和非二氢吡啶类，前者以硝苯地平为代表，后者有维拉帕米和地尔硫。目前，应用较多的为二氢吡啶类钙拮抗剂。二氢吡啶类钙拮抗剂无绝对禁忌证，降压起效迅速，降压作用相对较强，疗效的个体差异性小，对糖脂代谢无明显影响。CCB类在我国抗高血压临床试验中的证据较多，均证实其可显著减少脑卒中事件的发生，推荐基层使用二氢吡啶类钙拮抗剂。CCB类适用于大多数类型的高血压，尤其适用于老年人高血压、单纯收缩期高血压、合并稳定型心绞痛、冠状动脉或颈动脉粥样硬化、周围血管病的病人，可单用或与其他类降压药联合使用。对于伴有心力衰竭或心动过速的病人，慎用二氢吡啶类钙拮抗剂，部分病人可有头痛、面部潮红、心率增快、下肢水肿等不良反应。

血管紧张素转换酶抑制剂(ACEI)：降压作用明确，有较多的证据表明ACEI类降压药有保护靶器官的作用，适用于1~2级高血压，特别是对于高血压合并心功能不全、心肌梗死后、心房颤动、糖尿病肾病、非糖尿病肾病、蛋白尿/微量白蛋白尿、糖耐量异常、代谢综合征的病人更加有益。该类药物起效缓慢，3~4周时达最大作用，对糖脂代谢无不良影响，可与小剂量噻嗪类利尿剂或二氢吡啶类钙拮抗剂合用。需注意咳嗽及血管神经性水肿等不良反应，双侧肾动脉狭窄、妊娠、高血钾者禁用。

血管紧张素Ⅱ受体拮抗剂(ARB)：降压作用明确，同样具有保护靶器官的作用，适用于1~2级高血压，治疗对象基本同ACEI类降压药，主要优点是与药物有关的不良反应较少，一般不引起咳嗽，可用于ACEI引起的咳嗽而不能耐受者。起效缓慢，作用持久而平稳，对糖脂代谢无不良影响，可以与小剂量噻嗪类利尿剂或二氢吡啶类钙拮抗剂合用。禁忌证同ACEI。

噻嗪类利尿剂：降压作用明确，起效平稳、缓慢、持续时间较长，小剂量噻嗪类利尿剂适用于1~2级高血压或脑卒中的二级预防，也是难治性高血压的基础用药之一，代表药物为氢氯噻嗪。对单纯收缩期高血压、盐敏感性高血压、合并肥胖或糖尿病、合并心力衰竭及老年高血压病人有益。可与ACEI或ARB、钙拮抗剂合用。小剂量噻嗪类利尿剂对糖脂代谢无明显影响，大剂量利尿剂可能会对血钾、尿酸及糖代谢产生一定影响，要注意监测血钾、血糖及尿酸。痛风为其禁忌证。

β受体阻滞剂：分为选择性、非选择性和兼有α受体拮抗三类。降压作用明确，起效迅速，小剂量β受体阻滞剂适用于高血压伴心绞痛、心肌梗死后、慢性心力衰竭、快速性心律失常或心率偏快(心率≥80次/分钟)的1~2级高血压病人。此外，对心血管病高危病人具有预防猝死的作用。可与二氢吡啶类钙拮抗剂合用。慎用于慢性阻塞性肺疾病、糖耐量异常者或运动员。支气管哮喘、病窦综合征及房室传导阻滞病人禁用。大剂量长期使用会对糖脂代谢产生影响，但高选择性β受体阻滞剂可减轻对糖脂代谢的影响。注意乏力、心动过缓等不良反应，糖尿病病人使用时可能增加胰岛素抵抗及掩盖和延长低血糖反应，亦需引起重视；不可突然停药，以免发生撤药综合征。

(6)降压药的联合应用：很多病人一经诊断为高血压，尤其是>2级高血压或血压高于目标值20/10毫米汞柱或高危病人，常需要两种或两种以上降压药物联合治疗，才能使血压得到较好的控制。

五大类降压药物的联合应用可以有多种多样的组合，优先推荐以下6种组合方案：①二氢吡啶类钙拮抗剂和ACEI；②二氢吡啶类钙拮抗剂和ARB；③ACEI和小剂量噻嗪类利尿剂；④ARB和小剂量噻嗪类利尿剂；⑤二氢吡啶类钙拮抗剂和小剂量噻嗪类利尿剂；⑥二氢吡啶钙拮抗剂和小剂量β受体阻滞剂。

新版《中国高血压基层管理指南(2014 年修订版)》强调:联合用药是指采用不同种类的降压药进行组合应用,应避免同种类降压药的组合。许多中、重度或难治性高血压病人常需要联用 3~4 种药物。新版《中国高血压基层管理指南(2014 年修订版)》中推荐的 3 种降压药联合方案为:二氢吡啶钙拮抗剂和 ACEI 或 ARB 和小剂量噻嗪类利尿剂。必要时可加用 β 受体阻滞剂、α 受体阻滞剂、中枢作用药等。一般不主张 ACEI 与 ARB 联合使用治疗普通高血压。

联合用药方式可采取各药的按需剂量配比处方,也可采用固定低剂量复方制剂,采用固定低剂量复方制剂,其优点是使用方便,可提高病人服药依从性,应用时需注意其相应组成成分的禁忌证和不良反应。

4.根据当地的实际情况,选择合适的降压药 在制定长期的抗高血压药物治疗方案时,应充分考虑病人的经济承受能力,对于高血压病人,需要长期甚至终身服用降压药物,而我国各地区的经济发展不平衡,降压药的选择要因地制宜,应根据病人的病情、经济状况及意愿,选择合适的降压药。

新版《中国高血压基层管理指南(2014 年修订版)》中指出,我国传统固定复方制剂有明确的降压作用且价格低廉,可作为基层(尤其对经济欠发达的农村地区)降压药的一种选择。我国常用的复方制剂有复方利血平(复方降压片)、复方利血平氨苯蝶啶片(降压 0 号)、珍菊降压片等。在使用传统固定复方制剂时,要明确其组成成分的禁忌证和可能出现的不良反应。

5.高血压的综合干预及相关治疗 高血压病人常同时伴有多种危险因素,或并存其他临床疾病,所以,在控制高血压的同时,应充分考虑病人的总体心血管风险,并实行综合干预。尤其对有吸烟、血脂异常症、高同型半胱氨酸血症、肥胖等危险因素的病人进行综合干预;对高血压伴有冠心病、脑血管病、肾脏病、糖尿病的病人进行相关治疗。也要注意高血压病人心率增快对心血管事件的影响。

(1)高血压的调脂治疗:在改善不良生活方式及行为习惯的基础上,适度给予调脂治疗,仍首选他汀类药物,具体如下。①高血压伴血总胆固醇水平持续升高(≥6.2 毫摩尔每升),考虑开始他汀类调脂治疗,治疗目标是总胆固醇<5.2 毫摩尔每升;②高血压伴冠心病、糖尿病、缺血性脑卒中、周围血管病,血总胆固醇≥5.2 毫摩尔每升(LDL-C≥3.4 毫摩尔每升),即开始他汀类调脂治疗,治疗目标是总胆固醇<4.1 毫摩尔每升(LDL-C<2.6 毫摩尔每升);③高血压伴心肌梗死,血总胆固醇≥4.1 毫摩尔每升(LDL-C≥2.6 毫摩尔每升),即开始他汀类调脂治疗,治疗目标是总胆固醇<3.1 毫摩尔每升(LDL-C<2.1 毫摩尔每升)。使用他汀类调脂药物治疗的病人,应注意肝、肾功能异常及肌肉疼痛等不良反应,必要时定期检测肝功能、肾功能、肌酸激酶等指标。可参考《中国成人血脂异常防治指南》。

(2)高血压的抗血小板治疗:大量临床研究证实,阿司匹林在心血管病的二级预防中作用明确,可有效降低心血管事件的风险。对于高血压伴缺血性心脑血管疾病(冠心病、缺血性脑卒中、周围血管病)的病人,推荐给予小剂量(75~100 毫克/天)阿司匹林治疗,进行二级预防;对于缺血性心血管疾病高风险者、伴靶器官损害、合并慢性肾脏病及糖尿病的病人,可用小剂量阿司匹林进行一级预防;对于出血倾向较高的病人,需慎用阿司匹林,具有活动性消化性溃疡者不建议用阿司匹林。高血压病人须在血压水平控制在安全范围内(血压<160/100

毫米汞柱)以后,开始给予抗血小板治疗,否则可能增加出血风险。

(3)高血压伴糖尿病病人的降糖治疗:对于高血压伴2型糖尿病的病人,应强调加强生活方式干预,糖尿病饮食及规律运动;在合理使用降压药,积极控制高血压的同时,应规范使用降糖药。新版《中国高血压基层管理指南(2014年修订版)》指出,高血压伴糖尿病病人的血糖控制目标值为:空腹血糖4.4~7.0毫摩尔每升;非空腹血糖<10.0毫摩尔每升;糖化血红蛋白(HbA1c)控制在<7.0%。

6.特殊人群的高血压处理 特殊人群高血压包括高血压合并冠心病、心力衰竭、脑血管病、慢性肾脏病、糖尿病、周围血管病,以及老年高血压、单纯收缩期高血压、妊娠高血压、难治性高血压、高血压急症等。

建议应根据高血压特殊人群的各自特点,采取有针对性、适宜的降压治疗方案,选用更合适这类人群的降压药,力求平稳有效地降压,同时处理好并存的其他相关情况。

(1)高血压合并冠心病心绞痛:常用β受体阻滞剂或长效钙拮抗剂;高血压合并心肌梗死后的病人,首选β受体阻滞剂、ACEI,或加用醛固酮拮抗剂。如果冠心病病人的舒张压<60毫米汞柱,此时降压须谨慎,避免诱发心肌缺血。

(2)高血压伴心力衰竭:首选ACEI或ARB类药物、利尿剂、β受体阻滞剂。

(3)脑血管病后的高血压:降压药物常选用利尿剂、钙拮抗剂、ACEI或ARB。

(4)高血压伴慢性肾脏病:一般首选ACEI或ARB,必要时加用袢利尿剂或长效钙拮抗剂。

(5)高血压伴糖尿病:首选ACEI或ARB,如单用ACEI或ARB未能使血压达标,还可加用钙拮抗剂或小剂量噻嗪类利尿剂或小剂量β受体阻滞剂,同时要积极控制血糖。

(6)高血压合并周围血管疾病:常用钙拮抗剂等。

(7)老年(≥65岁)高血压:常伴有多种危险因素、靶器官损害或临床疾病,较易发生体位性低血压,应根据病人的耐受程度逐步使血压达标。治疗前后应测量坐、立位血压。降压目标为:收缩压<150毫米汞柱,如能耐受,可进一步降至<140毫米汞柱,舒张压<90毫米汞柱;对于≥80岁的高龄老年人,血压目标<150/90毫米汞柱即可。对于单纯收缩期高血压的老年病人,初始可用小剂量钙拮抗剂或利尿剂。若舒张压<60毫米汞柱,收缩压<150毫米汞柱,可观察,暂不用降压药;若舒张压<60毫米汞柱,收缩压≥150毫米汞柱,可谨慎用小剂量降压药,如小剂量利尿剂、钙拮抗剂、ACEI或ARB等。

(8)难治性高血压:需多种药物联合降压,常用长效钙拮抗剂、利尿剂、ACEI或ARB、β受体阻滞剂等联合治疗,必要时还可加用螺内酯和(或)α受体阻滞剂。

(9)高血压急症:应立即转至上级医院诊治,有条件的单位可做简单的急救后转诊。

四、预防和教育

高血压的预防和教育十分重要,应提高群众对高血压的预防意识,使群众意识到高血压的危害和防治高血压的重要性。对公众、高血压易患人群及高血压病人进行健康教育,能够对高血压的发生、发展起到一定的预防和控制作用,并提高高血压病人治疗的依从性。

1.针对公众 倡导发展政策,为防治高血压工作的实施创造有利环境,对公众实行高血压及其危险因素的健康教育,使其改变不良生活方式和行为习惯,倡导公众定期测量血压并知晓自己的血压,防止高血压的发生。

2.针对高血压易患人群 应尽早采取生活方式干预，对高血压的危险因素进行控制，定期监测血压，以便能够做到高血压的早期发现、早期诊断和早期治疗。尤其对血压在高值水平（130~139/85~89 毫米汞柱）、超重/肥胖、长期高盐饮食、长期吸烟、过量饮酒者进行重点教育，使其意识到高血压的危害和可预防性，积极控制存在的危险因素，以最大程度地预防高血压的发生。

3.针对高血压病人 应定期随访并监测血压。长期甚至终身坚持高血压的非药物治疗和药物治疗，努力使血压达标，控制并存的危险因素，如同时存在靶器官损害或临床疾病，应积极治疗，合理控制体重、血脂、血糖等指标，最大程度降低致残率及死亡率。

五、高血压的管理

《中国高血压基层管理指南（2014 年修订版）》加强调了广大基层高血压病人的分级管理并增加了部分具体内容，并倡导高血压病人掌握自我管理。

根据基层卫生部门的具体条件和医师的情况，为方便基层医生的实际工作，建议在对基层高血压病人的长期随访中，根据病人血压是否达标分为一、二级管理。对于血压达标者，建议每 3 个月随访 1 次；对于血压未达标者，建议在每 2~4 周随访 1 次。随访的主要内容包括：测量血压，询问病人的具体用药情况、疗效及是否有不良反应；进一步指导生活方式的改善；同时，应注意体重、心率、血脂水平、血糖水平等其他危险因素的变化，检查是否已经合并了靶器官损害或临床疾病。已按《中国高血压防治指南（2009 年基层版）》实行分层分级管理（即高危、中危、低危分别每 1、2、3 个月随访 1 次）的病人，可继续按原随访管理方案不变。分级管理可实现资源的合理分配，着重管理未达标的病人，提高高血压的治疗率和控制率。对于高血压合并多种危险因素、靶器官损害、临床疾病的高危病人，应增加随访次数并给予相应的综合干预。

初诊为高血压的病人，应根据血压水平、并存的危险因素、靶器官损害及临床疾病评估其心血管病的危险程度并进行分级、分层，以便决定开始使用降压药的时机及治疗方案。在长期随访中，可根据血压是否达标确定管理级别，进行分级管理，并根据血压控制的具体情况调整随访时间、管理级别及治疗方案。

新版《中国高血压基层管理指南（2014 年修订版）》着重强调了高血压病人的自我管理，具体实施办法如下。

1.创建病人自我管理小组 提倡高血压病人在专业人员的指导下进行合理的自我管理，可以社区居委会或村委会为单位或病人自发组织创建自我管理小组，共同学习高血压的防治知识，互相交流经验，提高自我管理意识和高血压的管理效果。要认识到高血压的危害，学会自测血压，学会自我生活方式干预，如合理饮食、规律运动、戒烟限酒、保持良好的心态等，积极调动广大群众防治高血压的主动性及提高降压治疗的依从性。

2.家庭血压测量 家庭血压测量是高血压自我管理的核心内容，建议有条件的病人使用经国际标准认证合格的上臂式自动血压计测量血压。对于血压未达标者，建议每天早晚各测量血压 1 次，每次测量 2~3 遍，连续 7 天，以后 6 天血压平均值作为医生制定治疗方案的参考。对于血压达标者，建议每周测量 1 次。病人或其家人应在专业人员的指导下掌握测量血压的方法，即在至少安静休息 5~10 分钟后，取坐位，袖带绑于上臂，并将手臂放在桌子上。测血压时要保持安静状态，两次测量间隔至少为1分钟。如实记录血压测量结果，并在随访时提供给医务人员作为制定治疗方案的参考依据。

第八节 中国2型糖尿病防治指南解读

根据国际糖尿病联盟统计，全球糖尿病患者在2000年有1.51亿，目前已达2.85亿。按目前的增长速度，估计到2030年全球将有近5亿人患糖尿病。值得注意的是，糖尿病已不仅仅是发达国家的“富贵病”，包括中国在内的发展中国家也已成为糖尿病的重灾区。由于中国是世界上人口最多的国家，其庞大的人1:3基数使中国背负着极大的糖尿病负担。

糖尿病的慢性血管并发症对患者的生命和生存质量威胁极大，给家庭以及患者个人带来沉重的经济负担。2010年全世界11.6%的医疗卫生费用花费在防治糖尿病上，世界卫生组织估计2005年至2015年中国由于糖尿病及相关心血管疾病导致的经济损失达5577亿美元。

一、高血糖的检出

2型糖尿病的血糖水平是缓慢、逐步升高的，在早期轻度高血糖时，通常无临床自觉症状，重度高血糖的典型表现为三多一少，即多饮、多食、多尿、消瘦或体重减轻。

（一）高血糖检查

1.血浆血糖测定 包括空腹血糖（FPG）、餐后血糖和随机血糖。是诊断糖尿病的依据。为保证血糖测定的准确性，标本采集时注意以下几点：①如查FPG，需过夜空腹至少8小时；②抽血前一天不吃过于油腻或高蛋白食物，避免大量饮酒；③血标本尽快送检，长时间放置血糖值会降低；④应激性高血糖应该在应激情况消除后复查血糖。

2.指血血糖测定 用便携式血糖仪测定，可以方便快捷地监测患者的血糖水平，为临床诊断和治疗提供初步依据。

3.尿糖检测 尿糖阳性是诊断糖尿病的重要线索，优点是简单、快速和价廉，但不能作为诊断依据，因为测定结果受到患者肾糖阈的影响。肾糖阈增高者即使有高血糖，尿糖仍可为阴性；肾糖阈降低者，血糖正常即可能出现尿糖，称为肾性糖尿。

4.口服葡萄糖耐量试验（OGTT）：OGTT试验多用于可疑糖尿病患者，在血糖增高但尚未达到糖尿病诊断标准时，为明确是否患有糖尿病，可以做OGTT试验。

5.血糖定义

（1）FPG：至少禁食过夜8小时采集血标本测得的血糖值。

（2）餐后2小时血糖：从吃第一口饭开始计时，2小时后采集血标本测得的血糖值。

（3）葡萄糖负荷后2小时血糖（2hPG）：OGTT负荷后2小时采集血标本测得的血糖值。

（4）随机血糖：一天中任何时间采集的血标本测得的血糖值。

（5）HbA1C：HbA1c在总血红蛋白中所占的比例，能反映取血前2~3个月的平均血糖水平。目前我国不推荐采用HbA1c诊断糖尿病。

（二）机会性筛查

1.在日常诊疗过程中增加血糖检测，可发现血糖异常升高者。

2.可利用医疗相关机构，如单位医务室、保健室等，放置便携式血糖仪进行血糖测量。

3.通过对各类从业人员健康体检、建立健康档案、进行基线调查等进行血糖检测,发现血糖异常者。

4.在义诊、健康知识宣传活动时,进行血糖检测。

(三)高危人群筛查

1.高危人群定义 有糖调节受损史、年龄≥45 岁、超重或肥胖(BMI≥24 千克/平方米)、2型糖尿病患者的一级亲属、高危种族、有巨大儿(出生体重≥4 千克)生产史、妊娠糖尿病病史、高血压或正在接受降压治疗、血脂异常或正在接受调脂治疗、心脑血管疾病患者、有一过性糖皮质激素诱发糖尿病病史者、BMI≥24 千克/平方米的多囊卵巢综合征患者、严重精神病和(或)长期接受抗抑郁症药物治疗的患者、静坐生活方式者。

2.肥胖定义 BMI 是常用的衡量人体胖瘦的指标,BMI=体重/身高 2(千克/平方米),BMI≥24 千克/平方米即为超重,≥28 千克/平方米为肥胖。

3.筛查方法和频率 对高危人群进行筛查,方法推荐采用 OGTI"(同时检查 FPG 和2hPG)。如检测 OGTY 有困难,可筛查 FPG。但是仅筛查 FPG,会有漏诊的可能性。如果 OGTF 结果正常,3 年后应重复检查。

二、糖尿病的诊断和分型

(一)糖尿病的诊断

糖尿病的临床诊断以静脉血浆血糖为依据,毛细血管血的血糖值仅作为参考。

血糖的正常值和糖代谢异常的诊断切点主要依据血糖值与糖尿病并发症和糖尿病发生风险的关系来确定。目前我国采用 WHO(1999 年)糖尿病诊断标准、糖代谢状态分类标准(见表 3–9、表 3–10)和糖尿病的分型体系。FPG 或 75 克 2hPG 值可以单独用于流行病学调查或人群筛查。理想的调查是同时检查 FPG 及 OGTT 后 2hPG 值。

空腹血糖受损(IFG)和糖耐量减低(IGT)是正常血糖状态与糖尿病之间的一种中间代谢状态。IFG 定义为 FPG 升高,即 FPG6.1 毫摩尔每升~<7.0 毫摩尔每升同时 2hPG<7.8 毫摩尔每升:IGT 则定义为 2hPG 升高,2hPG7.8~<11.1 毫摩尔每升,同时 FPG<7.0 毫摩尔每升。建议已达到 IFG 的人群,应行 OGTT 检查,以增加糖尿病的诊断率。

表 3–9　糖代谢状态分类(WHO,1999 年)

糖代谢分类	静脉血浆葡萄糖(mmol/L)	
	空腹血糖(FPG)	后 2 h 血糖(2 hPPG)
正常血糖(NGR)	<6.1	<7.8
空腹血糖受损(IFG)	6.1~<7.0	<7.8
糖耐量减低(IGT)	<7.0	7.8~<11.1
糖尿病(DM)	≥7.0	≥11.1

注:IFG 和 IGT 统称为糖调节受损(IGR,即糖尿病前期)

无糖尿病症状者,需改日重复检查。

(二)糖尿病的分型

我国目前采用 WHO(1999 年)的糖尿病病因学分型体系,分型的基础主要根据病因学

表 3-10 糖尿病的诊断标准

诊断标准	静脉血浆葡萄糖(mmol/L)
(1)糖尿病症状(高血糖所导致的多饮、多食、多尿、体重下降、皮肤瘙痒、视力模糊等急性代谢紊乱)加随机血糖	≥11.1
或(2)空腹血糖(FPG)	≥7.0
或葡萄糖负荷后 2 小时血糖(2hPG)	≥11.1

注:空腹状态指至少禁食 8 小时;随机血糖指不考虑上次用餐时间,一天中任意时间的血糖,不能用来诊断空腹血糖受损(IFG)或糖耐量异常(IGT)。急性感染、创伤或其他应激情况下可出现暂时性血糖增高,若没有明确的高血糖病史,须在应激消除后复查,以确定糖代谢状态。

证据。糖尿病共分 4 大类(见表 3-11)。其中 1 型糖尿病、2 型糖尿病和妊娠糖尿病是临床的常见类型。1 型糖尿病病因和发病机制尚不清楚,主要的病理生理学和病理学特征是胰岛 B 细胞数量显著减少和消失,导致胰岛素分泌显著下降或缺失。2 型糖尿病的病因和发病机制目前亦不明确,主要的病理生理学特征为胰岛 B 细胞功能缺陷,导致胰岛素分泌减少(或相对减少)或胰岛素抵抗,胰岛素在机体内调控葡萄糖代谢的能力下降,或两者共同存在。妊娠糖尿病是指在妊娠期间被诊断的糖尿病,不包括妊娠前已经被诊断的糖尿病。特殊类型糖尿病是在不同水平上(从环境因素到遗传因素或两者间的相互作用)病因学相对明确的一些高血糖状态。

表 3-11 糖尿病病因学分类(WHO,1999 年)

临床分型		特点
临床常见	1 型糖尿病	β 细胞数量显著减少或消失所致胰岛素分泌显著下降或缺失
	2 型糖尿病	胰岛素抵抗和/或胰岛 β 细胞功能缺陷所致胰岛素分泌减少
	妊娠糖尿病	在妊娠期间被诊断的糖尿病,不包括糖尿病合并妊娠
临床不常见	其他特殊类型糖尿病	病因学相对明确一些的高血糖状态,如胰岛 β 细胞功能/胰岛素作用的基因缺陷,胰腺外分泌病、内分泌病等

三、初次诊断糖尿病的简要处理方案

(一)初诊时的病史和检查

1.病史 初诊时要详细询问糖尿病、并发症和伴随疾病的临床症状,了解糖尿病的家族史。对已在他处诊断的糖尿病患者,复习以往的治疗方案和血糖控制情况。

2.体格检查 身高、体重、计算 BMI、腰围、血压和足背动脉搏动。

3.化验检查 FPG、餐后 2 小时血糖、HbA1c、TC、TC、LDL—C、HDL.C、肝肾功能及尿常规。

4.特殊检查:眼底检查、心电图和神经病变相关检查。若条件允许,应检测尿白蛋白排出率。

(二)制定最初需要达到的目标

2 型糖尿病患者常伴有一个或者多个心血管病变的危险因素,如高血压、血脂异常和肥胖症。2 型糖尿病理想的综合控制目标视患者的年龄、并发症、伴发疾病等不同而异。综合患者的年龄、心血管疾病史等情况,确定个体化的血糖控制的最初目标。帮助患者制定饮食和运动的方案,肥胖者确定减轻体重的目标。建议患者戒烟、限酒。根据患者的具体病情处方合理的降糖药物并指导药物的使用。教育患者进行自我血糖监测如血糖测定的时间和频度，并做好记录。告诉患者下次随诊的时间及注意事项。

HbA1c是反映血糖控制水平的主要指标。一般情况下，HbA1c的控制目标应<7.0%。调整治疗方案时，可将HbA1c>17.0%作为2型糖尿病患者启动临床治疗或需要调整治疗方案的重要判断标准。但血糖控制目标应个体化。病程较短、预期寿命较长、没有并发症、未合并心血管疾病的2型糖尿病患者，在不发生低血糖的情况下，应使HbA1c水平尽可能接近正常水平(<6.0%)。而儿童、老年人、有频发低血糖倾向、预期寿命较短以及合并心血管疾病或严重的急、慢性疾病等患者，血糖控制目标宜适当放宽。但是应避免因过度放宽控制标准而出现急性高血糖症状或与其相关的并发症。

(三)随诊

查看患者血糖记录手册，分析化验结果，如空腹、餐后血糖和HbA1c。讨论饮食及运动方案的实施情况，询问药物的使用剂量、方法及不良反应。确定下一步要达到的目标和治疗方案。对于血糖控制平稳并达标的患者建议每半年测定一次HbA1c；对于治疗方案改变或血糖控制未能达标的患者，建议HbA1c每季度测定一次。对于高血压的患者每次随访都要测量血压，根据血压水平调整治疗方案，要注意降压药的不良反应。

(四)饮食计划的制定

1.理想体重的计算

方法1：理想体重(千克)=身高(厘米)-105。在此值±10%以内均属正常范围，低于此值20%为消瘦，超过20%为肥胖。

方法2：BMI18.5~23.9千克/平方米为正常，<18.5千克/平方米属于消瘦，>24.0千克/平方米属于超重，>28.0千克/平方米为肥胖。

2.总热量的计算

根据理想体重和参与体力劳动的情况，便可计算出每日需要从食物中摄入的总热量，每日所需要的总热量=理想体重X每公斤体重需要的热量(见表3-12)。

表3-12 不同体力劳动的热量需求表

体力劳动类型	举例	消瘦	正常	肥胖
卧床休息	--	20~25	15~20	15
轻体力劳动	办公室职员、教师	35	30	20~25
中体力劳动	学生、外科医生、司机、体育活动	40	35	30
重体力劳动	农民、建筑工人	45	40	35

注：1kcsl=4.184kJ。

3.三大营养素的分配

(1)三大营养物质每日所提供的热能在总热量中所占的百分比(见表3-13)。

(2)三大营养物质及酒精所提供的热量：①1克碳水化合物提供4千卡；②1克蛋白质提供4千卡；③1克脂肪提供9千卡；④1克酒精提供7千卡。

(3)每日应进食三大营养素的量：以张女士为例，每日需要从食物中摄入的总热量为

表 3-13　三大营养物质提供热能百分比

名称	提供的能量占全日总热量的比例(%)	来源
碳水化合物	50~60	谷类、薯类、豆类动物性蛋白(各种瘦肉、鱼、虾等)
蛋白质	15~20	植物性蛋白(黄豆及其制品、谷类)
脂肪	≤30	脂肪饱和脂肪酸、多不饱和脂肪酸、单不饱和脂肪酸

1800 千卡,其中:

碳水化合物占 50%~60%,即 1800×(50%~60%)=900~1080 千卡;

蛋白质占 10%~15%,即 1800X(15%~20%)=270~360 千卡;

脂肪占 30%,即 1800×30%=540 千卡。

将以上三大营养素的热量换算成以克为单位的量,即张女士每日需要摄入:

碳水化合物:(900~1080)÷4=225~270 克;

蛋白质:(270~360)÷4=68~90 克;

脂肪:540÷9=60 克。

4.糖尿病饮食估算法

略估法(一):主食/副食:根据体力活动量来确定,每日至少三餐(见表 3-14、3-15)。

表 3-14　主食摄取量估算表

休息	轻体力劳动	中体力劳动	重体力劳动
4~5 两	5~6 两	6~8 两	8 两以上

表 3-15　副食摄取量估算表

新鲜蔬菜	牛奶	鸡蛋	瘦肉	豆制品	烹调油	盐
0.5 公斤	250 毫升	1 个	2 两	1~2 两	2~3 汤勺	6 克

略估法(二)

(1)普通膳食:适用于体重大致正常,一般状况较好的患者。每日主食 4~5 两。轻体力活动者 5 两,中体力活动者 6 两,消瘦或重体力活动者 7~8 两,动物性蛋白质 2~4 两,油 1~2 勺(1 勺=10 克),蔬菜 1~1.5 千克。

(2)低热量膳食:适用于肥胖者。主食及副食按上述减少 10%以上,同时加强体育锻炼。

(3)高蛋白膳食:适用于儿童、孕妇、乳母、营养不良、消耗性疾病者,主食总热卡可比普通膳食增加 10%以上。动物性蛋白质增加 20%以上。

5.合理安排餐次

(1)糖尿病患者一日至少三餐,使主食及蛋白质等较均匀地分布在三餐中,并定时定量,一般按 1/5、2/5、2/5 分配或 1/3、1/3、1/3 分配。

(2)注射胰岛素或口服降糖药易出现低血糖者,可在正餐中匀出小部分主食作为两正餐之间的加餐。

(3)睡前加餐除主食外,可选用牛奶、鸡蛋、豆腐干等蛋白质食物,因蛋白质转化成葡萄糖的速度较慢,对预防夜间低血糖有利。

6.限制饮酒

(1)酒精可提供热量:不推荐糖尿病患者饮酒。如饮酒时需把饮酒中所含的热量计算人总能量范围内。糖尿病患者每日不超过1~2份标准量(一份标准量为:啤酒285毫升,清淡啤酒375毫升,红酒100毫升或白酒30毫升,各含酒精约10克)。

(2)酒精可使血糖控制不稳定,饮酒初期可引起使用磺脲类降糖药或胰岛素治疗的患者出现低血糖,随后血糖又会升高。大量饮酒,尤其是空腹饮酒时,可使低血糖不能及时纠正。

(3)肥胖、高TG血症、肾病、糖尿病妊娠等患者不应饮酒。

7.科学选择水果

(1)水果中含碳水化合物约为6%~20%。

(2)水果中主要含葡萄糖、果糖、蔗糖、淀粉、果胶等。

(3)当FPG控制在7.0毫摩尔每升以下,餐后2小时血糖<10毫摩尔每升,HbA1c<7.0%,可以选择水果,但需代替部分主食。

食用最好在两餐之间,病情控制不满意者暂不食用,可吃少量生黄瓜和生西红柿。

(4)进食水果要减少主食的摄入量,少食25克的主食可换苹果、橘子、桃子150克,梨100克,西瓜500克等。葡萄干、桂圆、枣、板栗等含糖量较高,应少食用。

8.饮食治疗的注意事项

(1)碳水化合物:红薯、土豆、山药、芋头、藕等根茎类蔬菜的淀粉含量高。如计划进食应与粮食交换。严格限制白糖、红糖、蜂蜜、果酱、巧克力、各种糖果、含糖饮料、冰激凌以及各种甜点心的摄入。

(2)蛋白质:对于有肾功能损害者,蛋白质的摄入为每日每公斤理想体重0.6~0.8克,并以优质动物蛋白为主,限制植物蛋白。

(3)脂肪和胆固醇:糖尿病患者少吃煎炸食物,宜多采用清蒸、白灼、烩、炖、煮、凉拌等烹调方法。坚果类食物脂肪含量高,应少食用。每日胆固醇的摄入量应<300毫克。

(4)膳食纤维:膳食纤维具有降低餐后血糖、降血脂、改善葡萄糖耐量的作用。糖尿病患者每日摄入膳食纤维量至少为14千卡。粗粮富含膳食纤维,可适当进食,粗粮也应计入每日总热量。

(5)维生素、矿物质:糖尿病患者可多吃含糖量低的新鲜蔬菜,能生吃的尽量生吃,以保证维生素C等营养素的充分吸收。对于无高胆固醇血症的患者,可适量进食动物肝脏或蛋类,以保证维生素A的供应。

食盐的摄入每日应限制在6克以内。糖尿病患者应尽量从天然食品中补充铬、钙、硒、铜、铁、锌、锰、镁等矿物质,以及各种维生素。

(6)制订食谱时以糖尿病治疗原则为基础,各类食物灵活互换,但要切记同类食物之间可选择互换,非同类食物之间不得互换。部分蔬菜、水果可与主食(谷薯类)互换。

(五)糖尿病患者的运动治疗

目前认为低强度、低冲击性而时间较持续的运动项目较好,如散步、慢跑和游泳。爬楼梯、爬山、划船、打乒乓球等也是好的运动方式。运动量要根据各个人情况而定,对老年人来讲,散步或其他低强度的运动较好。推荐的运动方式(见表3-16)。

表 3-16 推荐运动方式

运动强度	运动方式
轻度	购物、散步、做操、太极拳等
中度	快走、慢跑、骑车、爬楼梯、健身操
稍强度	跳绳、爬山、游泳、球类、跳舞等

1.运动疗法的适应证

(1)病情控制稳定的 2 型糖尿病。

(2)体重超重的 2 型糖尿病。

(3)稳定的 1 型糖尿病。

(4)稳定期的妊娠糖尿病。

2.运动治疗的禁忌证

(1)合并各种急性感染。

(2)酮症或酮症酸中毒。

(3)严重糖尿病肾病。

(4)严重的眼底病变。

(5)严重的糖尿病神经病变。

(6)糖尿病足。

(7)新近发生的血栓。

(8)伴有心功能不全、心律失常,且活动后加重。

(9)频繁发生的脑供血不足。

(10)频发低血糖。

3.运动中的注意事项

(1)在正式运动前应先做低强度热身运动 5~10 分钟。

(2)运动过程中注意心率变化及感觉,如轻微喘息、出汗等,以掌握运动强度。

(3)若出现乏力、头晕、心慌、胸闷、憋气、出虚汗,以及腿痛等不适,应立即停止运动,原地休息。若休息后仍不能缓解,应及时到医院就诊。

(4)运动时要注意饮一些白开水,以补充汗液的丢失。

(5)运动即将结束时,再做 5~10 分钟的恢复整理运动,并逐渐使心率降至运动前水平,而不要突然停止运动。

4.其他注意事项

(1)运动的选择应简单和安全。运动的时间和强度相对固定,切忌运动量忽大忽小。

(2)注射胰岛素的患者,运动前最好将胰岛素注射在身体的非运动区。因为肢体的活动使胰岛素吸收加快、作用加强,易发生低血糖。

(3) 有条件者最好在运动前和运动后各测一次血糖, 以掌握运动强度与血糖变化的规律,还应重视运动后的迟发低血糖。

(4)运动后仔细检查双脚,发现红肿、青紫、水疱、血疱、感染等,应及时请专业人员协助处理。

(5)充分了解当日身体状况如睡眠、疲劳和疾病等,如身体不舒服可暂停运动。

(6)冬季注意保暖。

5.运动方式与强度

(1)一般来说,糖尿病患者所选择的运动强度应是最大运动强度的60%~70%。通常用心率来衡量运动强度。糖尿病患者运动强度应保持心率(次/分钟)=(220-年龄)×60%~70%。

(2)运动强度还可根据自身感觉来掌握,即周身发热、出汗,但不是大汗淋漓。

(3)糖尿病患者可选择中低强度的有氧运动方式。

6.运动的时间

(1)运动时间的选择:应从吃第一口饭算起,在饭后1~2小时左右开始运动,此时血糖较高,运动时不易发生低血糖。

(2)每次运动持续时间:为30~60分钟。包括运动前做准备活动的时间和运动后做恢复整理运动的时间。注意在达到应有的运动强度后应坚持20~30分钟,这样才能起到降低血糖的作用。

(3)运动的频率:糖尿病患者每周至少应坚持3~5次中低强度的运动。

四、糖尿病标准治疗

(一)2型糖尿病的控制目标

对已经诊断为2型糖尿病的患者,有一个总的综合控制目标,包括多方面的内容,应针对2型糖尿病患者采用科学、合理、基于循证医学的综合性治疗策略,包括降糖、降压、调脂、抗凝、控制体重和改善生活方式等治疗措施。中国2型糖尿病的一般控制目标(见表3-17)。

表3-17　中国2型糖尿病综合控制目标

检验指标		目标值
毛细血管血糖(mmol/L)	空腹	4.4~7.0
	非空腹	≤10.0
糖化血红蛋白A1c(%)		<7.0
血压(mmHg)		<130/80
总胆固醇(mmol/L)		<4.5
高密度脂蛋白胆固醇(mmol/L)	男性	>1.0
	女性	>1.3
甘油三酯(mmol/L)		<1.7
低密度脂蛋白胆固醇(mmol/L)	未合并冠心病	<2.6
	合并冠心病	<2.07
体重指数(BMI)(kg/m^2)		<24
尿白蛋白/肌酐比值(mg/mmol)	男性	<2.5
	女性	<3.5
尿白蛋白排泄率(μg/min)		<20
主动有氧活动(分钟/周)		≥150

(二)高血糖治疗路径

对2型糖尿病高血糖的处理,可以采用(见图3-6)的路径,并根据病情等综合因素进行个体化处理。

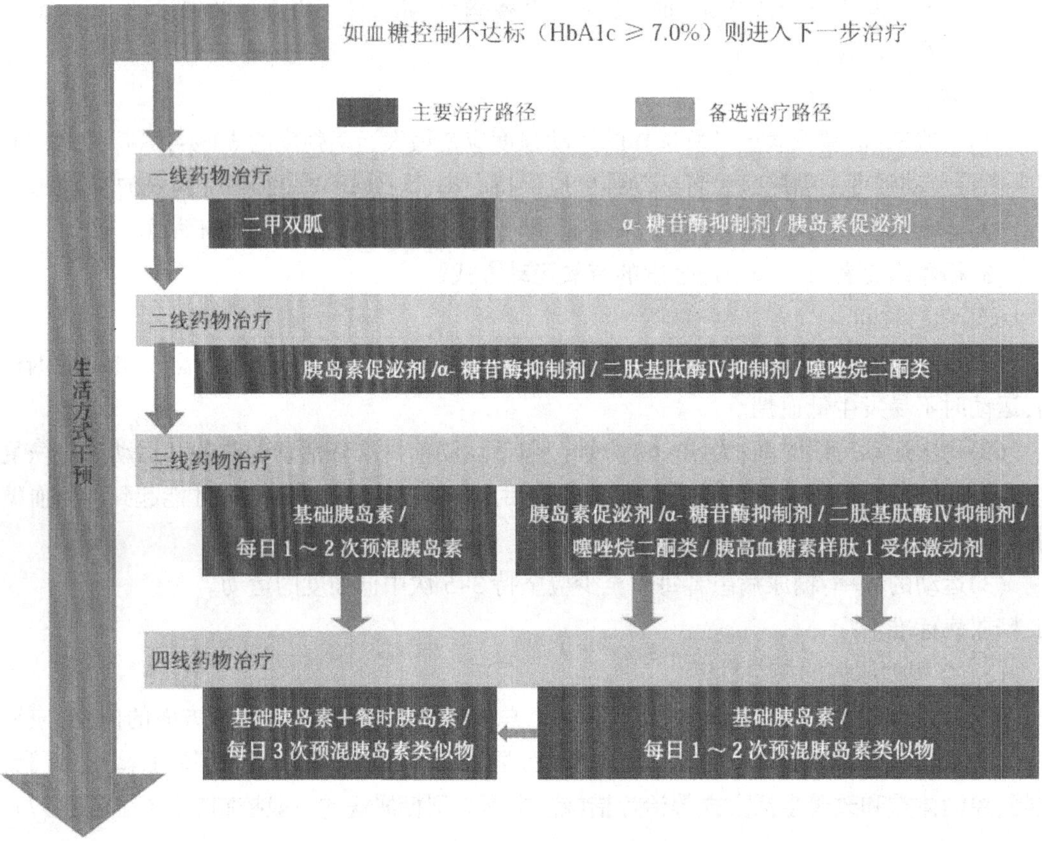

图 3-6 高血糖治疗路径

注：蓝色路径是根据药物卫生经济学、疗效和安全性等方面的临床证据以及我国国情等因素权衡考虑后推荐的主要药物治疗路径，与国际上大部分糖尿病指南建议的药物治疗路径相似；橙色路径为与蓝色路径相应的备选路径；HbA1c：糖化血红蛋白

1.口服降糖药物

1)单药治疗

(1)二甲双胍：二甲双胍是 2 型糖尿病患者的一线治疗用药，如无禁忌证且能耐受药物者，二甲双胍应贯穿全程治疗。二甲双胍主要作用是抑制肝糖的输出，增加胰岛素的敏感性，对降低 FPG 效果好，可以使 HbA1c 下降 1.0%~2.0%，并可减轻体重。单独使用二甲双胍不导致低血糖，但二甲双胍与胰岛素或促胰岛素分泌剂联合使用时，可增加低血糖发生的危险。二甲双胍的主要不良反应为胃肠道反应。从小剂量开始并逐渐加量是减少不良反应的有效方法。双胍类药物罕见的严重不良反应是诱发乳酸性酸中毒。双胍类药物禁用于肾功能不全[血清肌酐(Ser)水平男性>1.5 毫克/分升(每升 133 微摩尔)，女性>1.4 毫克/分升(124 微摩尔每升)或。肾小球滤过率(GFR)<60 毫升/分钟]、肝功能不全、严重感染、缺氧或接受大手术的患者。在使用碘化造影剂进行造影检查时，应暂时停用二甲双胍。

(2)磺脲类：磺脲类仍是我国常用降糖药物。磺脲类药物的主要作用是促进胰岛 B 细胞分泌胰岛素，可以使 HbA1c 降低 1.0%~2.0%。磺脲类药物如果使用不当可以导致低血糖，特别是在老年患者和肝、肾功能不全者；磺脲类药物还可以导致体重增加。有肾功能轻度不全的患者，宜选择格列喹酮。患者依从性差时，建议每天只需服用 1 次的磺脲类药物。

(3)格列奈类：格列奈类药物为非磺脲类胰岛素促泌剂，本类药物通过刺激胰岛素的早期分泌，有效降低餐后血糖，具有吸收快、起效快和作用时问短的特点。可降低 HbA1c0.3%~1.5%。需在餐前即刻服用。格列奈类药物的常见不良反应是低血糖和体重增加，但低血糖的风险和程度较磺脲类药物轻。

此类药物在肾损害患者无需调整剂量。

(4)α-糖苷酶抑制剂：α-糖苷酶抑制剂的主要作用是延缓碳水化合物在胃肠道的吸收，降低餐后血糖峰值。可使 HbA1c 下降 0.5%~0.8%，不增加体重，并且有使体重下降的趋势，可与磺脲类、双胍类、噻唑烷二酮类(TZDs)或胰岛素等联用。常见不良反应为胃肠道反应如腹胀、排气多等。服药时从小剂量开始，逐渐加量是减少不良反应的有效方法。单独服用本类药物通常不会发生低血糖，如果出现低血糖，治疗时需使用葡萄糖，而食用淀粉类食物纠正低血糖的效果差。

(5)二肽基肽酶 4 抑制剂(DPP-4 抑制剂)：DPP-4 抑制剂的主要作用是葡萄糖依赖性地促进胰岛素分泌，抑制胰高糖素的分泌。可降低 HbA1c0.5%~1.0%，单独使用不增加低血糖发生的风险，也不增加体重。在有肾功能不全的患者中使用，应按照药物说明书要求减少药物剂量。

(6)TZDs：TZDs 是胰岛素增敏剂，可以使 HbA1c 下降 1.0%~1.5%。TZDs 单独使用时不导致低血糖，但与胰岛素或促胰岛素分泌剂联合使用时可增加低血糖发生的风险。体重增加和水肿是 TZDs 的常见不良反应，这种不良反应在与胰岛素联合使用时表现更加明显。TZDs 的使用还与骨折和心力衰竭风险增加相关。有心力衰竭[纽约心脏学会(NYHA)心功能分级Ⅲ级以上]、活动性肝病或转氨酶升高超过正常上限 2.5 倍以及严重骨质疏松和骨折病史的患者应禁用本类药物。

2)两种口服药物联合治疗：联合原则：同一类药的不同药物之间避免同时应用；不同类型的药物两种联用，如需要也可三种联用。

2.胰岛素治疗 胰岛素作为控制高血糖的重要手段，根据来源和化学结构的不同，可分为动物胰岛素(第 1 代胰岛素)、人胰岛素(第 2 代胰岛素)和胰岛素类似物(第 3 代胰岛素)；根据作用特点的差异，又可分为超短效胰岛素类似物、常规(短效)胰岛素、中效胰岛素、长效胰岛素(包括长效胰岛素类似物)和预混胰岛素(包括预混胰岛素类似物)。

推荐采用人胰岛素；费用许可时，可用胰岛素类似物；尽量不用动物胰岛素。

临床试验证明，胰岛素类似物与人胰岛素相比控制血糖的能力相似，但在模拟生理性胰岛素分泌和减少低血糖发生风险方面优于人胰岛素。

胰岛素治疗时，需教育患者规范注射步骤，胰岛素注射器和胰岛素笔的使用方法，注射部位轮换以及针头处理。胰岛素治疗方案简介：

1)起始胰岛素治疗

(1)基础胰岛素：2 型糖尿病患者在多种口服降糖药充分治疗，血糖仍未达标时，应该加用基础胰岛素治疗，在睡前用中效/长效胰岛素，起始剂量为0.2U/kg体重，根据FPG水平调整胰岛素用量，通常每3~5天调整剂量一次，根据血糖水平每次调整1~4U，直至FPG达标。如用长效胰岛素类似物，FPG目标可定为每升5.6毫摩尔。

(2)预混胰岛素：在多种口服降糖药充分治疗后血糖仍未达标时，可以加预混胰岛素治疗，当使用每日2次注射方案时，应停用胰岛素促泌剂。具体方法有2种：①每日一次预混胰岛素：多于晚餐前注射，起始的胰岛素剂量一般为0.2U·kg-1·d-1；根据FPG水平调整胰岛素用量，通常每3~5天调整一次，根据血糖水平每次调整1~4U，直至FPG达标；②每日2次预混胰岛素：起始的胰岛素剂量一般为0.2~0.4U·kg-1·d-1，按1:1的比例分配到早餐前和晚餐前；根据FPG、早餐后血糖和晚餐前后血糖分别调整早餐前和晚餐前的胰岛素用量，每3~5天调整一次，根据血糖水平每次调整的剂量为1~4U，直到血糖达标。

2)强化胰岛素治疗：强化胰岛素治疗有4种方法

(1)基础-追加方案：基础胰岛素治疗血糖仍未达标者，应该改为基础—追加方案，即睡前中效/长效胰岛素+任一餐时短效或速效胰岛素。监测空腹和注射餐时胰岛素后下一餐前血糖。睡前中效/长效胰岛素起始剂量为0.2U/千克体重，根据FPG水平调整胰岛素用量，通常每3~5天调整剂量一次，根据血糖水平每次调整1~4U，直至FPG达标。餐前胰岛素一般首剂给予4U，根据下次餐前血糖水平调整上一餐前胰岛素剂量，每3~5天调整一次，根据血糖水平每次调整1~4U，直至血糖达标。

(2)餐时+基础胰岛素：为目前常用的胰岛素强化治疗方案，即：三餐前短效/速效+睡前基础胰岛素[中效/长效]；根据二三餐前及睡前血糖水平分别调整睡前和三餐前的胰岛素用量，每3~5天调整一次，根据血糖水平每次调整的剂量为1~4U，直到血糖达标。

(3)每日3次预混胰岛素类似物：根据睡前和三餐前血糖水平进行胰岛素剂量调整，每3~5天调整一次，直到血糖达标。

(4)采用胰岛素泵：是胰岛素强化治疗的一种形式，需要使用胰岛素泵来实施。

3.其他降糖治疗简介

(1)胰高糖素样肽-1(GLP-1)受体激动剂。

(2)手术治疗。

(三)2型糖尿病的综合治疗

2型糖尿病患者除降糖治疗外，还应该综合控制血压、血脂和抗凝，综合治疗的原则(见图3-7)。对每例患者都应该筛查和处理这些问题，不可遗漏。

1.降压治疗 控制目标为<130/80毫米汞柱(1毫米汞柱=0.133千帕)，首选血管紧张素转换酶抑制剂(ACEI)或血管紧张素Ⅱ受体抑制剂(ARB)。

2.调脂治疗 降低LDL-C作为首要目标。

(1)已罹患心血管疾病的糖尿病患者：都应该使用他汀类调脂药，LDL-C降至2.07毫摩尔每升(80毫克/分升)以下或较基线状态降低30%~40%。

(2)没有心血管疾病且年龄在40岁以上者：如果LDL-C>2.5毫摩尔每升或总胆固醇>4.5毫摩尔每升，使用他汀类调脂药；年龄在40岁以下者，如同时存在其他心血管疾病危险因素(包括高血压、吸烟、白蛋白尿、早发性心血管疾病家族史及估计的心血管疾病整体危险性增加),亦应开始使用他汀类药物。

(3)如果 TG>4.5 毫摩尔/每升(400 毫克/分升),应先用降低 TG 为主的贝特类药物治疗。

3.阿司匹林用于心血管疾病的二级预防/一级预防凡有适应证者,都应该开始和维持阿司匹林治疗。

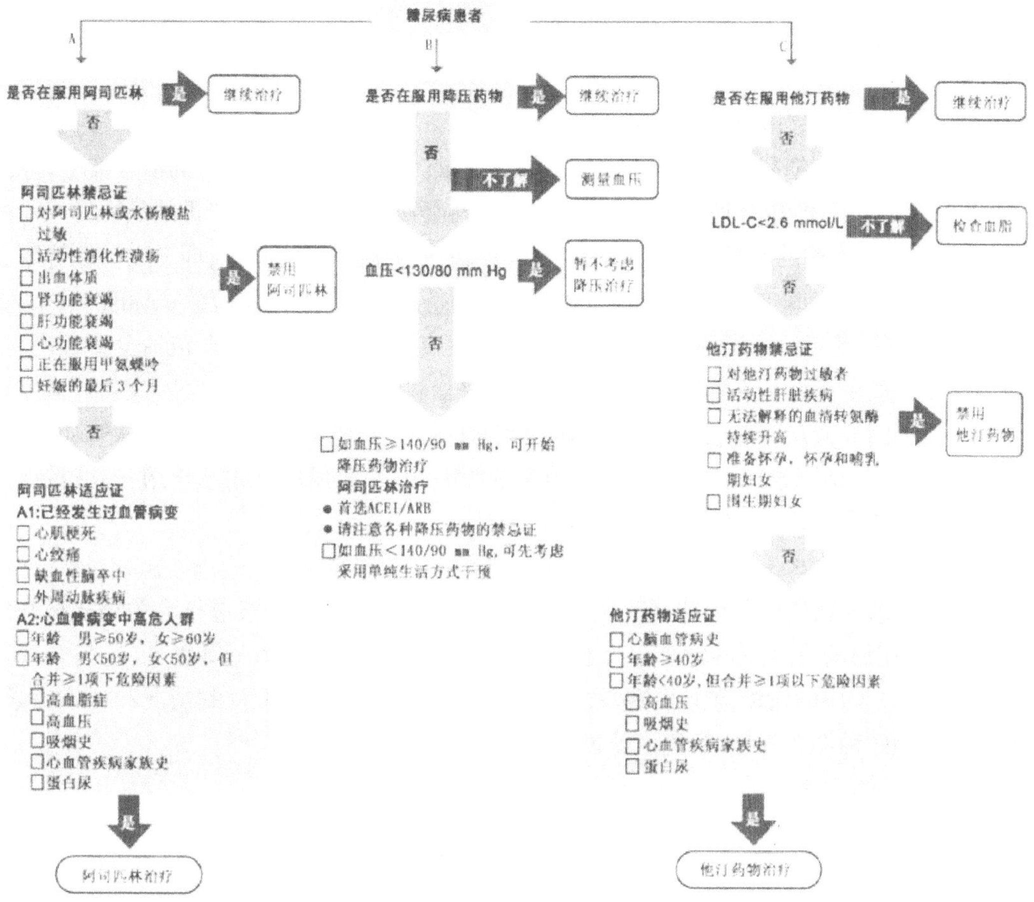

注:A1 二级预防;A2 一级预防;1 mm Hg=0.133 kPa;ACEI 血管紧张素转换酶抑制剂;ARB 血管紧张素Ⅱ受体抑制剂

图 3-7　2 型糖尿病患者综合降脂、降压、抗凝筛查和治疗流程

五、老年糖尿病

(一)老年糖尿病的定义

老年糖尿病是指年龄在 60 岁以上的糖尿病患者，包括在 60 岁以前发病，现在已超过 60 岁的患者。根据 2007~2008 年全国糖尿病流行病学调查结果,我国 60 岁以上的老年人糖尿病的患病率达 20%以上。

(二)老年糖尿病的特点

1.患病率高,多为 2 型。

2.往往合并多种代谢异常,心血管疾病的风险高。

3.糖尿病病情隐匿,多在查体或检查其他疾病时发现,部分老年糖尿病以并发症为首发表现。

4.慢性并发症发生率、致残率和死亡率较高。

5.老年人常伴渴感减退或消失,认知能力下降,急性并发症尤其是高血糖高渗综合征和心脑血管意外等更多见,易造成多器官功能衰竭,甚至死亡。

6.老年糖尿病还可有一些特殊表现,如糖尿病性肌病、精神心理改变、多汗、神经性恶病质和认知功能减退等。

(三)老年糖尿病的治疗

1.治疗目标:老年糖尿病的治疗应该采取因人而异、分层管理、严宽结合的治疗策略。原则上,对于糖尿病病程短、生存期长、无严重微血管或大血管并发症和没有严重的低血糖风险的患者,在严密监测血糖的前提下,尽可能地将患者的血糖控制在理想状态,即 FPG<7.2 毫摩尔每升,餐后血糖<10 毫摩尔每升,HbA1c<7.0%;对不具备上述条件的患者应放宽标准。

2.治疗方案:老年糖尿病患者的饮食和运动方案应个体化。考虑因素包括全身状况、生活习惯和社会经济状况。药物的选择需要考虑到高血糖的程度和特点(空腹或餐后血糖升高)、降糖药物的效力及特点、药物的安全性、患者自身的心、肝、肾和胃肠功能、认知功能、监测及支持条件、价格因素以及对最终结果的影响等因素,并警惕药物相互作用,高度重视预防低严重血糖的发生。

(四)降糖药物临床使用原则

首先要了解药物的禁忌证和适应证;其次要把好基础治疗关,积极进行有关糖尿病基础知识的宣教,使患者有良好的饮食治疗和运动治疗基础,不能仅仅依赖降糖药;坚持合理用药;药物治疗过程中的血糖监测很重要,通过血糖监测可以了解血糖控制情况和影响因素,及时调整药物的种类和剂量,避免血糖过大的起伏波动。

六、糖尿病的管理

(一)建立糖尿病档案

初诊糖尿病患者要详细询问糖尿病病情,是否存在糖尿病并发症和糖尿病家族史。对已经诊断的糖尿病患者,复习以往的治疗方案和血糖控制情况,并进行以下检查:体格检查包括身高、体重、计算 BMI、腰围、血压和足背动脉搏动;实验室检查包括 FPG、餐后血糖、HbA1c、TG、总胆固醇、HDL-C、LDL-C、尿常规和肝肾功能;特殊检查包括眼底检查、心电图和神经病变相关检查。若具备检测条件,应检测尿微量白蛋白和尿肌酐。

(二)标准随访方案

HbA1c:HbA1c 是血糖长期控制最重要的评估指标(正常值 4%~6%),也是指导临床治疗方案调整的重要依据之一。在治疗之初,至少每 3 个月检测一次;一旦达到治疗目标值,可每 6 个月检测一次,至少每年检测一次。患有 Hb 异常性疾病的患者,HbA1c 的检测结果是不可靠的,应以空腹和/或餐后静脉血浆血糖为准。如果没有实验室,则可以应用指尖毛细血管血糖测定,但须定期校准;不能满足这些要求的单位应定期介绍患者到有条件的中心检查,或与上级中心实验室建立联系,转送标本。HbA1c 测定应采用糖尿病并发症预防研究(DCCT)曾使用过的标准化方法进行。每年至少进行一次肝肾功能、血脂、心电图、眼底、足病和。肾病检查。

(三)自我血糖监测

自我血糖监测是了解血糖是否达标的重要措施,也是减少低血糖风险的重要手段。指尖毛细血管血糖检测是最理想的方法,如没有便携式血糖仪,尿糖的检测包括定量尿糖检测也可接受。

自我血糖监测适用于所有糖尿病患者,特别是注射胰岛素的患者和妊娠糖尿病患者,必须进行自我血糖监测。对于那些没有使用胰岛素治疗的患者,鼓励进行自我血糖监测。

自我血糖监测的频率可根据治疗要达到的目标和治疗方式不同而不同。

根据血糖控制水平以及不同的治疗方案选择不同的血糖监测时间点。

根据患者不同的治疗方案和是否达标确定血糖监测的方案。

(四)尿糖的自我监测

虽然自我血糖监测是最理想的血糖监测手段,但有时受条件所限无法测血糖时,也可以采用尿糖测定来进行自我监测。尿糖的控制目标是任何时间尿糖均为阴性。但是尿糖监测对发现低血糖没有帮助。在一些特殊的情况下,如肾糖阈增高(如在老年人)或降低(妊娠)时,尿糖监测没有意义。尿糖监测难以做到精细降糖。

七、糖尿病的预防

对2型糖尿病,应提倡预防为主的方针。一级预防的目标是预防2型糖尿病的发生;二级预防的目标是在已诊断的2型糖尿病患者中,预防糖尿病并发症的发生;三级预防的目标是减少已发生的糖尿病并发症的进展、降低致残率和死亡率,并改善患者的生存质量。有人形容对糖尿病风险人群进行预防,就像改变一条小溪的流向一样简单容易;而预防糖尿病并发症就像要改变一条大江大河的流向那样复杂困难。我们的祖先提出了有远见卓识"上医治未病之病"观念,这在糖尿病预防中是极为重要的。

(一)高危人群的识别

全社会宣传糖尿病的防治知识非常重要,由于资源的制约,重点是对糖尿病高危人群进行防治。因此,识别高危人群非常重要。糖尿病高风险人群的定义见上述。推荐采用OGTT(FPG和2hPG)筛查糖尿病。进行OGTT有困难时,可筛查正常进餐前后的FPG或餐后2小时血糖。仅筛查FPG会有漏诊的可能。如果筛查结果正常,3年后应重复检查。

(二)强化生活方式干预预防2型糖尿病

对糖尿病高危人群应该进行糖尿病预防知识的普及教育,提倡积极健康的生活方式,肥胖的患者应该积极减肥,对糖尿病前期的人群应该采用强化的生活方式干预。

糖尿病前期是最重要的2型糖尿病高危人群,每年约有1.5%~10.0%的IGT患者进展为2型糖尿病。给予糖尿病前期患者适当干预可显著延迟或预防2型糖尿病的发生。中国大庆研究和美国预防糖尿病计划(DPP)研究中生活方式干预组推荐患者摄入脂肪热量<25%的低脂饮食,如果体重减轻未达到标准,则进行热量限制;生活方式干预组中50%的患者体重减轻了7%,74%的患者可以坚持每周至少150分钟中等强度的运动;生活方式干预3年可使IGT进展为2型糖尿病的风险下降50%左右。

因此,应建议糖尿病前期患者通过饮食控制和运动来减少发生糖尿病的风险,并定期随访以确保患者能坚持下来；定期检查血糖；同时密切关注心血管疾病危险因素（如吸烟、高血压和血脂紊乱等），并给予适当治疗。

（三）干预目标

1.使肥胖或超重者BMI达到或接近24千克/平方米，或体重至少减少5%~10%。

2.至少减少每日饮食总热量400~500千卡。

3.饱和脂肪酸摄入占总脂肪酸摄入的30%以下。

4.体力活动增加到250~300分钟/周。

八、糖尿病患者的双向转诊

（一）转诊目的

糖尿病患者适时地实施双向转诊的目的是为了确保得到患者安全和有效的治疗，最大限度地发挥基层医疗卫生机构和专科医疗机构各自的优势。

（二）转诊对象

1.转往上级医院

(1)初次发现血糖异常，病因和分型不明确者。

(2)儿童和年轻人（年龄<25岁）糖尿病患者。

(3)妊娠和哺乳期妇女血糖异常者。

(4)糖尿病急性并发症：随机血糖≥16.7毫摩尔每升伴或不伴有意识障碍（确诊的糖尿病酮症；疑似为糖尿病酮症酸中毒、高血糖高渗综合征或乳酸性酸中毒）。

(5)反复发生低血糖或发生过一次严重低血糖。

(6)血糖、血压和/或血脂不达标者：①血糖（FPG、餐后2小时血糖或HbA1c）控制不达标，调整治疗方案规范治疗3~6个月后HbA1c>8.0%者；②血压控制不达标，调整治疗方案并规范治疗3个月后血压>130/80毫米汞柱；③血脂不达标，调整治疗方案并规范治疗6个月后LDL-C>2.6毫摩尔每升。

(7)糖尿病慢性并发症（视网膜病变、肾病、神经病变、糖尿病足或周围血管病变）的筛查、治疗方案的制定和疗效评估在社区处理有困难者。

(8)糖尿病慢性并发症导致严重靶器官损害需要紧急救治者（急性心脑血管病；糖尿病。肾病导致的肾功能不全；糖尿病视网膜病变导致的严重视力下降；糖尿病外周血管病变导致的间歇性跛行和缺血性症状；糖尿病足）。

(9)血糖波动较大，基层处理困难或需要制定胰岛素控制方案者。

(10)出现严重降糖药物不良反应难以处理者。

2.转往基层医疗卫生机构

(1)初次发现血糖异常者，已明确诊断和确定治疗方案。

(2)糖尿病急性并发症治疗后病情稳定。

(3)糖尿病慢性并发症已确诊、制定了治疗方案和疗效评估。

(4)经调整治疗方案，血糖、血压和血脂控制达标者：①血糖达标：HbA1c<7.0%；FPG<7.0毫摩尔每升；餐后2小时血糖<10.0毫摩尔每升；②血压达标：<130/80毫米汞柱；③血脂达标：LDL-C<2.6毫摩尔每升，或他汀类药物已达到最大剂量或最大耐受剂量。

基层医疗卫生机构与上级医院双向转诊模式(见图 3-8)。

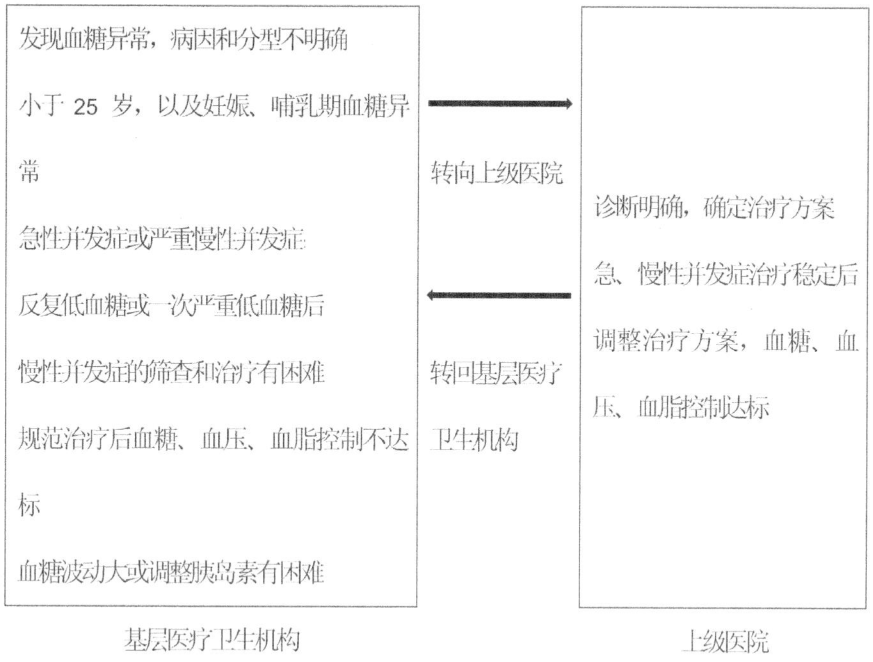

图 3-8 基层医疗卫生机构与上级医院双向转诊

(三)转诊流程

1.有糖尿病急性并发症或急性靶器官损害者(见图 3-9)基层医疗卫生机构全科医生接诊后:

(1)迅速评估病情,同时呼叫急救车,给予紧急处理:如吸氧、建立静脉通路、对症用药,与家属沟通并填写病情记录及转诊单,由家属、全科医生和(或)护士及急救人员共同将患者转送至上级医院。评估及救治情况详细记录于健康档案接诊记录中。

(2)两周内随诊患者病情,记录在健康档案接诊记录中。

(3)病情稳定后,患者持上级医院治疗方案转回基层医疗卫生机构,全科医生继续随诊管理,必要时与专科医生联系。

2.无急性并发症和急性靶器官损害 全科医生接诊初步评估病情,填写转诊单及病情记录,向患者或家属交代转诊事宜,患者到上级医院就诊,两周内了解患者转诊情况,明确诊断及治疗方案后转回基层医疗卫生机构继续随诊管理。

对存在认知障碍或行动困难者,向患者及家属交代转诊事宜,在家属的陪护下转往上级医院。

第九节 重性精神疾病

2009 年,中国疾病预防控制中心精神卫生中心数据显示。中国各类精神疾病患者人数

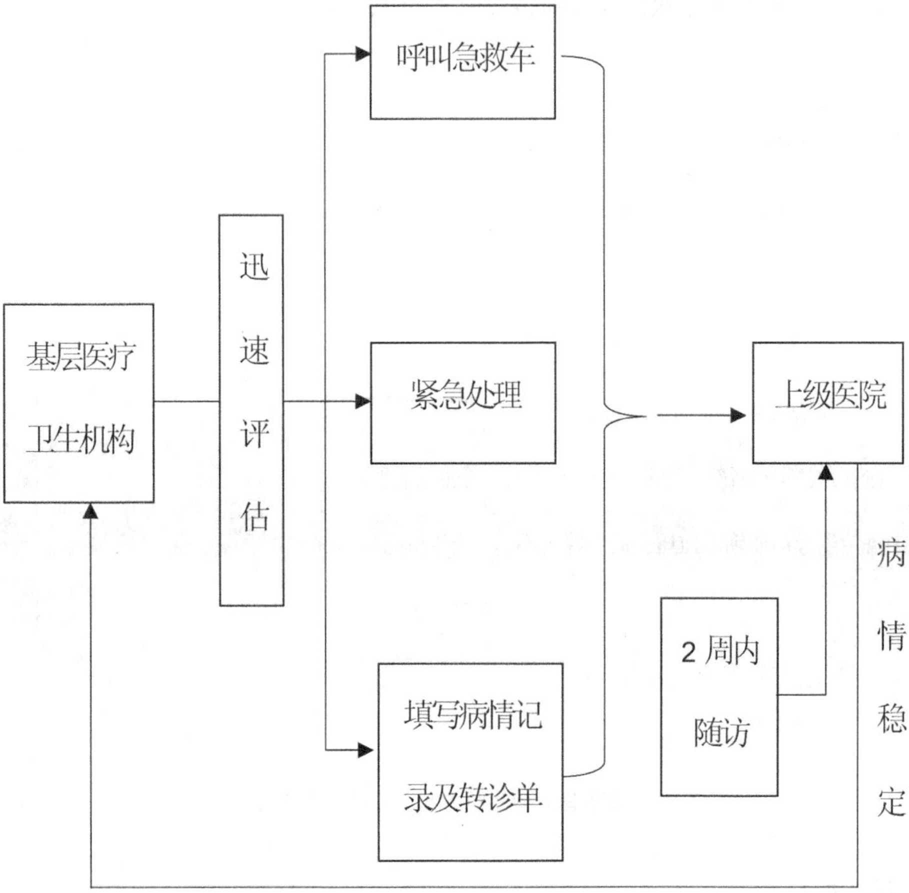

图 3-9　糖尿病急症转诊流程图

在 1 亿人以上，重性精神疾病患者人数已超过 1600 万，精神疾病在我国疾病总负担中排名首位，约占疾病总负担的 20%，预计到 2020 年，这个比率将上升至 25%。全国至少有 5600 万各类精神障碍患者尚未接受过任何医疗服务。重性精神疾病患者，仅有 1/4 接受过正规的精神科医疗服务。2004 年“686”项目的实施推动了我国精神疾病三级防治网络的建设，启动了如社区精神疾病患者康复站、工疗站、家庭病床等多种形式的社区精神康复服务，探索了政府领导、多部门合作、社会参与、社区卫生服务机构为载体、多功能团队主导的关注患者功能恢复和优势发展的连续性精神卫生服务模式。从 2009 年开始，国家将重性精神疾病患者的社区管理纳人基本公共卫生服务项目，重性精神疾病患者的社区管理在全国得以普遍开展，但由于此项服务不仅涉及精神卫生专科服务，还涉及政府和社会服务。各地服务差异较大，重性精神疾病患者所带来的社会问题依然严峻。

一、重性精神疾病概述

神经系统疾病发生于中枢神经系统、周围神经系统、植物神经系统的以感觉、运动、意识、植物神经功能障碍为主要表现的疾病。各种病因均可引起神经系统疾病，包括感染、中毒、遗传缺陷、营养障碍、免疫损伤、代谢紊乱、内分泌紊乱、先天畸形、血液循环障碍、异常增生等。

1.分类 按部位分类分为中枢神经疾病、周围神经疾病、植物神经疾病以及肌病等。

2.诊断 神经系统疾病的诊断包括定位诊断、定性诊断和病因诊断，往往要先做出定位诊断，即指出病损在神经系统的具体部位。在神经系统疾病的诊断方面，病史和体格检查十分重要，脑脊液检查和其他实验室检查、肌电图、脑电图也往往能提供重要线索。神经系统影像学检查在一些疾病的诊断上有重要作用。

3.治疗 病因明确、病原体可消除的疾病(如流行性脑膜炎)可采取适当的治疗措施治愈。有些免疫性疾病可用免疫抑制药治疗。有些畸形可用手术治疗。许多变性病、代谢病无特殊治疗，多为对症治疗。

(一)精神分裂症

1.概述 精神分裂症是以思维、情感、行为之间互不协调，精神活动脱离现实环境，即“精神分裂”现象为主要临床特征的精神病。精神分裂症到目前为止病因未明，患病率男女相等，男性一般常在17~30岁开始起病，女性在20~40岁开始起病，病程呈反复发作、迁延趋势。

2.临床表现

1)特征性症状

(1)联想障碍：思维联想过程缺乏连贯性和逻辑性，是精神分裂症最具有特征性的症状，其特点是病人在意识清楚的情况下，思维联想散漫或分裂，缺乏具体性和现实性。最典型的表现为破裂性思维，即病人的言语或书写中，语句的文法结构虽然无异常，但语句之间、概念之间，或上下文之间缺乏内在意义上的联系，因而失去中心思想和现实意义。

(2)情感淡漠：情感反应与思维内容以及周围环境的不协调，是精神分裂症的重要特征。最早涉及的是较细致的情感，随着疾病的发展，病人的情感体验日益贫乏，对一切无动于衷，可见到情感倒错，如病人流着眼泪唱愉快的歌曲、笑着叙述自己的痛苦和不幸，或对某一事物产生对立的矛盾情感。

(3)意志行为障碍：在情感淡漠的同时，病人的活动减少，缺乏主动性，行为被动、退缩，即意志活动低下。不主动与人来往，对学习、生活和劳动缺乏积极性和主动性，行为懒散。随着意志活动越来越低，病人日益孤僻，脱离现实。

2)其他常见症状

(1)幻觉和感知综合障碍：幻觉见于半数以上的病人，最常见的是幻听，主要是言语性幻听，幻视也不少见。感知综合障碍在精神分裂症患者中并不少见。人格解体在精神分裂症中有一定特点，如病人感到脑袋离开了自己的躯干，有时此类的体验较复杂、抽象，如病人诉述丧失了完整“我”的感觉，“我”分裂成两个或三个，自己是其中一个，只有部分精神活动和肉体活动受自己的支配等。

(2)妄想：妄想是精神分裂症最常见的症状之一，内容上以被害妄想、关系妄想、影响妄想最为常见。此外，还可见疑病、钟情、自责自罪、嫉妒等妄想。

(3)紧张症综合征：此综合征最明显的表现是紧张性木僵，病人缄默、不动、违拗或呈被动服从，并伴有肌张力增高。病人的姿势极不自然，如病人卧在床上，头与枕头间可隔一距离(空气枕头)，也有日夜不动地闭目站立。可见蜡样屈曲，病人的任何部位可随意摆布并保持在固定位置。有时可突然出现冲动行为，即紧张性兴奋：病人行为冲动，动作杂乱，做作或带有刻板性。

3.临床类型

(1)偏执型(妄想型)：本型为精神分裂症中最多见的一型，一般起病较缓慢，起病年龄多在青壮年或中年，其临床表现主要是妄想、幻觉、感知障碍，但以妄想为主。情感和行为常受幻觉或妄想的支配，表现疑惧，甚至出现自伤或伤人行为。本型自发缓解者少，治疗效果好。

(2)青春型：多见于青春期，起病缓急常与始发年龄相关，始发年龄越早，起病就越缓慢，病情发展呈阵发性加剧；始发年龄越晚，起病就越急骤。临床主要表现：思维障碍表现为言语杂乱、内容离奇，难以为人理解；情感障碍表现为情绪波动大、喜怒无常；行为障碍表现为动作幼稚、愚蠢。此外，也可能有妄想和幻觉。此型病程发展较快，但如及时治疗，效果较好。

(3)紧张型：本型较为少见，起病较急，多在青壮年期发病。其临床表现主要是：紧张性木僵，病人不吃、不动，也不说话；有时会从木僵状态突然转变为难以遏制的兴奋躁动，交替进行。本型可自行缓解，治疗效果也较理想。

(4)单纯型：本型较为少见，起病隐匿，发展缓慢，多在青少年期发病。早期可表现为类似神经衰弱症状，如精神萎靡、失眠等，然后逐渐出现孤僻、懒散、兴致缺失、情感淡漠和行为古怪，以致无法适应社会需要，但没有妄想、幻觉等症状，病情严重时精神衰弱日益明显。本型预后较差。

4.治疗和预防

对精神分裂症的治疗，目前主要以药物治疗为主，以减少精神不良刺激、支持性心理治疗和改善家庭社会环境为辅。

1)药物治疗：初发或复发的急性期，可使用抗精神病药物氯丙嗪 300~400 毫克/天，或奋乃静 40~60 毫克/天。药物的用量均以用较小剂量达到控制精神症状为原则，一般在 10 天至两周达到治疗剂量，疗程 2~3 个月。症状得到控制一段时间后，再缓慢减量。在上述基础上，以能保持最佳恢复状况的最小剂量给予 1~2 年或更长的维持治疗。

2)心理治疗和对家庭的心理卫生教育：国内外的调查资料均表明，家庭成员对病人的不正确态度和生活中的各种不良刺激均可使精神分裂症的病情加重或复发，其预后与家庭的照顾关系最大。对病人家庭进行心理卫生教育，对病人进行支持性的心理治疗和社交技能方面的训练，改善病人在家庭和周围环境中的人际关系，可以明显地降低其复发率。

3)预防控制。

(1)开展遗传咨询：对已处于婚育年龄的精神分裂症病人，在症状没有消失以前，应建议避免结婚和生育，特别是当双方都患过精神分裂症时尤其如此。

(2)开展社区精神卫生宣传：早发现、早治疗。精神分裂症的发生和复发与周围环境中的不良精神刺激有一定的关系，因此，营造一个友爱的人文环境是非常重要的。

(3)预防复发：精神分裂症的复发率很高，且复发次数越多，疾病所造成的精神缺损也越严重，给病人、家庭、社会造成的负担也越大。因此，一旦患了精神分裂症，就要千方百计地在预防复发方面采取措施，即在未复发的情况下采取措施：①坚持维持量服药治疗是最有效的预防复发措施。大多数精神分裂症的复发与自行停药有关，坚持维持量服药的病人复发率为

40%，而没坚持维持量服药者复发率高达80%。因此，病人和家属要高度重视维持量服药治疗；②及时发现复发的先兆，及时处理。精神分裂症的复发是有先兆的，只要及时发现，及时调整药物和剂量，一般都能防止复发；③坚持定期门诊复查，使病人经常处于精神科医生的医疗监护之下，及时根据病情变化调整药量。通过咨询和心理治疗解除病人在生活、工作和药物治疗中的各种困惑，这对预防精神分裂症的复发也有着重要作用；④减少诱发因素。家属及周围人要充分认识到精神分裂症病人病后精神状态的薄弱性，帮助病人安排好日常的生活、工作、学习，使病人在没有心理压力和精神困扰的环境中生活。

（二）分裂情感性障碍

1.概述 分裂情感性障碍是指精神分裂症和躁郁症两种病同时存在或交替发作，症状又同样典型，反复发作的一组精神病。该病患者同时存在精神分裂症和情感性精神病症状，有诱发应激因素，起病较急，多在青少年期或进入成年期发病，但未发现在性别、种族、地域、社会阶层中有相关联系。

2.临床表现

（1）有典型的抑郁或躁狂病象，同时具有精神分裂症症状。这两种症状同时存在，或先后在发病中出现。

（2）病程呈间歇发作，症状缓解后不留明显缺陷。

（3）起病较急，发病可存在应激诱因，病前个性有明显缺陷，部分患者可有分裂症、躁郁症家族史。

（4）发病年龄以青壮年多见，女性多见于男性。

3.临床分型

（1）躁狂型。

（2）抑郁型。

（3）混合型。

4.治疗及预防

（1）分裂情感性躁狂的治疗：最常用的精神药物是氯氮平、氯丙嗪、利培酮或奥氮平。此外锂盐或卡马西平、丙戊酸钠对部分双相性分裂情感障碍的患者可单独或合并使用。有资料提示氟哌啶醇和锂盐合用，血锂浓度上升，可导致明显的神经系统中毒症状。为了较迅速地控制兴奋，可加用苯二氮卓类药物，如氯硝西泮。

（2）分裂情感性抑郁的治疗：此类型用抗精神病药物治疗，临床上观察到抑郁症状可随精神病性症状的改善而消失。如精神病性症状消失后，抑郁症状仍存在，且排除非神经阻滞剂的副作用后，可采用抗抑郁剂治疗，逐渐加量，用量与治疗原发性抑郁相同。

（3）维持治疗：在急性发作性症状缓解后，需要进行维持治疗。锂盐对分裂情感性抑郁的作用不如分裂情感性躁狂，抗精神病药物使用的原则同分裂情感性躁狂。在维持治疗阶段如出现抑郁发作，可联合使用抗抑郁药物。

（三）偏执性精神病

1.概述 偏执性精神病是以意识清晰、有持续性妄想为主要临床症状的一类精神疾病，其中妄想内容不固定，可伴有幻觉产生，患者人格保持相对完整，社会适应功能在相当程度上良好,从临床表现来看既非精神分裂症,亦不是心境障碍。偏执性精神病不能考虑为器质性脑病,而是偏执性精神障碍的一种。该病多在30~40岁发病,以女性发病较为常见,并以未婚者居多。偏执性精神病的病因可能是个人心理素质与社会因素,患者发病前常有主观、自卑、多疑等心理状态。

2.临床表现 偏执性精神病的症状有相当大的差异,在观点上学者之间也有差异,这主要是由于对本病的研究缺乏确切的临床实践和长期的随访观察。偏执性精神病包括了所有的妄想在内,涉及众多具有妄想的精神病患者。正因为患者具有幻想性妄想和幻觉,并且思维障碍受限较小,有较少的人格衰退,因此具有社会交往的能力和良好心境,同偏执狂相比,妄想结构和系统性均较差。

3.临床分型 根据临床的主要表现,偏执性精神病可分为以下四个亚型

(1)系统性精神偏执症:这一型与偏执狂难以鉴别,需要经长期随访。

(2)夸大性精神偏执症:妄想以夸大最突出。

(3)虚构性精神偏执症。

(4)幻想性精神偏执症:这一型最为少见。患者病程为缓慢进行性的,随着时间的进展,妄想结构趋向片段化,患者的社会交往能力可能保持相对较好,但无明显的精神衰退现象。有学者认为,这类患者可看作是精神分裂症的特殊亚型。

4.治疗与预防 抗精神病药发展到今天,尚无可供偏执性精神病选用的制剂,一般与精神分裂症偏执型的治疗相同。由于这些患者意识清晰,妄想不荒唐,某些内容接近现实,但患者无自知力,难以建立良好的医患关系来接受治疗。当患者出现兴奋、激越、攻击或影响社会治安行为时,可采取强制性治疗。也可以患者某些躯体症状为缺口,打开局面,进行抗精神病药治疗。总之,医生要随机应变落实治疗计划。

心理治疗也有报道,但相当困难。关键问题是患者对治疗不信任,不能按期与心理医生会面,治疗安排障碍重重。

(四)双相障碍

1.概述 双相障碍是情感性精神障碍中的一类,是以抑郁发作与躁狂(或轻躁狂)发作交替出现,或躁狂、抑郁混合发作为特征的一类精神障碍。躁狂发作比轻躁狂发作严重,可以出现幻觉、妄想等精神病性症状,对患者的生活、工作、人际交往等社会功能造成严重损害,患者甚至会出现伤人毁物等冲动攻击行为。一般持续数天到数月,治疗后一般可较快控制,预后大多较好,但也有部分患者出现慢性化。

2.临床表现

1)抑郁状态:既往曾将抑郁发作的表现概括地称为"三低",即情绪低落、思维迟缓和意志消沉。这三种症状是典型的重度抑郁的症状,但不一定出现在所有的抑郁症患者中。

(1)情绪低落:患者体验到情绪低、悲伤,情绪的基调是低沉、灰暗的。患者常常诉说自己心情不好,高兴不起来。抑郁症患者常常可以将自己在抑郁状态下所体验的悲观、悲伤情绪与丧亲所致的悲哀区别开来,这就是在抑郁症状中常提到的"抑郁的特殊性质",它是区别"内源性"和"反应性"抑郁的症状之一。在抑郁发作的基础上患者会感到绝望、无助与无用。①绝望:对前途感到悲观失望,认为自己无出路。此症状与自杀观念密切相关,在临床上应注

意鉴别；②无助：是与绝望密切相关的症状，对自己的现状缺乏改变的信心和决心。常见的叙述是感到自己的现状如疾病状态无法好转，对治疗失去信心等；③无用：认为自己毫无价值，充满了失败，一无是处；认为自己对别人带来的只有麻烦，不会对任何人有用；认为别人也不会在乎自己。

(2)兴趣缺乏：是指患者对各种以前喜爱的活动缺乏兴趣，如文娱、体育活动，业余爱好等。典型者对任何事物无论好坏都缺乏兴趣，离群索居，不愿见人。

(3)乐趣丧失：是指患者无法从生活中体验到乐趣，或者快感缺失。

2)躁狂状态：基本特征是情感高涨、思维奔逸、活动增多，称为“三高”症状。本病多数为急性起病。部分病人可表现为轻躁狂，或躁狂发作后转为抑郁，或躁狂与抑郁混合发作。

(1)情感高涨：病人表现为愉快、轻松、乐观、热情，体验到周围的一切都很美好，自我感觉良好，精力充沛。情感高涨生动鲜明，与内心体验及周围环境相协调，有一定的感染力，常引起周围人的共鸣，这是躁狂症的一个特征性症状。有时情绪反应不稳定，具有明显的易激惹性，常因一些小事或要求未予满足或遭批评而大发脾气，甚至出现伤人毁物等行为。

(2)思维奔逸：病人联想过程明显加速，话多、声高、滔滔不绝，自觉“脑子非常灵活”，言语跟不上思维活动的速度。注意力不集中，话题常随境转移，可出现音韵联想。在情感高涨的背景上，自我评价过高，高傲自大，自命不凡。有些病人则态度傲慢，颐指气使，常以长官或权威自居，动辄教训和呵斥别人。也可出现关系妄想和被害妄想，一般历时短暂。

(3)精神运动性兴奋：病人社交活动增多，喜欢热闹场面，对人热情，与素不相识的人一见如故。好开玩笑，爱管闲事，整天忙忙碌碌，但办事缺乏深思熟虑，虎头蛇尾。经济上表现慷慨大方，滥买物品，造成浪费。性欲增强，睡眠需要减少，但面无倦容，精力充沛。有时易激惹，行为轻率，好接近异性，自知力早期丧失。躁狂发作时，病人活动增多与睡眠减少形成鲜明对比，体力与精力都显得特别旺盛。

(4)混合发作：通常在躁狂与抑郁快速转换时发生，病人既有躁狂的表现，又有抑郁的表现，如一个活动明显增多、讲话滔滔不绝的患者同时又有严重的消极抑郁的想法；又如有抑郁心境的病人可有言语和动作的增多。但这种混合状态一般持续时间较短，多数较快转入躁狂发作或抑郁发作。

3.治疗

1)药物治疗。

(1)锂盐：锂盐迄今仍是治疗躁狂状态的首选药物之一。锂盐最适用于典型的躁狂发作。这些患者以情感高涨为主要症状，伴有夸大、活动增多、睡眠需要减少等躁狂的典型行为表现。对此类患者锂盐的有效率可达 90%。

(2)丙戊酸盐：常用丙戊酸钠治疗，丙戊酸钠可以采用 20~30 毫克/千克的负荷剂量治疗，有可能在 13 天内就出现部分疗效。

(3)卡马西平：许多研究发现卡马西平是一种有效的抗躁狂药，其抑制作用在服药 4~8 周较为明显。

(4)Ca^{2+}通道拮抗剂：该药脂溶性差，难以进入血脑屏障，对于躁狂的治疗作用不如锂盐。

2)心理治疗：在药物治疗的同时，心理治疗也十分重要。目前认为抑郁障碍的心理治疗可以达到这样几个目的：①减轻和缓解症状；②恢复正常心理、社会和工作功能；③预防复发；④改善对服药的依从性；⑤矫正因抑郁或躁狂症状发作所产生的继发后果(如婚姻不睦、自卑等)。

(五)癫痫所致精神障碍

1.概述 癫痫所致精神障碍是指反复发作的脑异常放电导致的一组精神障碍。据报告，30%的癫痫患者有精神方面的问题，其中颞叶癫痫有精神症状及人格改变的较多。

2.临床特点

1)发作前精神障碍：典型表现为心境恶劣或抑郁。

2)发作时精神障碍：包括精神运动性发作、发作性情感障碍及短暂的精神分裂症样发作等。典型的表现往往是一种非抽搐的癫痫持续状态。诊断的关键是意识障碍与脑电图的典型异常。

3)发作后精神障碍：是指在癫痫发作后7天之内出现的精神症状。病程较短，一般不超过5天。以情感症状为主，表现为妄想性或情感性精神障碍；癫痫病程往往在10年以上；小剂量抗精神病药能迅速缓解症状。

4)发作间期精神障碍：常有以下几种类型：

(1)精神分裂症样精神病：常在癫痫抽搐控制后，出现幻觉、妄想等精神病性症状。与精神分裂症的区别在于其幻觉、妄想内容比较现实、缺少荒谬性，往往没有阴性症状(出现缺乏动力、缺乏精力、缺乏兴趣、缺乏情感、缺乏礼仪和缺乏社交等)，不会导致正常精神功能衰退或缺失。

(2)癫痫性人格改变：人格改变以情感反应最明显，具有“两级性”特点，一方面表现为易激惹、残暴、敌视、仇恨、冲动、敏感、多疑，另一方面表现为过分客气、温顺、亲切、赞美。其思维迟缓、黏滞、病理性赘述和内容贫乏。

(3)智能障碍：一般认为发病年龄越小，发作越频繁，越容易出现智能障碍。首先出现近记忆力减退，再影响远记忆力以及理解、计算、分析和判断能力。严重者进行性衰退，可发展成痴呆。同时伴有思维、情感和行为改变，出现黏滞性、暴发性的人格改变。

(4)神经症：癫痫患者可伴有焦虑症，表现焦虑、紧张、恐惧不安，并有焦虑性的生理症状，如心悸、恶心、腹部不适、气短、震颤等。强迫症是一种常见症状，强迫行为突出，常有反复清洗、反复检查、不停计数等行为，并伴有焦虑情绪。

(5)其他：心境障碍可有抑郁或轻躁狂发作、性功能障碍等。

3.诊断

(1)症状标准：符合器质性精神障碍的诊断标准；有原发性癫痫的证据；精神障碍的发生及其病程与癫痫相关。

(2)社会功能受损。

(3)分发作性和持续性两类病程：发作性精神障碍为一定时间内的感觉、知觉、记忆、思维等障碍，心境恶劣，精神运动性发作，或短暂精神分裂症样发作，发作具有突然性、短暂性反复发作的特点；持续性精神障碍为分裂症样障碍、人格改变或智能损害等。

(4)排除癔症、睡行症、精神分裂症、情感性精神障碍；排除感染或中毒继发性癫痫所致精神障碍。

(5)如系继发性癫痫,应按原发疾病所致精神障碍诊断。

4.治疗

(1)控制癫痫发作,应用抗癫痫药物(AEDs)治疗。

(2)针对精神病性症状,如幻觉、妄想、思维障碍等,选用诱发癫痫作用较小的抗精神病药。抗精神病药具有降低痉挛阈作用,以氟哌啶醇、舒必利、氨磺必利、利培酮、喹硫平影响较小,而氯丙嗪、氯氮平、泽旦平、洛沙平危险性较高。可逐渐增加剂量,但应用最低有效剂量,症状改善后递减药量,然后停药。疗程较短。

(3)抑郁状态时,采用抗抑郁药。选用药物时注意评估患者的危险因素、抗抑郁药物剂量与发作的关系。抗抑郁药物以5-羟色胺再摄取抑制剂(SSRIs)、吗氯贝胺、瑞波西汀诱发癫痫作用较小,而马普替林、异戊塞平影响较大。

(4)焦虑障碍可应用苯二氮卓类药物。

(5)智能障碍和人格改变的患者需加强教育和管理,采取康复措施。

(6)加强健康教育,与患者及家属建立良好的合作关系。

(7)心理治疗:帮助患者克服消极自卑心理,鼓励其参加工作、学习,保持有益的社会交往。常用治疗方法有支持性心理治疗、认知疗法及行为矫正治疗等。

(六)精神发育迟滞伴发精神障碍

1.概述 精神发育迟滞又称低能,是指个体在发育阶段(通常指18岁以前)精神发育迟滞或受阻,主要临床表现为智力低下和由此而导致的社会适应力下降。如伴发精神障碍,患者各方面的能力将进一步下降。若伴发精神障碍,符合精神分裂症者,仍诊断为精神分裂症;符合躁郁症者,仍诊断为躁郁症;符合癔症者,仍诊断为癔症。同时再诊断为精神发育迟滞。

2.临床分型

(1)精神发育迟滞合并精神分裂症为最常见的类型:在精神发育迟滞患者中,精神分裂症的患病率较一般人群高2~3倍,并且发病年龄早。精神发育迟滞共患的精神分裂症症状主要表现为与外界不交往、刻板、冲动。而正常智力者患精神分裂症的症状依次为:幻觉、被害妄想、逻辑障碍、思维松弛、紧张性行为、情感不适切、平淡、性行为不检点。精神发育迟滞共患的精神分裂症症状以行为、情感障碍为突出表现,智力正常者所患精神分裂症以认知障碍为主要表现。

(2)精神发育迟滞合并孤独障碍:表现有更严重的社交发育障碍和大量的社会行为偏移,其要获得语言和学习技能更为困难,预后较单纯精神发育迟滞者差。尽管精神发育迟滞者的智力水平低,但不回避人,无刻板固定的行为方式,不缺乏对人的情感反应,多数还主动交往,乐于助人;接受训练指导,其预后较同智力水平的孤独症者要好得多。

(3)精神发育迟滞合并情感障碍:其症状不典型,尤其缺乏思维活跃、思维奔逸的表现,也缺乏在情感高涨背景下表现的幽默和引人共鸣的感染力,而突出表现为兴奋、活动多、话多、易激惹、好冲动。抑郁状态的症状则以活动减少、少语为主,并且其发作的周期性亦不如正常智力者患情感障碍时明显。

(4)精神发育迟滞合并癫痫:从癫痫类型分布中发现,20%癫痫患者表现为精神运动性发作。从临床上观察所见,智力水平越低者,其癫痫程度越重,控制癫痫发作越困难,合并的行为及个性障碍也越突出。

3.治疗

(1)病因治疗:有些精神发育迟滞病因明确,可以针对病因进行有效治疗。例如:①苯丙酮尿症,可采用大米、玉米淀粉、蔬菜、水果、羊肉等低苯丙氨酸饮食,并限制小麦、鱼、虾、乳类等含苯丙氨酸丰富的饮食摄入,可采用低苯丙氨酸水解蛋白治疗,常用量为每日 3~10 克;②半乳糖血症,应停止食用乳类食品,早期食用米麦粉或代乳粉、代乳类食品,并辅以多种维生素和无机盐;③对地方性呆小症应早期使用甲状腺素和碘;④先天性睾丸发育不全,可用丙酸睾丸酮 25 毫克,肌内注射,每周 2 次;⑤对先天性脑积水患儿做脑室分流术;⑥对先天性梅毒所致的精神发育迟滞进行青霉素驱梅治疗。

(2)对症治疗:由于很多精神发育迟滞病因不明,即使查明病因,目前也尚无特殊治疗手段,因此,对症治疗有时也是必要的。对伴有兴奋、躁动、幻觉、妄想者给予抗精神病药处理,如氯丙嗪、奋乃静、氟哌啶醇等;对伴有焦虑、烦躁不安者可予安定、佳乐定等抗焦虑药物治疗;对抽搐发作者可予抗癫痫药物治疗,如苯妥英钠、安定、硝基安定等;此外,使用谷氨酸、维生素、脑磷脂等药物,可促进大脑代谢,改善和提高智能。

(3)外科治疗:对某些伤残、畸形进行手术治疗可以改善器官的功能,如舌系带过短、唇裂、腭裂等。

(4)教育、训练:对精神发育迟滞的教育和训练应尽早开展,持之以恒,创造条件做到个体化。即按照患儿迟滞的程度和缺陷的方面制订特殊教育、训练的具体目标和计划。父母对患儿应有耐心,使他们能够逐渐适应周围环境,并安排简单的劳动。对轻度精神发育迟滞的患儿,应以教育为主,使其形成良好的生活习惯,学会一些劳动技巧,能独立生活;对重度精神发育迟滞患儿,应以护理为主,防止意外,避免伤残,预防感染。

4.康复及预防

(1)低能儿童的家庭生活指导原则:重视低能儿童的饮食是家庭生活指导的关键。增加含维生素 B1、维生素 B6、维生素 C、微量元素和谷氨酸、γ-酪氨酸丰富的食物,可促进脑细胞的代谢,提高智力,这对所有低能儿童都适用。除了明确不宜食用蛋白质、卵磷脂的疾病以外,对其他疾病,可多食用一些含蛋白质和卵磷脂丰富的食物,以改善大脑的生长发育。另外,对一些因先天性营养缺乏而智力低下的儿童,要有意识地增加所缺乏的营养,如甲状腺功能低下的宜补充甲状腺素。对患苯丙酮尿症的小儿,应控制食用含苯丙氨酸的食物,每天允许摄入苯丙氨酸每千克体重 15~30 毫克。患半乳糖血症的小儿,一经确诊,就应完全停用乳类及乳制品,以米粉、麦粉、豆浆为主食。肝豆状核变性的患儿,要控制含铜量高的食物,如猪肉、羊肉、肝脏、蟹、虾等,以选择低铜高蛋白食物为好。

(2)保护低能儿童的安全:这是家庭生活指导的重要一环。低能儿童缺乏对安全、危险的鉴别能力,而大多数低能儿童还是具有自我活动能力的,故对他们的安全不可忽视。对兴奋躁动的小儿,居室陈设应简单,金属制品、易碎易破物品、有锋利缺口的物品、可入嘴的物品都应清除;对患儿的活动范围也应有所限制,以避免发生摔伤、碰伤、烫伤等意外。对忧郁孤独的小儿,则不要让他们独居一室,因为这些患儿往往会因忧郁孤独产生一种消极悲观的情绪而出现意外。

(3)照顾低能儿童的生活:这也是家庭生活指导的主要内容。在低能儿童的家庭生活中,家长应给予多方面的关心和照顾,像饮食、衣着、大小便等都应精心管理,还要预防感染,避免讽刺、歧视、挑逗和刺激患儿,以免其发生冲动、破坏行为和自伤行为。

(4)重视低能儿童的智力开发:家长要及早进行语言、操作、观察、计算、想象、思维等方面的训练教育,这样做完全有可能使他们在这方面有所提高。

家长应及早培养低能患儿一两种劳动技能,以非智力和理解型的体力劳动为宜,例如缝纫、裁剪、木工等,以便在完成基础教育训练后,使其能及时顺利地走上工作岗位,适应社会生活,自力更生,自食其力。

二、重性精神疾病康复措施

重性精神疾病患者的康复措施主要包括:生活劳动能力、职业训练、学习能力、社会交往等方面的指导。

(一)生活劳动能力指导

1.个人卫生自理 帮助病人制订合理的生活制度,尽量由病人自己料理生活,家属可给予督促实施。督促病人自己整理被褥、床铺和打扫屋内卫生。培养其良好洗漱习惯,早晨洗脸刷牙,饭前便后洗手,梳理头发,睡前洗脚,不随地吐痰。保持衣着整洁,督促其每周洗澡,更换衣服、床单、被套,督促其理发及修剪指甲。

2.饮食护理 慢性精神病人的饮食护理原则是保证病人有足够的营养素摄入量,并注意营养搭配。暴饮暴食者应控制进食量,定量供给食品,督促病人细嚼慢咽。

3.睡眠护理 精神病人睡眠正常与否,与病情好坏或波动有密切关系。家属应经常向病人讲解有关睡眠的科普知识,帮助病人了解睡眠的生理功能和意义。教育和督促病人逐渐养成良好睡眠习惯,并为其营造安静的睡眠环境。帮助病人制订合理的作息时间表,午休控制在2小时内,其他时间不要过多卧床。白天为病人安排一些活动,如外出购物、看书、读报、家务劳动等;晚上按时服药,看电视不能太晚,保证每天有8~9小时或以上的睡眠时间。睡眠障碍的病人,应及时按医嘱使用适量催眠药物,避免病人在睡前服用兴奋性药物、刺激性饮料以及进行可能促进神经兴奋的交谈或剧烈活动等。

(二)职业技能训练指导

首先应确认病人的个体能力、技巧和兴趣,针对个体需要给予训练和有效的指导。家属应协助病人重新建立、发展有效解决问题的能力,在做法上不能过急,原则上必须是逐步和量力而行。

(三)学习技能训练指导

首先应训练病人掌握时间,即做事要有时间概念,如按时起床、按时上课或工作、按时读报等。其次训练病人在学习时要坐得住、听得进,而且多实践,积极参与讨论,培养自信。在训练过程中,家属的期望值不宜过高,不能操之过急,对病人的每一点进步都要给予肯定和表扬。

(四)社会交往指导

1.根据病人实际情况,设立合适的目标,明确生活目的,鼓励病人参加适当的社会活动,如加入老年之家、社区青年协会等,增加保护性环境中的社会往来,帮助病人恢复兴趣和爱好，使其逐渐树立自我价值观念，并在活动中获得快乐和价值感，提高人际交往和社会适应能力。

2.家属应与病人建立良好的关系 家属情绪与病人适应有关。当家属拒绝病人时会导致病人有罪恶感，认为别人对他是失望的，会加重病人的焦虑，降低自尊，有碍病人的好转。家庭内环境的稳定保证了包括家属在内的家庭成员精神上的健康成长。因此，家属在对病人进行训练的过程中应保持耐心细致的态度，多以鼓励支持为主，不能丧失信心。

3.训练过程中遵循循序渐进的原则 可先从简单的社交训练入手，如教会病人怎样主动与朋友打招呼，如何约亲属或朋友看电影、去公园、参观等，通过这些，适当地增加人际交往，循序渐进地提高社交技能。对病人的每一次社交活动都给予评价、分析和总结，共同制订下一个阶段的训练目标。如此反复进行，达到提高病人人际交往能力的目的。

第四章 传染性疾病管理

传染性疾病指的是以各种渠道传播至人体当中，进而对人体身心健康构成威胁的疾病。根据近年来的相关文献及新闻报道，国内常见的传染病包括乙型肝炎、丙型肝炎、小儿手足口病以及结核病等。传染性疾病多经血液、唾沫以及接触性传染等为主要传播途径。

第一节 概述

一、传染的概念

病原体侵入机体，削弱机体防御机能，破坏机体内环境的相对稳定性，且在一定部位生长繁殖，引起不同程度的病理生理过程，称为传染。表现有临床症状者为传染病。传染在机体内的发生、发展与转归的过程，称为传染过程。构成传染过程需要三个条件，即病原体的致病性、机体的反应性和外界环境的影响。

二、传染病的流行必须具备三个基本环节

传染源、传播途径和人群易感性三个环节必须同时存在，方能构成传染病流行，缺少其中的任何一个环节，新的传染都不会发生，不可能形成流行。

1.传染源 传染源是指体内带有病原体，并不断向体外排出病原体的人和(或)动物。

2.传播途径 病原体从传染源排出体外，经过一定的传播方式，到达与侵入新的易感者的过程，谓之传播途径。一般分为四种传播方式：水与食物传播、空气飞沫传播、虫媒传播、接触传播。

3.人群易感性 指人群对某种传染病病原体的易感程度或免疫水平。

三、传染病的基本特征

有病原体；有传染性；有流行性、地方性、季节性；有免疫性。

四、传染病分类

《中华人民共和国传染病防治法》规定管理的传染病分为甲类、乙类和丙类。

1.甲类传染病 是指鼠疫、霍乱。

2.乙类传染病 是指病毒性肝炎、细菌性和阿米巴痢疾、伤寒和副伤寒、艾滋病、淋病、梅毒、脊髓灰质炎、麻疹、百日咳、白喉、流行性脑脊髓膜炎、猩红热、流行性出血热、狂犬病、钩端螺旋体病、布鲁菌病、炭疽、流行性和地方性斑疹伤寒、流行性乙型脑炎、黑热病、疟疾、登革热。

3.丙类传染病 是指肺结核、血吸虫病、丝虫病、包虫病、麻风病、流行性感冒、流行性腮腺炎、风疹、新生儿破伤风、急性出血性结膜炎以及除霍乱、痢疾、伤寒和副伤寒以外的感染性腹泻病。

五、传染病的诊断方法与步骤

1.临床特点 病史及体检，包括起病方式，热程，伴随症状，皮疹形态，出疹时间，部位及顺序,有无黄疸,肝脾淋巴结肿大等。尤其注意某些传染病的特殊表现。

2.流行病学资料 患者居住地有无该病的发生和流行,有无到过该病疫区,有无接触该病的患者和病畜,年轻、职业,个人及周围环境的卫生状况,既往传染病史,预防接种史,是否处于发病季节。

3.实验室检查 血常规检查、尿常规检查、大便常规检查、病原体检查、免疫学检查、分子生物学检测等。

六、传染病治疗原则

1.治疗与预防相结合 一经确诊就应早期彻底治疗,有利于防止转为慢性;有助于消灭病原体,控制传染病的流行。治疗本身也是控制传染源的重要预防措施之一。在治疗患者的同时,必须做好隔离、消毒、疫情报告、接触者的检疫与流行病学的调查。

2.病原治疗与支持、对症治疗相结合 消灭病原体、中和毒素是最根本的有效治疗措施。支持与对症治疗是增强病原治疗、提高治愈率、促使病人早日恢复的重要措施,也是实施病原治疗的基础,两者不可偏废其一。

3.中西医治疗相结合,互为补充,促进疗效。

七、传染病治疗

(一)一般治疗

是指非针对病原体而针对机体具有支持与保护的治疗。

1.隔离 根据传染病传染性的强弱、传播途径的不同和传染期的长短,收住相应隔离病室,同时要做好消毒工作。

2.护理 病室保持安静清洁,空气流通新鲜,使病人保持良好的休息状态。良好的基础与临床护理,可谓治疗的基础。对休克、出血、昏迷、抽风、窒息、呼吸衰竭、循环障碍等专项特殊护理,对降低病死率,防止各种并发症的发生有重要意义。

3.饮食 保证一定热量的供应,根据不同的病情给予流质、半流质软食等,并补充各种维生素。

(二)病原与免疫治疗

1.抗生素治疗 在抗感染中抗生素的应用最为广泛。选用抗生素的原则是:

(1)严格掌握适应证,选用针对性强的抗生素。

(2)抗生素对病毒感染性疾病无效,不宜选用。

(3)用抗生素前需要做病原培养,并按药敏试验选药。

(4)多种抗生素治疗无效的未明发热患者,不宜继续使用抗生素;因抗生素的使用发生菌群失调或严重副作用者,应停用或改用其他合适的抗生素。

(5)对疑似细菌感染又无培养结果的危急病人,或免疫力低下的传染病患者可试用抗生素。

(6)预防性应用抗生素必须目的性明确。

2.免疫治疗

(1)抗毒素:用于治疗白喉、破伤风、肉毒杆菌中毒等外毒素引起的疾病。

(2)免疫调节剂:用于临床的有左旋咪唑、胎盘肽、白细胞介素-α 等。

3.抗病毒治疗

(1)金刚烷胺、金刚烷乙胺:可改变细胞膜表面电荷,阻止病毒进入细胞,适用于甲型流感的预防。

(2)碘苷(疱疹净)、阿糖腺苷、病毒唑等药:用于疱疹性脑炎、乙型脑炎、乙型肝炎、流行性出血热等疾病的治疗,此类药物可阻止病毒基因的复制。

(3)干扰素、聚肌胞等药:用于乙型肝炎、流行性出血热等疾病的治疗,此类药物通过抑制病毒基因起作用。

4.化学治疗 常用磺胺药治疗流行性脑脊髓膜炎,氯化喹啉、伯氨喹啉治疗疟疾。

(三)对症与支持治疗

1.降温 对高热病人可用头部放置冰袋、酒精擦浴、温水灌肠等物理疗法。

2.纠正酸碱失衡及电解质紊乱高热、呕吐、腹泻、大汗、多尿等所致失水、失盐、酸中毒等,通过口服及静脉输注及时补充纠正。

3.镇静止惊 因高热、脑缺氧、脑水肿、脑疝等发生的惊厥或抽风,应立即采用降温、镇静药物、脱水剂等处理。

4.心功能不全 应给予强心药、改善血液循环、纠正与解除引起心功能不全的诸因素。

5.微循环障碍 补充血容量、纠正酸中毒、调整血管舒缩功能。

6.呼吸衰竭 去除呼吸衰竭的原因,保持呼吸道通畅,吸氧,呼吸兴奋药,使用人工呼吸器。

(四)中医中药治疗

中医将传染性、流行性疾病称为“外感热病”、“温病”、“瘟疫”、“疫疠”,疫疠具有发病急骤、病情危笃、传染性强、易于流行的特点,疫病的流行推动了中医的发展。我国人民在几千年制伏瘟疫的过程中,积累了丰富的防治经验。据史料记载,从公元前674年我国最早记载霍乱病流行至鸦片战争,我国共发生大的传染病流行500多次,中医在与传染病的斗争中发展、提高,形成了自己的体系,积累了宝贵的经验;《黄帝内经》中就有五疫记载,清代温病学派崛起,创立卫气营血和三焦辨证,为防治传染性疾病提供了丰富的理论与经验。

传染病病机演变过程,是邪正相互斗争的过程,正胜则邪却;正虚则邪陷,中医不仅重视“邪气”在发病中的作用,更重要的是从正、邪关系的演变转化来认识、治疗传染病,注重权衡感邪轻重,正气盛衰的情况,辨证用药。《伤寒论》奠定了急性传染病辨证论治的理论和临床基础,伤寒学说可视为经典的传染病学说。清代温病学说的确立把中医学对传染病的诊断、辨证、治疗引向规范化、系统化,提出:“下不厌早,逐邪务尽,客邪贵乎早逐;治上焦如羽,治中焦如衡,治下焦如权;在卫汗之可也,到气才可清气,人营犹可透热转气,入血直须凉血散血”等,为今人治疗急性传染病提供了宝贵的辨证思维和临床指导。

中医对于传染病防治重视“邪气”对人体的危害,“祛邪”是治病常法,叶天士的“或透风于热外,或渗湿于热下,不与热相结,势必孤矣”,可以看作是中医治疗传染病的思想,以祛邪为主,但也重视“正可以胜邪”。疠气为害颇似火热之邪致病,具有一派热盛之象,其毒热较火热为甚,而且常夹有湿毒、毒雾、瘴气等秽浊之气,治疗上易采取清热解毒、芳香化湿等法来实现,如治瘟疫专方达原饮、清瘟败毒饮、增损双解散、升降散、十全苦寒救补汤,银翘散、桑菊饮、清营汤、犀角(代)地黄汤、神犀丹、安宫牛黄丸、青蒿鳖甲汤、加减复脉汤。治湿热病专方三仁汤、杏仁滑石汤、甘露消毒丹、蒿芩清胆汤等被临床证实治疗急性传染病有卓著疗效，现在仍是临床上常用的方药。

八、传染病的预防

针对传染病流行的三个基本环节，以综合性防疫措施为基础，认真贯彻预防的方针。主要预防措施如下：

1.管理传染源

(1)对患者和病原体携带者实施管理 要求早发现、早诊断、早隔离，积极治疗患者。

(2)对感染动物的管理与处理 对动物传染源应隔离治疗，必要时宰杀，并加以消毒。

2.切断传播途径 根据传染病的不同传播途径，采取不同防疫措施。

3.保护易感人群 提高人群抵抗力，有重点、有计划地预防接种，提高人群特异性免疫力。

第二节 麻疹

一、概述

麻疹是一种病毒性传染病，传染性强，多发生于易感儿童，尤以婴幼儿多见。一年四季均可发生，但常流行于冬、春两季，没有患过麻疹者皆易受染。患病后大都能获得持久免疫力。

二、流行病学

1.传染源 急性患者是唯一的传染源，从潜伏期最后1~2天至出疹后5天内都具有传染性。患者的口、鼻、咽、眼的分泌物均含有病毒，并随飞沫排出体外，故呼吸道飞沫为主要传播途径。四季均可发病，以冬春季最多6个月至5岁小儿发病率最高。病后有持久免疫力，再次发病者极少。

2.传播途径 麻疹病毒随飞沫进入被感染者的鼻咽和眼或直接被吸入气管、支气管，在局部的上皮细胞内繁殖，并经过淋巴管内的流动细胞到达局部淋巴结，继续繁殖并扩散到血流，形成第一次病毒血症。病毒进入血中淋巴细胞后被送到全身的淋巴组织、肝、脾器官，在这些组织和器官广泛增殖后再次进入血流，导致第二次病毒血症，引起广泛病变，全身皮肤和粘膜的毛细管内皮细胞亦被麻疹病毒所感染。

3.人群易感性 本病传染性极强，易感者接触后90%以上均发病。在人口密集而未普种疫苗的地区约每2~3年流行一次，1~5岁小儿发病率最高。麻疹疫苗使用后发病率已下降。但因免疫力不持久，故发病年龄后移。发病者在未接受疫苗的学龄前儿童。免疫失败的十几岁儿童和青年人中多见甚至可形成社区内的流行。

婴儿可从胎盘中得到母亲抗体，生后4~6月内有被动免疫力。以后逐渐消失，虽然绝大部分婴儿在9个月时血内的母亲抗体已测不出，但有些小儿仍可持续存在甚至长达15个月。会影响疫苗接种。易感母亲的婴儿对麻疹无免疫力，可在分娩前后得病。

三、临床表现

临床上以发热、上呼吸道炎症、结膜炎、口腔黏膜斑、全身斑丘疹为特征。主要病程可分为三期：

1.前驱期 上呼吸道炎症，眼、鼻黏膜症状如结膜充血、流泪、流涕、畏光、眼睑浮肿、咳嗽、声嘶、精神萎靡、食欲不振，同时伴有头痛和高热，第3~4天颊黏膜出现“麻疹黏膜斑”，白细胞一般减少。

2.发疹期 一般在发热第3~4天，黏膜发炎症状增强，皮疹先自耳后开始，然后颈、前额、发际等亦同时发疹，渐向面部、躯干、四肢、手掌和足底蔓延，约3~4日出齐，发疹期间体温可高达39~40摄氏度。两眼红肿，咳嗽加重，全身症状加重。皮疹开始时为丘疹状小红斑，然后融合呈不规则、大小不同的斑纹。

3.恢复期 皮疹出齐后按出疹顺序隐退，有糠皮样脱屑，留有棕褐色色素斑，随皮疹隐退，全身中毒症状减轻，热退，精神、食欲好转，咳嗽改善且痊愈，整个病程10~14日。

曾接种过麻疹疫苗或近期做过被动免疫的小儿，患麻疹症状较轻，发热不高，皮疹稀疏，病程亦短。

在出疹过程中，高热骤退，皮疹未出齐即突然隐没，或疹出齐后高热不降、鼻煽、气促、发绀等，应注意是否有并发症的发生，如支气管肺炎、心衰、喉炎等。

四、实验室检查

鼻咽分泌物涂片可见多核巨细胞。尿沉渣中可见包涵体细胞。直接荧光法可检出鼻黏膜、痰及尿沉渣细胞中麻疹病毒抗原。血清麻疹病毒IgM阳性(近1个月未种麻疹疫苗)，或在病后1个月血凝抑制抗体(IgG)效价较初期增加4倍以上。对疑有麻疹脑炎者可进行脑脊液检查。

五、诊断与鉴别诊断

1.风疹 全身症状较轻，起病后半天到1天出淡红色皮疹，手足心无皮疹。1~3天消退，无色素沉着。耳后枕部淋巴结肿大。

2.幼儿急疹 多见于6个月以下婴儿，发热3~4天后体温下降同时出皮疹，不留痕迹，与麻疹不难鉴别。

3.猩红热 前驱期短，无明显卡他症状，咽扁桃体红肿明显，皮疹细小，疹间无正常皮肤，有杨梅舌，疹后脱屑明显。

4.药疹 有用药史，无麻疹前驱症状，皮疹形态不一致，躯干少，四肢多，停药后即好。

5.鹅口疮 口腔白点较大，不均匀，容易刮掉，无全身症状。

六、治疗

1.一般治疗 卧床休息，房内保持适当的温度和湿度，常通风保持空气新鲜。有畏光症状时房内光线要柔和；给予容易消化的富有营养的食物，补充足量水分；保持皮肤、黏膜清洁，口腔应保持湿润清洁，可用盐水漱口，每天重复几次。一旦发现手心脚心有疹子出现，说明疹子已经出全，病人进入恢复期。密切观察病情，出现合并症立即看医生。

2.对症治疗 高热时可用小量退热剂；烦躁可适当给予苯巴比妥等镇静剂；剧咳时用镇咳祛痰剂；继发细菌感染可给抗生素。麻疹患儿对维生素A需要量大，世界卫生组织推荐，在维生素A缺乏区的麻疹患儿应补充维生素A。

七、预防

1.被动免疫 在接触麻疹后5天内立即给于免疫血清球蛋白，可预防麻疹发病；超过6天则无法达到上述效果。使用过免疫血清球蛋白者的临床过程变化大，潜伏期长，症状、体征不典型，但对接触者仍有潜在传染性。被动免疫只能维持8周，以后应采取主动免疫措施。

2.主动免疫 采用麻疹减毒活疫苗是预防麻疹的重要措施，其预防效果可达90%。虽然5%~15%接种儿可发生轻微反应如发热、不适、无力等，少数在发热后还会出疹，但不会继发细菌感染，亦无神经系统合并症。国内规定初种年龄为8个月，如应用过早则存留在婴儿体内的母亲抗体将中和疫苗的免疫作用。由于免疫后血清阳转率不是100%，且随时间延长免疫效应可变弱，所以4~6岁或11~12岁时，应第二次接种麻疹疫苗；进入大学的青年人要再次进行麻疹免疫。急性结核感染者如需注射麻疹疫苗应同时进行结核治疗。

3.控制传染源 要做到早期发现，早期隔离。一般病人隔离至出疹后5天，合并肺炎者延长至10天。接触麻疹的易感者应检疫观察3周。

4.切断传染途径 病人衣物应在阳光下曝晒，病人曾住房间宜通风并用紫外线照射，流行季节中做好宣传工作，易感儿尽量少去公共场所。

第三节 水痘

一、概述

水痘是由水痘–带状疱疹病毒（V–Z病毒）引起的急性传染病，全身症状轻微，以皮肤粘膜分批出现斑疹、丘疹、疱疹和结痂为特征。

二、流行病学

1.传染源 水痘患者为主要传染源，自水痘出疹前1~2天至皮疹干燥结痂时，均有传染性。

2.传播途径 主要通过飞沫和直接接触传播。在近距离、短时间内也可通过健康人间接传播。

3.人群易感性 普遍易感。但学龄前儿童发病最多。6个月以内的婴儿由于获得母体抗体，发病较少，妊娠期间患水痘可感染胎儿。病后获得持久免疫，但可发生带状疱疹。

三、临床表现

1.该病潜伏期为12~21日，平均14日。起病较急，年长儿童和成人在皮疹出现前可有发热、头痛、全身倦怠、恶心、呕吐、腹痛等前驱症状，小儿则皮疹和全身症状同时出现。

2.在发病24小时内出现皮疹，皮疹先发于头皮、躯干受压部分，呈向心性分布。最开始为粉红色小斑疹，迅即变为米粒至豌豆大的圆型紧张水疱，周围明显红晕，有水疱的中央呈脐窝状。黏膜亦常受侵，见于口腔、咽部、眼结膜、外阴、肛门等处。

3.在为期1~6日的出疹期内皮疹相继分批出现，皮损呈现由细小的红色斑丘疹→疱疹→结痂→脱痂的演变过程，脱痂后不留瘢痕。水疱期痛痒明显，若因挠抓继发感染时可留下轻度凹痕。体弱者可出现高热，约4%的成年人可发生播散性水痘、水痘性肺炎。

4.水痘的临床异型表现有：大疱性水痘、出血性水痘、新生儿水痘、成人水痘等。此外，若妊娠期感染水痘，可引起胎儿畸形、早产或死胎。

四、实验室检查

1.血象白细胞总数正常或稍增高。

2.疱疹刮片或组织活检，刮取新鲜疱疹基底物用瑞氏或姬姆萨染色检查多核巨细胞。

3.病毒分离在起病3天内取疱疹液做细胞培养，其病毒分离阳性率高，后用免疫荧光，酶联免疫吸附试验及放射免疫等方法鉴定。也可取新鲜疱疹内液直接做电镜检查。

4.血清抗体检测可用补体结合试验等方法测定。

五、诊断与鉴别诊断

1.根据有发热,皮肤分批出现斑疹、丘疹、水疱、结痂以及向心性分布,黏膜也可受累等特点,一般诊断不难。重症及并发细菌感染的病例,需与下列疾病鉴别:

(1)天花:虽然天花已经消灭,重型水痘可与轻型天花相似,但天花全身症状严重,发病3~4天出疹,皮疹为离心性,多见于头面、四肢,皮疹较密较大,多为圆形,中央微凹陷,大多为脓疱,同一部位皮疹大多为同一类型,愈后留有瘢痕。

(2)丘疹性荨麻疹:初为风团,很快风团消退,呈现坚实的水肿性红色丘疹,中心可有丘疱疹或水疱,剧痒,愈后易复发。

(3)脓疱病:好发于面部、四肢等暴露部位,初起为水疱,继而成脓疱,结痂较厚。

2.在不典型病例或继发感染的病例,可进行以下检查以确定诊断:

(1)抗体检测:在水痘发疹后7~10天血清中即可发现有中和抗体及补体结合抗体,约在14天达最高峰,持续数周后再逐渐下降,补体结合抗体下降得比中和抗体快,经一年后就不能测出,而中和抗体可持续数年,甚至终身,因此补体结合抗体的滴度检测可辅助诊断。

(2)电子显微镜观察:疱液电子显微镜观察VZV呈砖形,直径为150~200纳米,有立体对称的衣壳。

(3)组织培养:疱液组织培养也可确定VZV,但耗时长,可靠性差,一般不用。

(4)VZV抗原检测:刮取疱底组织涂片,免疫荧光染色可确定VZV抗原。

(5)PCR检查:疱液、疱底组织刮取物、脑脊液等PCR扩增检测VZVDNA,具有快速、方便的优点,特别适用于VZV性脑膜脑炎的快速诊断。

六、治疗

1.患儿应早期隔离,直到全部皮疹结痂为止,一般不少于病后两周。与水痘患者接触过的儿童,应隔离观察3周。该病无特效治疗方法,主要是对症处理及预防皮肤继发感染,保持清洁,避免抓搔。加强护理,勤换衣服,勤剪指甲,防止抓破水疱继发感染。积极隔离患者,防止传染。

2.局部治疗以止痒和防止感染为主,可外搽炉甘石洗剂,疱疹破溃或继发感染者可外用1%甲紫或抗菌素软膏。继发感染全身症状严重时,可用抗生素。忌用皮质类固醇激素,以防止水痘泛发和加重。

3.对免疫能力低下的播散性水痘患者、新生儿水痘或水痘性肺炎、脑炎等严重病例,应及早采用抗病毒药物治疗,阿昔洛韦是目前治疗水痘–带状疱疹的首选抗病毒药物,但须在发病后24小时内应用效果更佳。或加用α–干扰素,以抑制病毒复制,防止病毒扩散,促进皮损愈合,加速病情恢复,降低病死率。

七、预防

控制感染源,隔离患儿至皮疹全部结痂为止,对已接触的易感儿,应检疫3周。对免疫功能低下、应用免疫抑制剂者及孕妇,若有接触史,可使用丙种球蛋白,或带状疱疹免疫球蛋白,肌肉注射。水痘减毒活疫苗是第一种在许多国家被批准临床应用的人类疱疹病毒疫苗,接种后的随访观察发现水痘疫苗对接种者具有较好的保护率。

第四节 风疹

一、概述

风疹是由感受风热时邪引起的一种急性出疹性时行疾病,以轻度发热,咳嗽,全身皮肤出现细沙样玫瑰色斑丘疹,耳后及枕部臀核(淋巴结)肿大为特征。1~5岁小儿多见。患病后可获得持久性免疫。孕妇在妊娠早期若患本病,常可引起流产,或导致先天性心脏病、白内障、脑发育障碍等疾病。风疹的病机为时邪自口鼻而入,主要侵犯肺卫,外透肌肤而发病。病位在肺卫,病性属实属热。本病症状很轻,极少发生变证,预后良好。

二、流行病学

1.传染源 风疹病人、无症状带毒者和先天性风疹患者都是本病的传播源,风疹的潜伏期为14~21天。

2.传播途径 一般通过咳嗽、谈话或喷嚏等传播。

3.人群易感性 人群对风疹病毒普遍易感,感染后能获得持久的免疫力。6个月以内婴儿因有来自母体的抗体获得抵抗力,很少发病,但在1岁内随月龄增长而抗体消失后成为易感者,故本病多见于1~5岁儿童。

三、临床表现

1.前驱期 接触风疹患者10~21日后开始发热38~39摄氏度,持续1~2日,可出现喷嚏、流涕、音哑、头痛、眶后疼痛、结膜充血、食欲不佳、呕吐、腹泻等症,总的来说症状轻微。

2.出疹期 发热1~2日即出现斑丘疹,由面部、躯干至四肢1日即出透,但手掌足跖大都无疹,出疹早期稀疏,晚期可有融合但少见,皮疹多于2~3日隐退,留有细小脱屑及淡色素沉着,此期发热、上呼吸道炎症均轻。耳后、颈后、枕后淋巴结肿大对本病诊断有帮助,皮疹出透后淋巴结开始渐小,疹退随之全身症状亦消退。本病极少有并发症。

四、实验室检查

1.血常规检查 白细胞总数减少,分类淋巴细胞相对增多。

2.直接免疫荧光试验法 在咽部分泌物中可查见病毒抗原。

3. 血清学检测风疹病毒抗体 特异性IgM增高或双份血清IgG抗体滴度>4倍以上时可确诊。

五、诊断与鉴别诊断

风疹患者的皮疹形态介于麻疹与猩红热之间,因此应着重对此三种常见的发热出疹性疾病进行鉴别诊断。此外,风疹尚需与幼儿急疹、药物疹、传染性单核细胞增多症、肠道病毒感染,如柯萨奇病毒A组中2、4、9、16型及B组中1、3、5型,埃可病毒4、9、16型感染相鉴别。先天性风疹综合征还需与宫内感染的弓形体病、巨细胞病毒感染、单纯疱疹病毒感染相鉴别。此三种胎内感染与先天性风疹有相类似的症状。

六、治疗

1.一般对症疗法 风疹患者一般症状轻微,不需要特殊治疗,主要为对症治疗。症状较显着者,应卧床休息,流质或半流质饮食。对高热、头痛、咳嗽、结膜炎者可予对症处理。

2.并发症治疗 高热、嗜睡、昏迷、惊厥者,应按流行性乙型脑炎的原则治疗。出血倾向严重者,可用肾上腺皮质激素治疗,必要时输新鲜全血。

3.先天性风疹 无证状感染者无需特别处理,但应随访观察,以期及时发现迟发性缺陷。有严重症状者应相应处理;有明显出血者可考虑静脉免疫球蛋白,必要时输血;肺炎、呼吸窘迫、黄疸、心瓣畸形、视网膜病等处理原则同其他新生儿;充血性心衰和青光眼者需积极处理,白内障治疗最好延至1岁以后;早期和定期进行听觉脑干诱发电位检查,以早期诊断耳聋而及时干预。

七、预防

1.免疫接种是预防风疹的有效方法。风疹疫苗属于减毒活病毒株,使用已超过40年。单剂接种可获得95%以上的长效免疫力,与自然感染诱发的免疫力接近。

2.风疹疫苗可以单价配方(仅仅针对一个病原体的疫苗)或者与其他疫苗制成联合配方,比如与麻疹(MR)、与麻疹和流行性腮腺炎(MMR)或者与麻疹、流行性腮腺炎和水痘(MMRV)配制而成的疫苗。

3.接种后的不良反应一般较轻微。可能出现的反应有:注射部位疼痛、发红,低烧、皮疹、肌肉疼。

第五节 流行性腮腺炎

一、概述

痄腮又称流行性腮腺炎(腮腺炎或流腮)是儿童和青少年中常见的呼吸道传染病成人中也有发病。本病由腮腺炎病病毒所引起,该病毒主要侵犯腮腺但也可侵犯各种腺组织神经系统及肝、肾、心脏关节等几乎所有的器官。因此除腮腺肿痛外常可引起脑膜脑炎、睾丸炎胰腺炎、卵巢炎等症状。

二、流行病学

1.传染源 早期病人和隐性感染者。病毒存在于患者唾液中的时间较长,腮肿前6天至腮肿后9天均可自病人唾液中分离出病毒, 因此在这两周内有高度传染性。感染腮腺炎病毒后,无腮腺炎表现,而有其它器官如脑或睾丸等症状者,则唾液及尿亦可检出病毒。在大流行时约30~40%患者仅有上呼吸道感染的亚临床感染,是重要传染源。

2.传播途径 通过直接接触,飞沫,唾液等途径传播,经口,鼻侵入机体,是春季常见,也是儿童和青少年中常见的呼吸道传染病。

3.人群易感性 1岁以上的儿童对腮腺炎病毒普遍易感,在密集易感人群中散播迅速。

三、临床表现

发热咽炎、舌炎、龈炎、腮腺区肿大、食欲异常、恶心与呕吐、身痛。

四、实验室检查

1.血象 白细胞计数正常或稍低,后期淋巴细胞相对增多。有并发症时白细胞计数可增高。

2.血清和尿淀粉酶测定 90%患者的血清淀粉酶有轻度和中度增高,有助诊断。淀粉酶增高程度往往与腮腺肿胀程度成正比。无腮腺肿大的脑膜炎患者,尿中淀粉酶也可升高。疑并发胰腺炎时除检测淀粉酶外,血清脂肪酶测定有助于明确诊断。

3.血清学检查

(1)中和抗体试验低滴度如 1:2 提示特异免疫反应。中和抗体特异性强,但不作常规应用。

(2)补体结合与血凝抑制试验早期及恢复期双份血清测定补体结合及血凝抑制抗体,有显著增长者可确诊(效价 4 倍以上)。国外采用酶联免疫吸咐法及间接荧光免疫检测 IgM 抗体,可作早期诊断。

(3)病毒分离早期患者可在唾液、尿、血、脑脊液中分离到病毒。

(4)尿肾脏受累时可出现尿蛋白、红白细胞等,甚至类似肾炎尿的改变。

五、诊断与鉴别诊断

1.化脓性腮腺炎 常为一侧腮腺局部红肿、压痛明显,晚期有波动感,挤压时有脓液自腮腺口流出,腮腺口位于第二磨齿相对的颊黏膜处。白细胞总数和中性粒细胞明显增高。

2.颈部及耳前淋巴结炎 肿大不以耳垂为中心,而是局限于颈部或耳前区,为核状体,较坚硬边缘清楚,压痛明显,表浅者活动。可发现与颈部或耳前区淋巴结相关的组织有炎症,如咽峡炎、耳部疮疖等。白细胞总数及中性粒细胞增高。

3.症状性腮腺肿大 在糖尿病、营养不良、慢性肝病中,应用某些药物如碘化物羟保泰松、异丙肾上腺素等可引起腮腺肿大,为对称性无痛感,触之较软,组织学检查主要为脂肪变性。

六、治疗

本病为自限性疾病,目前尚无抗腮腺炎特效药物,抗生素治疗无效。主要对症治疗,隔离患者使之卧床休息直至腮腺肿胀完全消退。注意口腔清洁,饮食以流质或软食为宜,避免酸性食物,保证液体摄入量。可用利巴韦林及中草药治疗,紫金锭或如意金黄散,用醋调后外敷。体温达 38.5 度以上可用解热镇痛药。并发脑膜脑炎者给予镇静、降颅压等药物。睾丸炎患儿疼痛时给解热镇痛药,局部冷敷用睾丸托,可用激素及抗生素。并发胰腺炎应禁食、补充能量注意水、电解质平衡。

七、预防

1.管理传染源 早期隔离患者直至腮腺肿胀完全消退。接触者一般检疫 3 周。

2.被动免疫 给予腮腺炎高价免疫球蛋白可有一定作用,但来源困难,不易推广。

3.自动免疫 生后 14 个月常规给予腮腺炎减毒活疫苗或麻疹、腮腺炎和风疹三联疫苗免疫效果好。免疫途径皮下注射,还可采用喷鼻或气雾吸入法,接种后可出现一过性发热,偶有在接种后 1 周发生腮腺炎者。

第六节　流行性脑脊髓膜炎

一、概述

流行性脑脊髓膜炎(简称流脑),又称流行性脑膜炎,是由脑膜炎球菌引起的急性感染,主要侵犯脑膜。

二、流行病学

1.传染源 流行性脑脊髓膜炎传染源是带菌者和病人。病人从潜伏期末开始至发病10天内具有传染性。病原菌存在于患者或带菌者的鼻咽分泌物中，借飞沫传播。在流行期间，一家有二人以上发病者占2~4%，但人群中鼻咽部带菌率常显著增高，有时高达50%以上，人群带菌率超过20%时提示有发生流行的可能，所以带菌者作为传染源的意义更大。

2.传播途径 流行性脑脊髓膜炎的传播途径：病原菌借咳嗽、喷嚏、说话等由飞沫直接从空气中传播，因其在体外生活力极弱，故通过日常用品间接传播的机会极少。

3.人群易感性 任何年龄均可发病，从2~3个月开始，6个月至2岁发病率最高，以后随年龄增长逐渐下降。新生儿有来自母体杀菌抗体故发病少见。带菌者及病人在感染后血液中的杀菌抗体IgG、IgM、IgA升高，该抗体除对同群病原菌有杀菌作用外，对异群脑膜炎双球菌也有杀菌效力，这是由于各群细菌的外膜存在共同的蛋白质抗原。通过隐性感染获得的群特异性抗体效价较低，只能保护机体免于发病，不能防止再感染。

三、临床表现

1.轻型 多见于流脑流行时，病变轻微，临床表现为低热、轻微头痛及咽痛等上呼吸道症状，皮肤可有少数细小出血点和脑膜刺激征。脑脊液多无明显变化，咽拭子培养可有病原菌。

2.普通型 最常见，占全部病例的90%以上。分为4期，其特点分别为：

(1)前驱期(上呼吸道感染期)：为1~2天，可有低热、咽痛、咳嗽等上呼吸道感染症状。多数病人无此期表现。

(2)败血症期：突发或前驱期后突然寒战、高热、伴头痛、肌肉酸痛、食欲减退及精神萎缩等毒血症症状。幼儿则有哭闹不安、因皮肤感觉过敏而拒抱，以及惊厥等。少数病人有关节痛、脾肿大。此期的特征性表现是皮疹，通常为瘀点或瘀斑，70%~90%病人有皮肤或黏膜淤斑点或淤斑，直径1毫米~2厘米，开始为鲜红色，后为紫红色，最早见于眼结膜和口腔黏膜，大小不一，多少不等，分布不均，以肩、肘、臀等易受压处多见，色泽鲜红，后变为紫红。严重者淤斑迅速扩大，其中央因血栓形成而出现紫黑色坏死或形成大疱，如坏死累及皮下组织可留瘢痕。多数患者12~24小时发展致脑膜炎期。

(3)脑膜炎期：脑膜炎症状多与败血症期症状同时出现。在前驱期症状基础上出现剧烈头痛、频繁呕吐、狂躁以及脑膜刺激症状，血压可升高而脉搏减慢，重者谵妄、神志障碍及抽搐。通常在2~5天后进入恢复期。

(4)恢复期：经治疗后体温逐渐降至正常，皮肤淤点、淤斑消失。大淤斑中央坏死部位形成溃疡，后结痂而愈，症状逐渐好转，神经系统检查正常。约10%病人出现口唇疱疹。病人一般在1~3周内痊愈。

四、实验室检查

1.血象 白细胞明显增高，有核左移现象，严重者可有类白血病改变。暴发型患儿白细胞可不高，血小板进行性下降。

2.脑脊液检查 早期可仅有压力增高，外观正常，细胞数，蛋白和糖无变化，稍后外观变浑浊或呈脓样，细胞数可每升高达1×10^9以上，以中性粒细胞为主，蛋白明显增高，糖与氯化物减低。

3.细菌学检查 脑脊液涂片或皮肤淤点涂片染色镜检可查见脑膜炎球菌并有确诊价值。脑脊液培养需在使用抗菌药物前阳性率高。血培养阳性率低。

4.免疫学检查 利用特异性抗体检测患儿血或脑脊液中的相应抗原，或以特异抗原来检测体内相应抗体对诊断有意义。

五、诊断与鉴别诊断

1.其他化脓性脑膜炎 肺炎球菌脑膜炎、流感杆菌脑膜炎、葡萄球菌脑膜炎等大多体内有感染灶存在。如肺炎球菌脑膜炎大多发生在肺炎、中耳炎的基础上；葡萄球菌脑膜炎大多发生在葡萄球菌败血症病程中。确切的诊断需依脑脊液、血液细菌学和免疫学检查。

2.结核性脑膜炎 多有结核史。起病缓慢，伴有低热、盗汗、消瘦等症状，无瘀点和斑疹。脑脊液的细胞数为数十至数百个左右，以淋巴细胞为主。脑脊液在试管内放置12~24小时有薄膜形成，薄膜和脑脊液沉淀涂片抗酸染色可检出抗酸杆菌。

3.流行性乙型脑炎 发病多在7~9月份，有蚊虫叮咬史，起病后脑实质损害严重，惊厥、昏迷较多见，皮肤无瘀点。脑脊液早期清亮，晚期微浑，细胞数多在$(0.1\sim0.5)\times10^9$/升，很少超过1×10^9/升，蛋白质稍增加，糖正常或略高，氯化物正常。血清特异性抗体IgM阳性。

六、治疗

1.脱水剂的应用 下列药物应交替或反复应用：①20%甘露醇；②25%山梨醇；③50%葡萄糖；④30%尿素。以上药物按具体情况每隔4~6小时静脉快速滴注或静推一次，至血压恢复正常，两侧瞳孔大小相等，呼吸平稳。用脱水剂后适当补液，使患者维持轻度脱水状态。肾上腺皮质激素亦可同时应用，以减轻毒血症，降低颅内压。

2.亚冬眠疗法 主要用于高热、频繁惊厥及有明显脑水肿者，以降低脑含水量和耗氧量，保护中枢神经系统。氯丙嗪和异丙嗪肌注或静推，安静后置冰袋于枕后、颈部、腋下或腹股沟，使体温下降至36摄氏度左右。以后每4~6小时再肌注一次，共3~4次。

3.呼吸衰竭的处理 应以预防脑水肿为主。如已发生呼吸衰竭，除脱水外则应给予洛贝林、可拉明、回苏灵等中枢神经兴奋剂。亦可用氢溴酸东莨菪碱静注，可改善脑循环，有兴奋呼吸和镇静作用。必要时作气管插管，吸出痰液和分泌物，辅以人工辅助呼吸，直至患者恢复自动呼吸。

七、预防

预防需采取综合性措施，病人应早发现、早诊断、早治疗、早隔离。在流行季节和流行地区发现病儿后，应就地隔离治疗。遇暴发型流脑病例，应就地积极抢救，如医疗条件较差，待病情稳定后再护送至附近医疗单位。对密切接触者有上呼吸道感染症状或皮肤有出血点者，应按流脑治疗。在暴发流行地区，为迅速控制疫情，应对患者家庭、学校内接触者及健康带菌者，用磺胺药预防，可用磺胺嘧啶(SD)，每日75~100毫克/千克，或用复方磺胺甲基异唑每日50毫克/千克分2次，此外应加强卫生宣传，搞好爱国卫生工作，流行期间限制大型集会，避免互相串门等。关于流脑菌苗的预防方法，待总结经验，尚未普遍开展应用。

第七节　手足口病

一、概述

手足口病是由肠道病毒感染引起的发疹性疾病，临床以手掌、足跖、口腔等处出现疱疹，伴有发热、流涕、咽痛为特征。少数重者可合并心肌炎、脑炎。手足口病一年四季皆可发生，夏秋季为多，任何年龄均可发病，常见于5岁以下的小儿。手足口病病因是感受手足口病时邪，病机是外感手足口病时邪由口鼻而入，内侵肺脾，肺失宣降，脾失健运，水湿内停发为疱疹。其病位主要在肺脾，其病性多属实属热。少数体弱儿邪毒内陷，而致心悸、抽搐。

二、流行病学

1.传染源 引发手足口病的肠道病毒有20多种，其中柯萨奇病毒A16型(CoxA16)和肠道病毒71型(EV71)最常见。手足口病的传染源是患者和隐性感染者。流行期间，患者是主要传染源。患者在发病1~2周自咽部排出病毒，约3~5周从粪便中排出病毒，疱疹液中含大量病毒，破溃时病毒即溢出。带毒者和轻型散发病例是流行间歇和流行期的主要传染源。

2.传播途径 接触病人皮肤、通过被病毒污染的手、毛巾、手绢等物品、患者喉咙分泌物(飞沫)传播、饮用污染的水。而且门诊交叉感染和口腔器械消毒不严也可造成传播。预防手足口病要做到"洗净手、喝开水、吃熟食、勤通风、晒衣被"。

3.人群易感性 人群对引起手足口病的肠道病毒普遍易感，易感性随年龄增长而降低，感染后可获得免疫力。

由于不同病原型别感染后抗体缺乏交叉保护力，因此，人群可反复感染发病。

成人大多已通过隐性感染获得相应抗体，因此，手足口病的患者主要为学龄前儿童，尤以≤3岁年龄组发病率最高。

据国外文献报道，每隔2~3年在人群中可流行一次。

三、临床表现

1.病前2~6天有手足口病接触史。

2.病前1~2天出现发热、流涕、咽痛、呕吐、恶心症状。继则出现口腔疱疹、溃疡；皮疹呈离心性分布，以手足部位多见，初期为斑丘疹，很快变为疱疹，椭圆扁平凸起，质地较硬，多不破溃。疱疹一般7~10天消退，无瘢痕和色素沉着。

四、实验室检查

1.血常规 白细胞计数正常或降低，病情危重者白细胞计数可明显升高。

2.血生化检查 部分病例可有轻度谷丙转氨酶(ALT)、谷草转氨酶(AST)、肌酸激酶同工酶(CK-MB)升高，病情危重者可有3钙蛋白(cTnI)、血糖升高。C反应蛋白(CRP)一般不升高。乳酸水平升高。

3.血气分析 呼吸系统受累时可有动脉血氧分压降低、血氧饱和度下降，二氧化碳分压升高，酸中毒。

4.脑脊液检查 神经系统受累时可表现为：外观清亮，压力增高，白细胞计数增多，多以单核细胞为主，蛋白正常或轻度增多，糖和氯化物正常。

5.病原学检查 CoxA16、EV71等肠道病毒特异性核酸阳性或分离到肠道病毒。咽、气道分泌物、疱疹液、粪便阳性率较高。

6.血清学检查 急性期与恢复期血清CoxA16、EV71等肠道病毒中和抗体有4倍以上的升高。

五、诊断与鉴别诊断

1.水痘 水痘的疱疹较手足口病之疱疹略大且软，数量亦多。并且水痘好发于躯干部位，而手足口病则多发于口腔及手足跖掌等部位，两者有明显不同。

2.脓疱疮 脓疱疮为化脓性细菌，如金黄色葡萄球菌等引起的表皮化脓性皮肤病，多见于口周皮肤及四肢，少见于口腔黏膜，其疱疹皮薄而大，易破，内含脓液，疱破后露出湿润潮红的糜烂面，周围淋巴结肿大，这些均与手足口部不同。临床较易区别。

六、治疗

1.一般治疗 本病如无并发症，预后一般良好，多在一周内痊愈。主要为对症治疗：

(1)首先隔离患儿，接触者应注意消毒隔离，避免交叉感染。

(2)对症治疗，做好口腔护理。

(3)衣服、被褥要清洁，衣着要舒适、柔软，经常更换。

(4)剪短宝宝的指甲，必要时包裹宝宝双手，防止抓破皮疹。

(5)臀部有皮疹的宝宝，应随时清理其大小便，保持臀部清洁干燥。

(6)可服用抗病毒药物及清热解毒中草药，补充维生素 B、C 等。

2.合并治疗

(1)密切监测病情变化，尤其是脑、肺、心等重要脏器功能；危重病人特别注意监测血压、血气分析、血糖及胸片。

(2)注意维持水、电解质、酸碱平衡及对重要脏器的保护。

(3)有颅内压增高者给予相应处理。

(4)出现低氧血症、呼吸困难等呼吸衰竭征象者，宜及早进行机械通气治疗。

(5)维持血压稳定。

其他重症处理：如出现 DIC、肺水肿、心力衰竭等，应给予相应处理。

3.抗病毒药物 因为抗病毒药一般在发病 24 小时到 48 小时前使用才是最佳的。而往往我们确诊手足口病的时候，都已经过了最有效的治疗阶段，现在也不提倡用抗病毒的药物。

七、预防

1.饭前便后、外出后要用肥皂或洗手液等给儿童洗手，不要让儿童喝生水、吃生冷食物，避免接触患病儿童。

2.看护人接触儿童前、替幼童更换尿布、处理粪便后均要洗手，并妥善处理污物。

3.婴幼儿使用的奶瓶、奶嘴使用前后应充分清洗。

4.本病流行期间不宜带儿童到人群聚集、空气流通差的公共场所，注意保持家庭环境卫生，居室要经常通风，勤晒衣被。

5.儿童出现相关症状要及时到医疗机构就诊。患儿不要接触其他儿童，父母要及时对患儿的衣物进行晾晒或消毒，对患儿粪便及时进行消毒处理；轻症患儿不必住院，宜居家治疗、休息，以减少交叉感染。

6.每日对玩具、个人卫生用具、餐具等物品进行清洗消毒。

7.托幼单位每日进行晨检，发现可疑患儿时，采取及时送诊、居家休息的措施；对患儿所用的物品要立即进行消毒处理。

8.患儿增多时,要及时向卫生和教育部门报告。根据疫情控制需要当地教育和卫生部门可决定采取托幼机构或小学放假措施。

第八节 流行性感冒

一、概述

流行性感冒(简称流感)是由流行性感冒病毒引起的急性呼吸道传染病。本病的流行特点是突然发生,发病率高,迅速蔓延,流行过程短并可多次反复。流感患者是本病的主要传染源,带有流感病毒的涕、涎、痰液通过咳嗽、喷嚏等排出体外,在易感人群造成传播。

二、流行病学

1.传染源 流感患者及隐性感染者为主要传染源。发病后 1~7 天有传染性,病初 2~3 天传染性最强。猪、牛、马等动物可能传播流感。

2.传播途径 空气飞沫传播为主,流感病毒在空气中大约存活半小时污染的日用品。

3.人群易感性 普遍易感,病后有一定的免疫力。三型流感之间、甲型流感不同亚型之间无交叉免疫,可反复发病。

三、临床表现

本病起病急,常有发热,体温有时高达 39~40 摄氏度,一般持续 2~3 日后渐退,发热常伴有畏寒。可见乏力、头痛、全身酸痛。不同程度的鼻塞、流涕、喷嚏、咽痛、干咳等上呼吸道感染症状,可与高热畏寒同时出现,部分轻型流感可仅有上呼吸道感染症状。

胃肠型流感以恶心、腹痛、腹泻、呕吐等胃肠道症状为主要表现。

四、实验室检查

1.白细胞总数正常或降低,淋巴细胞增高。

2.从病人鼻咽分泌物中分离到流感病毒。

3.恢复期血清抗体效价 4 倍以上增高。

4.呼吸道上皮细胞病毒抗原检查阳性。

5.鼻咽分泌物经敏感细胞增殖 1 代后呈抗原阳性。

6.可用 RT-PCR 检测病毒核酸。

五、诊断与鉴别诊断

1.普通感冒 多种病毒引起,多为散发,起病较慢,上呼吸道症状明显,全身症状较轻。感冒俗称伤风,又称急性鼻炎或上呼吸道卡他,是以鼻咽部卡他症状为主要表现。成人多为鼻病毒引起,次为副流感病毒、呼吸道合胞病毒、埃可病毒、柯萨奇病毒等。起病较急,初期有咽干、咽痒或烧灼感,发病同时或数小时后,可有喷嚏、鼻塞、流清水样鼻涕,2~3 天后变稠。可伴咽痛,有时由于耳咽管炎使听力减退,也可出现流泪、味觉迟钝、呼吸不畅、声嘶、少量咳嗽等。一般无发热及全身症状,或仅有低热、不适、轻度畏寒和头痛。检查可见鼻黏膜充血、水肿、有分泌物,咽部轻度充血。如无并发症,一般 5~7 天痊愈。

2.流感伤寒型钩体病 夏秋季多发,有疫水接触史,临床除发热外,腓肠肌压痛,腹股沟淋巴结肿大、压痛,实验室检查可通过显凝实验检测抗体,若抗体效价为 1:400 以上增高,考虑该病，通过血培养可诊断。

3.链球菌性咽炎 该病咽部红肿，扁桃体肿大，有脓性分泌物，颌下淋巴结肿大，WBC 中性粒细胞增高，血培养。

4.其他病毒性呼吸道感染 如副流感病毒、腺病毒感染要通过病原学检查来区别。

5.支原体肺炎 也要通过病原学检查来区别。

六、治疗

1.一般治疗 按呼吸道隔离病人 1 周或至主要症状消失。卧床休息，多饮水，给予流食或半流质饮食，进食后以温盐水或温开水漱口，保持鼻咽口腔清洁卫生。

2.对症治疗 可应用解热药、缓解鼻黏膜充血药、止咳祛痰药等。高热显著、呕吐剧烈者应予适当补液。

3.抗流感病毒治疗 发病 48 小时内使用，疗程 5 天。

4.抗菌治疗 ①继发细菌感染；②有风湿病史者；③抵抗力差的幼儿、老人等，尤其是慢性心、肺疾病患者。对以上患者应积极应用抗菌药物防治继发性细菌感染。

七、预防

1.保持室内空气流通，流行高峰期避免去人群聚集场所。

2.咳嗽、打喷嚏时应使用纸巾等，避免飞沫传播。

3.经常彻底洗手，避免脏手接触口、眼、鼻。

4.流行期间如出现流感样症状及时就医，并减少接触他人，尽量居家休息。

5.流感患者应呼吸道隔离 1 周或至主要症状消失。患者用具及分泌物要彻底消毒。

6.加强户外体育锻炼，提高身体抗病能力。

7.秋冬气候多变，注意加减衣服。

第九节　人感染高致病性禽流感

一、概述

人感染高致病性禽流感(简称人禽流感)是由禽甲型流感病毒中具有高致病性的毒株引起的人、禽、畜共患的急性呼吸道传染病，在我国传染病防治法中属乙类传染病但按甲类管理。目前发现的引起人禽流感的病毒亚型有 H9N2、H7N7 和 H5N1，而引起人感染高致病性禽流感的主要是 H5N1 亚型，人感染后以流感样症状、结膜炎、肺炎，甚至急性呼吸窘迫综合征、多器官功能衰竭等为主要表现，病死率极高。尽管目前人禽流感只是在局部地区出现少量病例，但考虑到人类对禽流感病毒普遍缺乏免疫力、人类感染 H5N1 型禽流感病毒后的高病死率以及可能出现的病毒变异等，认为其可能是对人类存在潜在威胁最大的疾病之一。

二、流行病学

1.传染源 主要为感染的鸡、鸭等家禽，其他禽类及各种鸟类亦可携带病毒成为传染源。

2.传播途径 主要为呼吸道传播，也可通过密切接触受 H5N1 感染的家禽或其粪便，以及直接接触 H5N1 等毒株而传染。目前尚无人与人之间传播的确切证据。

3.人群易感性 从事家禽业或在发病前 1 周内去过家禽饲养场所(或货挡)是危险因素。

人群一般对禽流感不易感。

三、临床表现

起病急，早期表现类似普通流感，主要为发热，体温以稽留热和不规则热型多见，大多在38.5摄氏度以上，热程2~3日，也可达7日，伴有流涕、鼻塞、头痛、腹泻，腹泻为稀水便，可有咽痛、全身肌肉酸痛，全身不适、恶心、腹痛等症状，约半数病人肺部有实变体征，可闻及干、湿啰音。临床症状轻重取决于机体的抵抗力及感染病毒株的类型和毒力。

部分病人病情进展快，有明显的出血征象，咳嗽痰中带血，血压明显下降、休克，肺部炎症进行性加重，血氧饱和度、氧分压下降、血氧指数异常，可出现肺出血、反应性胸腔积液、ARDS、全血细胞减少、肾衰竭、败血症休克及Reye综合征、多脏器衰竭而死亡。

四、实验室检查

1.外周血象 血白细胞计数、淋巴细胞降低，有出血征象者血小板降低。

2.病毒抗原及基因检测 取病人呼吸道标本检测甲型流感病毒核蛋白抗原(NP)、M1蛋白抗原及禽流感病毒H亚型抗原。还可用RT-PCR法检测禽流感病毒亚型RNA。

3.病毒分离 从病人呼吸道标本中(咽拭子、口腔含漱液、鼻咽或气管吸出物，痰或肺组织)分离禽流感病毒。

4. 血清学检查 发病初期和恢复期双份血清抗禽流感病毒抗体滴度4倍或以上升高，有助于回顾性诊断。

五、诊断与鉴别诊断

人感染高致病性禽流感在临床上应与流感、普通感冒、细菌性肺炎、传染性非典型肺炎、巨细胞病毒性肺炎、肺炎衣原体肺炎、肺炎支原体肺炎、军团菌肺炎、肺炎型流行性出血热等疾病进行鉴别诊断，其鉴别诊断依据主要依靠病原学检查。

六、治疗

1.支持治疗 对人感染禽流感目前无特异治疗方法，主要是综合对症支持治疗。注意休息、多饮水、注意营养，密切观察病情变化；对高热、体温超过39摄氏度者，应每日拍胸片，查血气。重症病例可给予糖皮质激素治疗，甲基泼尼松龙，成人160~320毫克/天，儿童每日5毫克/千克，疗程5日左右；面罩吸氧、无创和有创呼吸机辅助通气治疗。支持治疗在治疗过程中占有十分重要的地位。

2.毒治疗 对疑似禽流感病人应及早应用抗病毒药物，可试用奥司他韦(oseltamivir达菲)，达菲是一种神经氨酸酶抑制剂，对禽流感病毒可能有抑制作用，剂量75毫克/天，疗程5日，儿童慎用。也可试用金刚烷胺和金刚乙胺，金刚烷胺和金刚乙胺可抑制禽流感病毒株的复制，早期应用可阻止病情发展、减轻病情、改善预后。金刚烷胺剂量100~200毫克/天，疗程5日，儿童每日5毫克/千克，肾功能受损者酌减剂量，有癫痫病史者忌用。

3.抗生素 宜使用抗生素，理由有两个：①目前尚无早期诊断的方法，使用抗生素可排除其他细菌感染的疾病；②禽流感病人一般抵抗力较低，常同时感染其他病原菌，可选用氟喹诺酮类或大环内酯类抗生素。

七、预防

1.疫区旅游。

2.活禽接触。

3.疾病预防。

4.高温杀毒。

第十节 结核病

一、概述

结核病是由结核分枝杆菌(结核杆菌)引起的一种慢性传染性疾病,以受染组织的肉芽肿形成和细胞介导的过敏反应为特征。

二、流行病学

1.传染源 结核病的传染源主要是痰涂片或培养阳性的肺结核患者,涂阳肺结核的传染性最强。

2.传播途径 结核菌主要通过呼吸道传染,活动性肺结核患者咳嗽、喷嚏或大声说话时,会形成以单个结核菌为核心的飞沫核悬浮于空气中,从而感染新的宿主。此外,患者咳嗽排出的结核菌干燥后附着在尘土上,形成带菌尘埃,亦可侵入人体。经消化道、泌尿生殖系统、皮肤的传播极少见。

3.人群易感性 糖尿病、矽肺、肿瘤、器官移植、长期使用免疫抑制药物或肾上腺皮质激素者易伴发结核病,生活贫困、居住条件差、以及营养不良是结核病高发的社会因素。越来越多的证据表明,除病原体、环境和社会经济等因素外,宿主遗传因素在结核病的发生发展中也甚重要,个体对结核病易感性或抗性的差异与宿主某些基因相关。现已筛选出多种人的结核病相关候选基因,国内外已有报道三类 HLA 基因区多态性与结核病易感性的关系,以Ⅱ类基因为多;非洲和亚洲人群中的 SLC11A1 基因多态性与结核病易感性也相关。

三、临床表现

1.全身症状 患者多有午后低热或高热、盗汗、乏力、食欲减退、体重减轻、贫血、淋巴结肿大等。

2.局部症状 以侵犯不同部位而表现症状各异。

(1)肺结核:症状为咳嗽、咯血、胸痛、呼吸困难。也可有肺上部局限性湿罗音或胸膜渗出、胸腔积液体征。

(2)胃肠道结核:嗯心、呕吐、腹痛、腹胀、便秘与腹泻交替,也可因渗出性腹膜炎出现腹水征。

(3)泌尿系统结核:腰痛、泌尿道刺激征、血尿、脓尿等。

四、实验室检查

细菌学检查是常用的确诊方法。肺结核采取痰液或气管分泌物,乳房结核采取乳汁,肠结核采取粪便,生殖器结核采取精液或子宫分泌物,肾结核采取尿,淋巴结结核采取脓汁等病料,进行抗酸性染色镜检。如见有呈红色、成对或成堆、或以锐角相对排列的、纤细、平直或稍弯曲的中等大杆菌时,即可确诊。

五、诊断与鉴别诊断

根据临床症状和剖检变化即可初步确诊。对较大的畜群,可做结核菌素变态反应试验或采血做间接血凝试验、酶联免疫吸附试验后再确诊。牛肺结核与牛肺疫,牛副结核病与流行性牛白血病症状相似,应注意鉴别。

六、治疗

在确定治疗原则和选择疗法之前,应确定结核病的类型和现阶段病灶进展及好的情况,并检查肺以外其他部位有无活动性结核存在。同时遵循以下治疗原则:

1.早期病变中的细菌多,药物容易发挥作用。

2.剂量适宜既能发挥最大杀菌或抑菌作用,同时患者也易耐受,毒性反应不大。

3.联合用药可防止耐药性产生,联合用药还可针对各种代谢状态细菌及细胞内外菌选药,已达到强化药效的目的。

4.用药不能随意间断,间歇疗法在剂量及间隔上有特定要求,用法也有一定规律,不属间断疗法。

5.化疗要坚持全程,目的在于消灭持存菌,防止复发,全程不一定是长程。

只有遵循以上五个原则、早期、适量、联合、规律、全程,才能确保治疗彻底。

七、预防

对畜禽结核病的预防,至今尚无理想的菌苗。预防本病的最好对策是加强检疫,防止疫病传入和疫情扩大。结核病人一般不能担任易感动物饲养员。捕杀病畜(禽),培育健康畜群。加强消毒,除了每年定期进行 2~4 次预防性消毒外,每当检出病牛后还应进行一次大消毒。常用消毒药有 2%~5%来苏儿、10%漂白粉、20%石灰乳等。结核病畜(禽)一般不治疗,应淘汰。

参考文献

[1] 秦怀金.国家基本公共卫生服务项目100问[M].北京:人民卫生出版社,2011.

[2] 国家卫生计生委.《国家基本公共卫生服务规范(第三版)》[EB/OL].http://www.nhfpc.gov.cn/jws/s3578/201703/d20c37e23e1f4c7db7b8e25f34473e1b.shtml.

[3] 国家卫生计生委.关于做好2016年国家基本公共卫生服务项目工作的通知[EB/OL].http://www.nhfpc.gov.cn/jws/s3577/201606/f29a4659c7f4455ca6f62f8d14eb4b02.shtml.

[4] 国家卫生计生委. 关于印发国家基本公共卫生服务项目绩效考核指导方案的通知[EB/OL].http://www.nhfpc.gov.cn/jws/s3577/201506/5dd202e2199e478b8e7b714e7a9c721a.shtml.

[5] 国家卫生计生委.国家卫生计生委办公厅关于印发国家免疫规划儿童免疫程序及说明(2016年版)的通知[EB/OL].http://www.nhfpc.gov.cn/jkj/s3581/201701/a91fa2f3f9264cc186e1dee4b1f24084.shtml.

[6] 孙良先,刘涛,王定明主编.贵州省基本公共卫生服务项目技术指南[M].贵州:贵州科技出版社,2012.

[7] 中华医学会糖尿病学分会.中国2型糖尿病防治指南(2013年版)[J].中华糖尿病杂志,2014,(7):447–498.

[8] 中国高血压防治指南修订委员会.中国高血压防治指南2010[J].中华心血管病杂志,2011,39(7):579–616.

[9] 《中国高血压基层管理指南》修订委员会.中国高血压基层管理指南(2014年修订版)[J].中华健康管理学杂志,2015,(1):10–30.

[10] 中华医学会糖尿病学分会.中国2型糖尿病防治指南(基层版)[J].中华全科医师杂志,2013,12(8):675–696.

[11] 国家卫生计生委.卫生部关于印发《重性精神疾病管理治疗工作规范(2012年版)》的通知[EB/OL].http://www.moh.gov.cn/jkj/s5888/201204/16ebc49bfe504f979eb31070fc3ac5bf.shtml.

[12] 国家卫生计生委.国家卫生计生委办公厅关于印发结核病患者健康管理服务规范的通知[EB/OL].http://www.nhfpc.gov.cn/jws/s3577/201510/3658751de5ce4d70a4cfe3536b856f44.shtml.